Ruth Ammann
Die Sandspieltherapie

Therapie & Beratung

Ruth Ammann

Die Sandspieltherapie

Resonanz zwischen Körper und Seele

Psychosozial-Verlag

Dieses Buch widme ich
meiner wunderbaren Freundin und Kollegin Andreina Navone in Rom
und der Internationalen Gesellschaft für Sandspieltherapie, ISST,
an deren Aufbau und Gedeihen ich viele Jahre mitwirken durfte.

Bibliografische Information der Deutschen Nationalbibliothek
Die Deutsche Nationalbibliothek verzeichnet diese Publikation
in der Deutschen Nationalbibliografie; detaillierte bibliografische Daten
sind im Internet über http://dnb.d-nb.de abrufbar.

Vollständig überarbeitete und erweiterte Neuauflage der Ausgabe von 2001
(Düsseldorf, Zürich: Walter)

E-Mail: info@psychosozial-verlag.de
www.psychosozial-verlag.de

Umschlagabbildung: Fotografie einer Sandspielszene
Umschlaggestaltung und Innenlayout nach Entwürfen von Hanspeter Ludwig, Wetzlar
ISBN 978-3-8379-2933-1 (Print)
ISBN 978-3-8379-7631-1 (E-Book-PDF)

Inhalt

Einleitung

1989 erschien mein Buch zum ersten Mal mit dem Titel *Heilende Bilder der Seele. Das Sandspiel – der schöpferische Weg der Persönlichkeitsentwicklung*. Damals war die Sandspieltherapie noch nicht weit verbreitet, ihre Anerkennung als Therapiemethode war erst in den Anfängen. Die Internationale Gesellschaft für Sandspieltherapie ISST war noch klein, war sie doch erst 1985 von Dora Kalff gegründet worden.

2001 erschien mein Buch zum zweiten Mal in erweiterter Form mit dem Titel *Das Sandspiel. Der schöpferische Weg der Persönlichkeitsentwicklung*.

Seither sind nun wieder 18 Jahre vergangen, und in der Welt der Sandspieltherapie hat sich sehr viel verändert.

Die Internationale Gesellschaft für Sandspieltherapie ISST, deren Präsidentin ich von 2003–2011 sein durfte, entwickelte sich zu einer Gemeinschaft von 13 nationalen Gesellschaften, vielen individuellen Mitgliedern und zahlreichen sogenannten »Developing Groups« – nationalen Ausbildungszentren, die das Ziel haben, Psychotherapeuten verschiedener Richtungen zu Sandspieltherapeuten auszubilden und später eine nationale Gesellschaft zu bilden. All das geschieht heute auf fünf Kontinenten.

Auch am C. G. Jung-Institut Zürich, wie auch an den meisten Jung-Instituten in anderen Ländern, ist das Sandspiel heute als wertvolle Ergänzung zur verbalen Analyse anerkannt und voll in den Lehrplan integriert.

2007 wurde die ISST von der IAAP, der Internationalen Gesellschaft für Analytische Psychologie als »IAAP Allied Organisation« anerkannt, was bedeutete, dass die Sandspieltherapie von den Jung'schen Psychoanalytikern weltweit als eine wertvolle Psychotherapieform anerkannt wurde. Wie in den Statuten der ISST festgehalten, ist die theoretische Basis des Sandspiels die Psychologie C. G. Jungs. Die Ausbildung zum Sandspieltherapeuten erfordert eine reglementierte Ausbildung, die Selbsterfahrung, Theorie und Supervision umfasst. Damit hat die Methode ihr anfängliches Dasein als »nette, leicht erlernbare Zusatztherapie, hauptsächlich für Kinder« endgültig verlassen und steht nun als anerkannte und fundierte psychotherapeutische Methode für Kinder und Erwachsene da. Diese weltweite Anerkennung der Sandspieltherapie hat den Psychosozial-Verlag bewogen, das Buch neu aufzulegen.

Schon in der zweiten Auflage fügte ich Kapitel 11, *Anna*, an, weil es mir wichtig schien, zu zeigen, wie die drei verschiedenen Zugänge zum Unbewussten eines Menschen, die wir in der Jung'schen analytischen Arbeit verwenden, nämlich Träume, gemalte Bilder und Sandbilder, zusammenwirken und sich gegenseitig ergänzen können.

Nun ist das Buch nochmals erweitert worden um zwei Kapitel: Im Kapitel 12 zu Resonanz und Übertragung-Gegenübertragung, verbunden mit dem Therapieverlauf einer jungen Frau mit einer vererbten, progressiven Muskeldystrophie, beschreibe ich die Möglichkeit, das Sandspiel in der Psychosomatik erfolgreich einzusetzen. Hier geht es um die Wirkung des Sandspiels auf Körper und Seele, nämlich um die Möglichkeit, durch die kreative Arbeit mit dem Sand-Körper Körper und Seele des Analysanden in eine lebensfördernde Resonanz zu bringen.

Im Kapitel 13 beschreibe ich erstmals die sogenannte »Review«, d. h. die sorgfältige Rückschau am Ende der gestalterischen Therapiephase über alle Sandbilder unter Einbezug von Notizen, Erinnerungen und Träumen des Analysanden wie auch des Analytikers. Diese Synthese des gesamten Sandspielprozesses ist einmalig, wir kennen sie so in keiner anderen Therapieform.

Warum ich jedoch die therapeutische Methode des Sandspiels allen Psychotherapeuten, ganz besonders aber auch den Jungianern noch näherbringen möchte, hat mehrere Gründe: Erstens gibt es uns die Möglichkeit, den bisher in der Analyse oder Psychotherapie doch immer noch vernachlässigten Körper verstärkt einzubeziehen. Durch die gestaltende Hand-Arbeit am Sandkasten wird nicht nur der Körper des Analysanden aktiviert und in Bewegung gebracht, sondern oft wird in den Sandbildern auch die körperliche Befindlichkeit des Analysanden deutlich sichtbar, was in der verbalen Analyse anhand von Träumen nicht in diesem Maße der Fall ist.

Außerdem können wir beim Sandspiel in noch stärkerem Maße die besondere partnerschaftliche therapeutische Haltung beobachten, die dem jungianischen Therapieverständnis ohnehin zugrunde liegt. Ausgangspunkt der Methode des Sandspiels bildet wie in der Analyse das Vertrauen in und das Wissen um die Selbstheilungsmöglichkeiten im Menschen. Im Gegensatz zur verbalen Analyse liegt aber beim Sandspiel die Aktivität in der ersten, gestaltenden Phase der Therapie mehr beim Analysanden, der

Analytiker verhält sich aufmerksam, mit allen Sinnen wahrnehmend, aber zurückhaltend. Es wird in dieser Phase nicht gewertet und nicht analysiert, was für psychisch und physisch leidende Menschen außerordentlich entlastend ist. Sandspieltherapeuten sind Psychotherapeuten, sie verhalten sich aber wegen des spezifischen Settings des Sandspiels zuerst einmal beobachtend und einfühlend. Das heißt aber nicht, dass nicht gesprochen wird. Der Sandspieler erzählt oft viel zu seinem Bild, und der Sandspieltherapeut kann auf sensible Weise Fragen stellen oder seine Beobachtungen einbringen. Es wird also gesprochen. Immer aber ist der Dialog auf das Dritte, nämlich das sichtbare, konkrete Sandbild bezogen, was dem Gespräch etwas Handfestes gibt, man kann sich nicht so leicht in luftigen Fantasien verlieren.

Nicht auf Sandbilder, sondern auf gemalte Bilder oder Zeichnungen bezogen schreibt C. G. Jung in »Ziele der Psychotherapie« deutlich zu diesen »luftigen Fantasien«:

> »Psychologisch gesehen macht es einen gewaltigen Unterschied aus, ob einer einige Male pro Woche ein interessantes Gespräch mit seinem Arzt führt, dessen Ergebnis irgendwo in der Luft hängt, oder ob er mit widerspenstigen Pinseln und Farben sich müht, um etwas, oberflächlich betrachtet, völlig Sinnloses zustande zu bringen. Wäre es nun wirklich sinnlos für ihn, so würde die Bemühung, es zu zeichnen, ihn derart anwidern, dass er wohl kaum ein zweites Mal wieder an diese Übung heranzubringen wäre. Weil aber seine Phantasie ihm doch nicht völlig sinnlos erscheint, so wird die Betätigung derselben ihre Wirkung noch unterstreichen. Überdies zwingt die materielle Gestaltung des Bildes zu einer anhaltenden Betrachtung desselben in allen Teilen, sodass es dadurch seine Wirkung völlig entfalten kann.«[1]

Was Jung hier sagt, gilt natürlich nicht nur für das Malen im therapeutischen Kontext, sondern auch für die Sandspieltherapie.

Nicht zuletzt meine ich, dass es auch für Analytiker wertvoll und sehr lehrreich ist, die Dynamik von psychischen Prozessen anhand von dreidimensionalen Bildserien verfolgen zu können. Ich wüsste nicht, wo man besser die beeindruckende, sinnrichtige Fähigkeit zur Selbstregulierung und zur Selbstheilung der menschlichen Psyche real mitverfolgen und später anhand der Abbildungen nachvollziehen könnte als beim Sandspiel.

Aus Gründen der Diskretion und weil es den Umfang dieses Buches sprengen würde, ist es mir nicht möglich, vollständige Sandspielprozesse darzustellen und diese auch ausführlich zu interpretieren.

Deshalb möchte ich in den Fallbeschreibungen vor allem auf die Punkte hinweisen, die mir besonders wichtig und typisch für den betreffenden Fall erscheinen. Ein großer Vorteil besteht ja darin, dass Sandbilder fotografiert werden können und somit psychische Vorgänge für den Leser sichtbar werden. Dennoch wird es schwierig sein, sie für den Außenstehenden verständlich und einfühlbar zu machen, denn gerade da kann man sagen, dass nur derjenige wirklich versteht, der Ähnliches schon erlebt hat.

Ich möchte noch darauf hinweisen, dass wir in der Analytischen Psychologie, also der Psychologie C. G. Jungs, Menschen, die in unsere Praxis kommen, Analysanden nennen. Das bedeutet im ursprünglichen Sinne, dass diese eine verbale Analyse machen. Ich verwende aber die Bezeichnung für alle Erwachsenen in meiner Praxis. Wenn ich sage »der Analysand« und nicht »die Analysandin«, hat das nichts Diskriminierendes an sich. Mir scheint die Bezeichnung »der Analysand« neutral, verwendbar für Frauen und Männer, wenn es sich nicht um eine bestimmte Person handelt. Hingegen sage ich, obschon ich Jung'sche Analytikerin bin, nicht »Sandspielanalytiker«, sondern »Sandspieltherapeutin«, weil dies der Tatsache Rechnung trägt, dass es auch Sandspieltherapeuten gibt, die über eine andere Grundausbildung zu dieser Methode kommen.

Der Verlag und ich sind übereingekommen, dass es richtig sei, dieses Buch auch für die Leser verständlich zu machen, die über kein großes Fachwissen verfügen. Ich bemühe mich, einfach zu schreiben, unumgängliche Fachbegriffe werden im Glossar am Ende des Buches erklärt.

Die therapeutische Methode des Sandspiels habe ich neben meinem Studium am C. G. Jung Institut Zürich bei Dora M. Kalff in Zollikon erlernt – zuerst in Eigenerfahrung, dann in einigen Jahren sandspieltherapeutischer Arbeit als ihre Assistentin. Ich verdanke Dora Kalff sehr viel, denn sie hat mich nicht nur in diese außerordentlich wertvolle Methode eingeführt, sondern mir auch viel grundlegend Wichtiges vermittelt in Bezug auf den Verlauf von psychischen Prozessen und die therapeutische Haltung des Analytikers.

An dieser Stelle möchte ich allen an der Neuauflage dieses Buches Beteiligten aus dem Psychosozial-Verlag sehr herzlich danken, insbesondere Hans-Jürgen Wirth, der mein vergriffenes Buch zum Sandspiel wieder aus dem Dornröschenschlaf erweckt hat, und Johannes Ahrens, der das nun stark erweiterte Buch sehr aufmerksam lektoriert und mit hilfreichen Anmerkungen bereichert hat. Ganz besonders danke ich ferner Maria, Eva, Elisabeth, Anna und Pia sowie allen Analysanden, die mir erlaubten, die Diapositive ihrer Sandbilder zu verwenden, ohne die dieses Buch nicht zustande gekommen wäre.

1 Das Sandspiel – Eine Jung'sche Therapiemethode?

Die therapeutische Methode des Sandspiels wurde von Dora M. Kalff aus dem »Weltspiel« Margareth Lowenfeldts entwickelt. Im Gegensatz zu anderen Methoden, die nach diesem »Weltspiel« entstanden sind, wie zum Beispiel Charlotte Bühlers »Welttest« oder die sogenannte »Ericamethode«, die in Schweden in der kinderpsychiatrischen Diagnostik verwendet wird[2], hat Dora Kalff erkannt, dass die von Kindern oder Erwachsenen erarbeiteten Serien von Sandbildern eine fortlaufende praktische Auseinandersetzung mit dem Unbewussten darstellen – vergleichbar dem analytischen Prozess anhand von Traumserien oder einer Reihe von aktiven Imaginationen. Durch die Arbeit am Sandkasten wird ein ganzheitlicher psychischer Prozess in Gang gebracht, der zur Heilung und zur Entwicklung der Persönlichkeit führt.[3]

Das Sandspiel ist eine Methode, die mit praktischer, schöpferischer Gestaltung im Sandkasten verbunden ist. Der am Sandkasten spielende, ich möchte lieber sagen: gestaltende Mensch, sei es ein Erwachsener oder ein Kind, ist in sein Tun geistig-seelisch-körperlich involviert. Geistig-seelische Kräfte werden so nicht nur aktiviert, sondern auch mit den Händen *körperlich-schöpferisch* umgesetzt, was sich besonders auf intellektuell überbetonte Menschen sehr heilsam auswirkt. Andererseits kann bei Menschen mit psychischen Blockierungen oder ausgetrockneter Imaginationskraft die Arbeit mit den Händen im Sandkasten die seelisch-geistigen Kräfte wieder zum Fließen bringen.

Die Methode des Sandspiels hat mich von der ersten Begegnung an besonders angesprochen; einerseits wohl, weil mir der bildhafte, gestalterische Ausdruck sehr liegt und weil ich selbst gern meine Hände gebrauche; andererseits auch, weil mir der feine Gebrauch der Sinne in der differenzierten Wahrnehmung eines anderen Menschen ohne Worte sehr früh auf eindrücklichste Weise von meinem Großvater, der Kinderarzt war, gezeigt wurde. Ein Erlebnis hat sich mir besonders eingeprägt: Mein Großvater hatte auch ein Konsultationszimmer in seinem Hause, wo er gelegentlich Patienten empfing. Als kleines Mädchen beobachtete ich einmal durchs Schlüsselloch, wie er einen kranken Säugling untersuchte. Er beobachtete das Kind sehr genau von allen Seiten, er tastete es ab, er hörte es ab, und zuletzt, zu meinem großen Erstaunen, roch er an ihm. Etwas später fragte ich ihn, was er denn da gemacht hätte. Er antwortete: »Kleine Kinder können nicht sagen, wo es ihnen weh tut. Da muss ich alle meine Sinne gebrauchen, um herauszufinden, woran das Kind erkrankt ist.«

Diese kleine Episode war für mich sehr wesentlich, und ich habe während meines Psychologiestudiums oft an meinen Großvater zurückgedacht, den ich nicht nur als einen sehr sorgfältigen Beobachter erlebt hatte, sondern auch als Menschen mit großem Respekt vor der Natur und tiefem religiösem Vertrauen in die Natur um uns und in uns.

Auch in einer Psychotherapie gibt es das »kleine Kind« in Erwachsenen und Kindern, das nicht sagen kann, »wo es weh tut«. Da müssen wir beobachten, im übertragenen Sinn riechen und uns herantasten an das verborgene Leiden.

Ein weiterer Grund, warum mich die Methode des Sandspiels so sehr beeindruckt hat, liegt in der wechselseitigen Beeinflussung von Geist und Körper, von einer psychischen und einer materiellen Komponente, die im Sandbild zum Zusammenspiel von beidem wird. Dieses unmittelbare Zusammenspiel zwischen Psyche und Materie kennen wir in der klassischen verbalen Analyse in dieser Weise nicht.

Wir heutigen jungianisch ausgerichteten Psychotherapeuten legen viel Wert auf die Interpretation von Bildern aus dem Unbewussten unserer Analysanden. Diese sind aber zweidimensional und werden meistens zu Hause gemalt, also nicht in Gegenwart des Analytikers. C. G. Jung selbst hat Bilder und Zeichnungen in die Analyse einbezogen. Im Bildarchiv des C. G. Jung Instituts, Küsnacht/Zürich finden sich etwas 4.500 gemalte Bilder von Jungs Patienten aus den Jahren 1917–1955, die auf eindrückliche Weise Zeugnis ablegen von Jungs kreativer Arbeitsweise und von seiner Verwendung der aktiven Imagination in der Analyse. In der klassischen Jung'schen Analyse fehlt aber die körperliche, dreidimensionale Gestaltung von psychischen und physischen Aspekten im »Hier und Jetzt« der analytischen Stunde. Hier bildet das Sandspiel die geradezu ideale Ergänzung.

Das Sandspiel ist in meinem Verständnis eine ausgesprochen *Jung'sche* Therapiemethode. Es ist eine imaginative Methode und als solche der *akti-*

ven Imagination nahe verwandt, die von C. G. Jung selbst eingeführt und angewendet wurde. Jung hat nirgends in seinem umfangreichen Werk ausdrücklich über das Sandspiel geschrieben. Aber wir finden in seiner 1916 verfassten und erst 1958 publizierten Schrift »Die Transzendente Funktion« für die Sandspieltherapie wertvolle Hinweise auf die Möglichkeit, unbewusste Inhalte mit den Händen auszudrücken. In diesem Aufsatz schreibt Jung:

> »Es ist nicht in allen Fällen genügend, nur den gedanklichen Kontext eines Trauminhalts sich klarzumachen. Oft drängt sich die Notwendigkeit auf, dass undeutliche Inhalte durch sichtbare Gestaltung verdeutlicht werden müssen. Dies kann geschehen durch Zeichnen, Malen oder Modellieren. Oft wissen die Hände ein Geheimnis zu enträtseln, an dem der Verstand sich vergebens mühte.«[4]

Hätte Jung damals die Methode des Sandspiels gekannt, hätte er sie wohl an dieser Stelle erwähnt. Wie wir wissen, hat er aber erst 1937 an einem Kongress in Paris einen Vortrag von Margareth Lowenfeldt über ihre »Welttechnik« – aus der dann das Sandspiel entwickelt wurde – gehört. Es ist anzunehmen, dass er von Lowenfeldts Arbeit beeindruckt war, denn, wie mir Dora Kalff mehrmals erzählte, hat Jung selbst sie auf die Arbeit Margareth Lowenfeldts aufmerksam gemacht und ihr nahegelegt, in London diese Methode zu erlernen.

Dass C. G. Jung selbst mit dem Wesen des Sandspiel bestens vertraut war und dass »das Spiel im Sand« für ihn sehr wichtig war, können wir in seiner Autobiografie *Erinnerungen, Träume und Gedanken*[5] nachlesen. Die Beschreibung seines »Spiels im Sand am Ufer des Zürichsees« ist so beeindruckend, dass ich später darauf vertiefend zurückkommen werde.

Hier ist es mir nun sehr wichtig festzuhalten, dass ich in den vielen Jahren, in denen ich als Jung'sche Analytikerin mit Träumen, gemalten Bildern und Sandbildern arbeitete, die Erfahrung gemacht habe, dass sich diese verschiedenen Möglichkeiten der Zugänge zum Unbewussten auf keinen Fall gegenseitig ausschließen, sondern im Gegenteil sehr gut ergänzen, ja, dass sie eigentlich zusammengehören. Es sind therapeutische Wege, die je nach den Bedürfnissen und Möglichkeiten eines Menschen eingesetzt werden können, weil sie auch unterschiedliche Aspekte ansprechen (siehe Kap. 11). Die Grundlagen für ihre Verwendung in der analytischen oder psychotherapeutischen Arbeit sind aber in jedem Fall die theoretischen und praktischen Erkenntnisse der Psychologie C. G. Jungs. Die verschiedenen Wege können sowohl »rein«, das heißt als therapeutische Arbeit entweder nur mit Träumen oder nur mit Sandbildern (siehe Kap. 8) begangen werden, sie können aber auch miteinander verbunden werden als ein Wechselspiel von Träumen, gemalten Bildern und Sandbildern (siehe Kap. 11).

Ein wesentlicher Unterschied zwischen der aktiven Imagination mit Bildern und dem Sandspiel besteht darin, dass die aktive Imagination vom Analysanden allein, also nicht in der Therapiestunde gemacht wird. Sie ist eine wirkungsvolle und tiefgehende Möglichkeit der Auseinandersetzung mit dem Unbewussten, jedoch eher geeignet für Menschen, die schon gewohnt sind, einen Dialog mit ihrem eigenen Unbewussten zu führen. Die aktive Imagination ist eine anspruchsvolle Methode und verlangt eine gefestigte, psychisch stabile Persönlichkeit.

Das Sandspiel jedoch wird in der Therapiestunde gemacht, also in Anwesenheit und in therapeutischer Begleitung des Analytikers. Der Analysand und der Analytiker sind gemeinsam, jeder in seiner Rolle am Geschehen beteiligt. Eine Auswirkung des Gemeinsamen ist, dass nicht nur körperliche und spirituelle bewusste und unbewusste Kräfte des Analysanden miteinander verwoben werden, sondern dass unbewusst auch die Persönlichkeit des Analytikers einbezogen wird. Der Sandkasten wird zum interaktiven Feld zwischen Analysand und Analytiker, und das Sandbild stellt dann unter anderem auch die sichtbare und greifbare Form dieser speziellen Interaktion dar.

Am Anfang meiner Tätigkeit als Jung'sche Analytikerin und Sandspieltherapeutin war mir noch nicht so sehr bewusst, wie tief der Analytiker das schöpferische Innenleben seines Analysanden und damit die Entstehung eines Sandbildes beeinflusst. Heute weiß ich, dass der Analytiker durch die subtilen, nonverbalen und unbewussten Kanäle, die zwischen ihm und seinem Analysanden offen sind, einen starken Einfluss auf ihn ausübt. Ich werde im Kapitel 12, *Resonanz und Übertragung-Gegenübertragung*, auf die Feinheiten dieses wechselseitigen Energieflusses zurückkommen. Festhalten möchte ich aber, dass gerade wegen dieser unbewussten Wechselbeziehung zwischen Therapeut und Klient ein Sandspieltherapeut oder eine Sandspieltherapeutin grundsätzlich dieselbe vertiefte Kenntnis und Erfahrung von den Phänomenen der Übertragung und Gegenübertragung vorweisen muss wie ein Jung'scher Analytiker. Dies ist wohl nicht immer im gewünschten Umfange möglich, da es erwiesenermaßen verschiedene Ausbildungswege zum Sandspieltherapeuten gibt, doch scheint es mir wichtig, dass jeder Sandspieltherapeut um den Einfluss, den Übertragungs- und Gegenübertragungsphänomene auf den Verlauf des therapeutischen Prozesses haben, weiß. Selbstverständlich erlebt dies jeder Lernende am besten in der eigenen Erfahrung mit dem Sandspiel. Ein eigener Sandspielprozess und eine vertiefte Eigenanalyse sind daher eine Grundvoraussetzung für die Ausübung dieses Berufes.

Der Anforderung an einen zukünftigen Sandspieltherapeuten, einen eigenen Sandspielprozess und eine vertiefte Eigenanalyse durchzugehen oder besser durchzuleben, hat einen tiefen Sinn: Der Analytiker bringt sich selber über die Gegenübertragung in den seelischen Heilungs- oder Wandlungsprozess seiner Analysanden ein. In einem ganzheitlicheren Sinne kann man auch sagen, dass er das Geschehen über das Prinzip der Resonanz beeinflusst. Gemäß dem Prinzip der Resonanz werden schlummernde Eigenschaften im Analysanden durch die aktiv gelebten Eigenschaften des Analytikers geweckt und zum Klingen gebracht, genauso wie die ruhenden Saiten einer Geige durch die klingenden Saiten einer anderen Geige zum Vibrieren gebracht werden.

Nun kann man sich zu Recht fragen, welches denn die wichtigsten Saiten seien, auf welchen ein Analytiker spielen können muss, um die den Heilungs- oder Wandlungsprozess fördernden Saiten in seinen Analysanden zum Klingen zu bringen. Ich meine, dass es neben theoretischer und klinischer Erfahrung vor allem emotionaler Stabilität, einer gesunden Beziehung zwischen dem Ich und dem Unbewussten und großer Kreativität bedarf.

Kreativität hat mit Tod und Wiedergeburt zu tun, mit der Fähigkeit, alte psychische Strukturen loszulassen und neue zuzulassen oder selber zu erschaffen. Mit andern Worten, wir müssen alte, lebenshindernde Lebensformen verlassen können, um neue, lebensfördernde zu suchen und zu finden. Solche Prozesse von Loslassen und Neufindung oder von Destruktion und Rekonstruktion einer Weltsicht und Lebenseinstellung sind jedoch immer mit Angst verbunden. Da ist es wichtig, dass der Sandspieltherapeut innerlich in seiner Psyche und äußerlich in seinem Sandspielraum einen stabilen, angstfreien Raum, oder wie Dora Kalff ihn nannte, einen »freien und geschützten Raum« bereitstellen kann, damit eine psychische Auflösung und Neuformung seiner Patienten möglich wird.

Diese Neuformung geschieht nun in der Sandspieltherapie, wie schon gesagt, nicht nur innerlich, sondern auch äußerlich durch immer neue Formung und Anordnung des Sandes und eben auch der bereitgestellten Figuren. Um diese Formgebung zu fördern, meine ich, dass wir der Versuchung widerstehen sollten, allzu viele fertige Figuren bereitzustellen, sondern wir sollten unsere Analysanden möglichst dazu anregen, auch Figuren zu gestalten oder umzugestalten. Durch fortwährende äußere Neugestaltung wird auch eine innere Neugestaltung angeregt. Das Prinzip des Sandspiels besteht aus einem Kreislauf von Gestaltung eines Bildes im Sandkasten, dem Nach-innen-Nehmen der in der Gestaltung wirksamen Kräfte und der Auflösung des Bildes in der äußeren Welt. Dann folgt eine Neugestaltung und wieder das Nach-innen-Nehmen und die Auflösung im Außen.

Neben den eben beschriebenen Fähigkeiten braucht ein Sandspieltherapeut natürlich auch ein sehr gutes Verständnis für die Symbolik des Geschehens, der Objekte und der Gesamtstruktur der Sandbilder. Außerdem scheinen mir Kenntnisse des Körpers und körperlicher Krankheiten unerlässlich, denn auch hier besteht eine Wechselwirkung: Einerseits drückt sich die körperliche Befindlichkeit sehr oft in den Sandbildern aus und andererseits wird durch jede Art von imaginativer Tätigkeit – also auch durch das Gestalten eines Sandbildes – nicht nur die Seele, sondern eben auch der Körper beeinflusst.

Der Einbezug des Körpers und der bildhaften Vorstellungswelt in die Psychotherapien wird meines Erachtens immer wichtiger, da diese Werte gegenüber dem lange Zeit höher bewerteten logischen Denken stark an Bedeutung gewinnen und auch gewinnen müssen. Diese Einsicht ist unter den Jung'schen Analytikern wohl verbreitet, aber in der analytischen Arbeit noch zu wenig in die Tat umgesetzt.

Ein anderer Grund, warum wir eine ergänzende Therapiemethode brauchen, liegt darin, dass in unseren Praxen mehr und mehr Menschen mit frühkindlichen, narzisstischen Störungen, sogenannten Urbeziehungsstörungen, Hilfe suchen. Dies dürfte seinen Ursprung in der Tatsache haben, dass durch die Überbetonung der zielgerichteten, leistungsbetonten Rationalität in Schulen und Berufsleben die gemütvolle, naturhafte Instinktseite der Menschen, besonders der Mütter, verunsichert wird oder verkümmert. Dadurch haben viele Mütter Schwierigkeiten, sich ihrem werdenden oder wachsenden Kind in selbstverständlicher, inniger Bezogenheit zuzuwenden. Dem Kind fehlt die liebevolle Wärme und Geborgenheit, die es ganz besonders in der ersten Lebenszeit braucht.[6]

Ich möchte jedoch hier nicht speziell Mütter oder Väter beschuldigen, denn diese sind wohl selbst ungeborgen und ungewärmt in einer Gesellschaft, wo gegenseitige Anteilnahme und der Sinn für eine tragende, menschliche Gemeinschaft so wenig Beachtung finden.

Für Erwachsene und Kinder mit frühen Störungen eignet sich das Sandspiel also ganz besonders, weil es auf nonverbale, spielerisch-schöpferische Weise zurückführen kann in die tiefliegenden seelischen Schichten der frühen Kindheit. C.G. Jung beschreibt, wie er an einem gewissen Zeitpunkt seines Lebens in seine Kindheit zurückschaute. Im Kapitel »Die Auseinandersetzung mit dem Unbewußten« in *Erinnerungen, Träume und Gedanken* schreibt er:

> »Die Träume beeindruckten mich, konnten mir aber über das Gefühl der Desorientiertheit nicht hinweghelfen. Im Gegenteil, ich lebte wie unter einem inneren Druck. Zeitweise war er so stark, daß ich annahm, es müsse eine psychische Störung bei mir vorliegen. Zweimal ging ich darum mein ganzes Leben mit allen Einzelheiten durch, insbesondere die Kindheitserinnerungen; denn ich dachte, es läge vielleicht etwas in meiner Vergangenheit, das als Ursache der Störung in Betracht kommen könnte. Aber die Rückschau war ergebnislos, und ich mußte mir meine Unwissenheit eingestehen. Da sagte ich mir: ›Ich weiß so gar nichts, daß ich jetzt einfach das tue, was mir einfällt.‹ Damit überließ ich mich bewußt den Impulsen des Unbewußten.
>
> Als erstes tauchte eine Erinnerung aus der Kindheit auf, vielleicht aus dem zehnten oder elften Jahr. Damals hatte ich leidenschaftlich mit Bausteinen gespielt. Ich erinnerte mich deutlich, wie ich Häuschen und Schlösser gebaut und Tore mit Bögen über Flaschen gewölbt hatte. Etwas später verwendete ich natürlich Steine und Lehm als Mörtel. Diese Bauten hatten mich während langer Zeit fasziniert. Zu meinem Erstaunen tauchte diese Erinnerung auf, begleitet von einer gewissen Emotion.
>
> ›Aha‹, sagte ich mir, ›hier ist Leben! Der kleine Junge ist noch da und besitzt ein schöpferisches Leben, das mir fehlt. Aber wie kann ich dazu gelangen?‹ Es schien mir unmöglich, die Distanz zwischen der Gegenwart, dem erwachsenen Mann, und meinem elften Jahr zu überbrücken. Wollte ich aber den Kontakt mit jener Zeit wieder herstellen, so blieb mir nichts anderes übrig, als wieder dorthin zurückzukehren und das Kind mit seinen kindlichen Spielen auf gut Glück wieder aufzunehmen.
>
> Dieser Augenblick war ein Wendepunkt in meinem Schicksal, denn nach unendlichem Widerstreben ergab ich mich schließlieh darein zu spielen. Es ging nicht ohne äußerste Resignation und nicht ohne das schmerzhafte Erlebnis der Demütigung, nichts anderes wirklich tun zu können als zu spielen.

> So machte ich mich daran, passende Steine zu sammeln, teils am Ufer des Sees, teils im Wasser, und dann begann ich zu bauen: Häuschen, ein Schloß – ein ganzes Dorf …
>
> Jeden Tag baute ich nach dem Mittagessen, wenn das Wetter es erlaubte. Kaum war ich mit dem Essen fertig, spielte ich, bis die Patienten kamen; und am Abend, wenn die Arbeit früh genug beendet war, ging ich wieder ans Bauen. Dabei klärten sich meine Gedanken, und ich konnte die Phantasien fassen, die ich ahnungsweise in mir fühlte.
>
> Natürlich machte ich mir Gedanken über den Sinn meines Spielens und fragte mich: ›Was tust du eigentlich? Du baust eine kleine Siedlung auf und vollführst das wie einen Ritus!‹ Ich wußte keine Antwort, aber ich besaß die innere Gewißheit, daß ich auf dem Weg zu meinem Mythos war. Das Bauen war nämlich nur ein Anfang. Es löste einen Strom von Phantasien aus, die ich später sorgfältig aufgeschrieben habe.
>
> Dieser Typus des Geschehens hat sich bei mir fortgesetzt. Wann immer ich in meinem späteren Leben stecken blieb, malte ich ein Bild, oder ich bearbeitete Steine, und immer war das ein rite d'entree für nachfolgende Gedanken und Arbeiten.«[7]

In diesem eindrücklichen Text finden sich einige Stellen, die auch für das therapeutische Sandspiel sehr wesentlich sind. Jung schreibt am Anfang des Zitats: »Damit überließ ich mich *bewußt den Impulsen des Unbewußten.*« Genau das tut oder sollte auch ein »Sandspieler« tun. Er überlässt sich von Anfang an bewusst dem unbewussten Spiel seiner Hände, das heißt, er nimmt von Anfang an bewusst und aktiv seinen eigenen Heilungsprozess in die Hände, indem er ein Sandbild gestaltet. Dieses bewusste und aktive Beteiligtsein ist überaus wichtig in einer Psychotherapie, weil es dem leidenden Menschen von Anfang an hilft, das Gefühl der Minderwertigkeit und des hilflosen Ausgeliefertseins an die Therapie und an den Therapeuten zu überwinden.

Weiter unten sagt Jung: »… nach unendlichem Widerstreben ergab ich mich schließlich darein zu spielen. Es ging nicht ohne äußerste Resignation und nicht ohne das schmerzhafte Erlebnis der Demütigung, nichts anderes wirklich tun zu können als zu spielen.« Diesen Widerstand gegen das »nur« Spielen erlebe ich oft in meiner Praxis. Spielen ist für viele Menschen etwas Minderwertiges, eine unnütze Zeitverschwendung, wertloser »Kinderkram«. Sie erleben das Spielen am Sandkasten tatsächlich als demütigend, weil sie die Demut, sich für einmal ihren Händen zu überlassen, nicht aufbringen können. Um diesen Widerstand beim Analysanden zu überwinden, oder, wie Jung sagt, »einen Wendepunkt« herbeizuführen, braucht es nach meiner Erfahrung eine ganz klare Haltung des Sandspieltherapeuten. Wenn dieser oder diese dem Analysanden überzeugend vermitteln kann, dass »Spielen« etwas Wertvolles ist und auch Gestalten und Schöpferischsein bedeutet, dann wird dieser seine Hände in den Sand legen, und alsbald wird sich der Widerstand auflösen. Auch hier gilt das Prinzip der Resonanz: Die eigene Kreativität und die positive, innerlich überzeugte Haltung des Analytikers gegenüber dem »kindlichen« Spielen übertragen sich auf die Analysanden.

Zuletzt möchte ich noch auf folgenden Satz Jungs eingehen: »Jeden Tag baute ich nach dem Mittagessen ... Dabei klärten sich meine Gedanken, und ich konnte meine *Phantasien fassen*, die ich *ahnungsweise* in mir fühlte.« Wiederum sehen wir, wie wertvoll das konkrete, handgreifliche Gestalten ist. Fantasien, seien sie positiv, lebensfordernd oder negativ, zerstörerisch, vage Vorahnungen und unbestimmte Ängste, die uns umtreiben oder quälen, werden durch ihre Gestaltung im Sandkasten allmählich sichtbar und in zweifachem Sinne fassbar. Die »Sandspieler« haben nun die Möglichkeit, einen Schritt zurückzutreten und sich mit ihren bis dahin nur geahnten inneren Bildern konkret auseinanderzusetzen. Was für eine Erleichterung für Menschen, die an ihren unbewussten und ungreifbaren Ängsten und Fantasien leiden!

Indem Jung uns von seinem Leiden und von seiner kreativen Art, mit diesem umzugehen, erzählte, gab er uns auch grundlegende Hinweise für das Sandspiel: bewusste Hingabe an das Unbewusste; demütige Annahme der eigenen kindlichen Kreativität im Spiel – eine wunderbare Möglichkeit, wie durch konkretes Gestalten die inneren quälenden oder sonstwie ins Bewusstsein drängenden, unbewussten Ängste und Fantasien fassbar gemacht werden können.

2 Einführung in die Methode des Sandspiels

Die klassische Therapieform in der Psychologie C. G. Jungs ist die Traumanalyse. Dabei findet eine Auseinandersetzung zwischen dem Bewusstsein eines Menschen und seinem Unbewussten statt, das sich vor allem in den Träumen, aber auch in Visionen, Imaginationen oder gemalten Bildern manifestiert. Diese Äußerungen des Unbewussten versucht der Analytiker im Gespräch mit dem Analysanden zu erhellen oder zu deuten. Auf diese Weise hilft er ihm, Zugang zu finden zu seinen bisher unbewussten, unbekannten Persönlichkeitsanteilen und auch zu Inhalten aus dem kollektiven Unbewussten, welche die individuelle Situation überschreiten. Es wird eine Auseinandersetzung mit diesen Inhalten möglich und der Analysand kann sie ins Leben integrieren. Auch die Probleme des Alltags und die Phänomene der *Übertragung* und *Gegenübertragung*, die sich aus der einmaligen Situation der engen Zusammenarbeit zwischen Analytiker und Analysand ergeben, werden bearbeitet. Eine Jung'sche Analyse ist immer ein Prozess, der beide trifft und herausfordert.

Dies geschieht aber hauptsächlich im Gespräch zwischen Analytiker und Analysand, denn die Analyse ist grundsätzlich eine *verbale* Therapieform. Es versteht sich von selbst, dass dabei die Persönlichkeit des Analytikers durch die Kraft und Macht des Wortes in einer ganz bestimmten Weise Einfluss nehmen kann auf den Verlauf der Analyse. Auch der Analysand kann seine sprachlichen Fähigkeiten zum Guten gebrauchen, er kann sie aber auch missbrauchen, um sein eigentliches Wesen dahinter zu verstecken. Die Sprache ist *eine*, wenn auch sehr wichtige, Möglichkeit des menschlichen Ausdrucks und vorwiegend mit dem rationalen Bewusstsein verbunden. Aber die Sprache ist auch mit dem kollektiven, kulturellen Bewusstsein einer ethnischen Gruppe verbunden, das heißt, Analysen in verschiedenen Sprachen zu führen (wie am C. G. Jung-Institut in Zürich mit seinen Studierenden aus vielen verschiedenen Nationen häufig praktiziert) bedeutet, durch die fremde Sprache in ein anderes kollektives Bewusstsein, aber auch in ein unterschiedliches kulturelles Unbewusstes einzutauchen. Durch die Art, wie ein Mensch zu uns spricht, bekommen wir vor allem Einblick in seine kulturell geprägte Geisteshaltung. Aber viele Menschen tun sich schwer, Emotionen und Gefühle sprachlich auszudrücken, wenn sie keine besondere Begabung dafür haben.

Freude und Leid sowie Angst, Wut oder Liebe ergreifen den ganzen Menschen, auch den Körper. Oft reagiert sogar der Körper einige Zeit bevor wir uns bewusst werden darüber, dass eine Emotion uns ergriffen hat, von welcher Art sie ist und wodurch sie ausgelöst wurde. Ein Mensch kann zum Beispiel starr und steif werden vor Angst, sein Körper ist verkrampft, hart, kalt, leblos. Jeder Außenstehende sieht, dieser Mensch hat Angst. Doch der Betroffene hat keine Worte dafür, er kann nicht verbal ausdrücken, was seine Angst ausgelöst hat, denn die Gründe dafür sind ihm unbewusst. Vielleicht aber können seine Hände das *Unbewusste* zu einem Bild formen und so sichtbar oder gar erkennbar machen.

Je tiefer Emotionen und Gefühle in uns verborgen sind, je tiefer unsere Erinnerungen ins Unbewusste zurückgesunken sind oder je ferner vorn Bewusstsein ein Persönlichkeitsteil ist, desto weniger finden wir Worte dafür. Wir sind wortlos, doch haben wir andere Ausdrucksmöglichkeiten. Wir können tanzend, singend, malend, gestaltend darstellen, was uns bewegt. Nicht nur über die Sprache finden wir eine Verbindung zu unseren Mitmenschen, sondern auch über den Körper, besonders über unsere Hände. Die Hände bilden die Brücke zwischen unserer Innenwelt und der Außenwelt. Mit den Händen können wir streicheln, liebkosen und schlagen, wir können arbeiten, bearbeiten, verwandeln, schöpferisch gestalten. Die Hände sind Mittler zwischen Geist, Seele und Materie, zwischen innerer Vorstellung, Gefühlen und konkreter Schöpfung. Durch die Handlung werden die existenten, aber noch unsichtbaren psychischen Energien sichtbar. Die Hände sind für die menschliche Entwicklung wichtige Gliedmaße.[8] Denken wir nur an die Bedeutung des Handwerks und die Differenzierung von Berufen für die gesamte kulturelle Entwicklung der Menschheit.

Beim Kleinkind können wir von Anfang an beobachten, dass es durch den Gebrauch seiner Händchen lernt. Es will alles betasten, erfassen, begreifen und aus seinem körperlichen Tasten, Greifen, Fassen entwickelt sich ein geistiges Erfassen und Begreifen. Abstraktes Begreifen und logisches Denken gründen im körperlichen Erleben. Der Weg zur Abstraktion geht über die Anschauung und das Erleben unter Einbeziehung des Körpers.

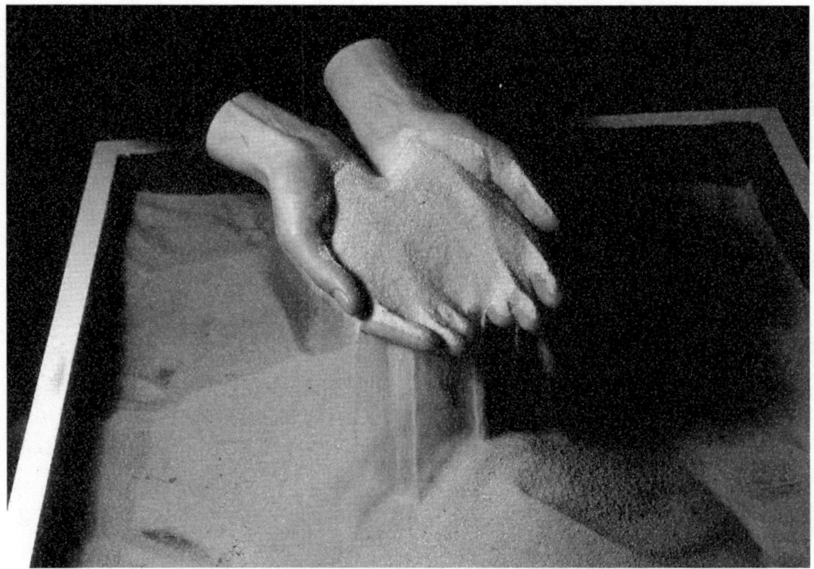

Abb. 1: Hände als Vermittler zwischen Geist und Materie

Diese Tatsache, dass durch schöpferisches Gestalten mit den Händen (siehe Abb. 1) die in der unbewussten Tiefe der Seele wirkenden Kräfte sichtbar und erkennbar gemacht werden können und dass über die Hände Innen und Außen, Geist und Materie zusammengebracht werden, liegt der therapeutischen Methode des Sandspiels zugrunde. Beim Sandspiel wird vor allem gehandelt, weniger gesprochen, besonders nicht unmittelbar und rational interpretiert.

Im schützenden, das Geschehen haltenden Rahmen des Sandkastens, der die Größe von ca. 56 x 72 cm hat, gestaltet der Analysand mit trockenem oder feuchtem Sand und vielen ihm zur Verfügung gestellten kleinen Figuren seine persönliche Welt, so wie sie zu diesem Zeitpunkt in ihm konstelliert ist; er gestaltet im »Hier und Jetzt« seinen persönlichen Mikrokosmos. Die Figuren amplifizieren die Kräfte, die in ihm wirksam sind.

Der Analytiker verhält sich dabei beobachtend, er skizziert das Sandbild, fotografiert es später auch. Genauso wichtig wie das Skizzieren und Fotografieren des fertigen Sandbildes ist es aber auch, das Werden des Bildes genau zu verfolgen, denn der Vorgang des Gestaltens gibt dem Analytiker wichtige Hinweise auf das Verhalten des Analysanden in der therapeutischen Situation. Er lässt den Analysanden auch erzählen, was ihm zu dem Bild in den Sinn kommt, was ihn bei der Gestaltung bewegt oder gar erschüttert hat. Abschließend betrachtet er zusammen mit dem Analysanden das Sandbild sehr sorgfältig, weist vielleicht auf etwas hin, das ihm auffällt oder das er anders sieht als sein Analysand, aber *er analysiert es zu diesem Zeitpunkt nicht*. Denn wichtig ist, dass der Analysand das Bild seines Mikrokosmos, *seiner Welt*, nach der Stunde – man könnte sagen – als *eine den ganzen Menschen bewegende Frage* innerlich mitträgt. Dort wirkt es emotional nach bis zur nächsten Stunde, wo er wieder ein neues gestaltet. Das Sandbild wird vom Analytiker nach der Stunde aufgeräumt, es soll ja nicht in der äußeren Welt bestehen bleiben.

Aus meiner Sicht gibt es drei Phasen in einer Sandspielstunde:

- *eine Zeit der Begegnung*, nämlich der Begegnung zwischen Analysand und Analytiker und zwischen dem Analysanden und dem Sandkasten als noch verschleiertes Spiegelbild seines eigenen Unbewussten;
- *eine Zeit der Versenkung* des Analysanden in sich und der Gestaltung seines noch unbewussten Selbst;
- *eine Zeit des Würdigens* und Verinnerlichens des Gestalteten.

Es wäre nicht richtig, das Sandbild unmittelbar nach dem Entstehen zu interpretieren, weil dann die Gefahr besteht, dass es intellektuell fixiert wird und die nachwirkenden emotionalen und gefühlsmäßigen Strömungen abgebrochen werden. Der Analysand könnte dann sagen: »Aha, das ist es, das ist meine Situation!« Das *ist* es aber noch nicht, es *wird* erst etwas Neues. Die einzelnen Sandbilder stellen nur Stationen dar in einem langen, psychischen Wandlungsprozess, der auf keinen Fall durch rationale Interpretationen gestört oder blockiert werden darf. Die Kunst des Analytikers besteht in dieser Phase der Therapie darin zu erkennen, was im Analysanden vorgeht, den Prozess zu schützen und zu unterstützen, im Notfall einzugreifen, vor allem aber, gerade so viel oder so wenig an Kommentar einzubringen, dass der Prozess im Analysanden in Gang bleibt. Mit einem Bilde gesagt: Der Analytiker sorgt dafür, dass das Feuerchen unter dem Kessel, in dem der seelische Prozess des Analysanden kocht, nicht ausgeht, aber auch nicht zu heftig brennt, sodass der Inhalt des Kessels überkocht oder verdirbt.

Ich möchte allerdings hinzufügen, dass eine ähnlich sorgfältige Haltung des Analytikers auch bei der verbalen Analyse am Platz ist und in der Zürcher Schule der Analytischen Psychologie schon seit Längerem auf diese

Art praktiziert wird. Auch in der »klassischen Analyse« darf nur so viel interpretiert werden, dass sich der Analysand nicht überfahren fühlt, sondern unterstützt und gefördert in seinem Prozess.

Im Übrigen scheint es mir in Bezug auf die Interpretation beim Sandspiel auch verschiedene Möglichkeiten zu geben. Diese leiten sich von der Art des therapeutischen Vorgehens ab. Nach meiner Erfahrung gibt es zwei grundsätzlich verschiedene Arten des Prozessverlaufs: den *heilenden Prozess* und den *Prozess der Transformation* der persönlichen Weltsicht.

Der *heilende Prozess* wird wirksam bei Patienten, die an seelischen Störungen oder Verletzungen leiden, die sich schon vor der Geburt oder in der frühen Kindheit gebildet haben. Sie leiden zum Beispiel an einer sogenannten Urbeziehungsstörung oder Traumata, die es ihnen unmöglich machen, in gesundem Vertrauen in die Welt und ihren eigenen Lebensprozess aufzuwachsen. In diesen Fällen führt der therapeutische Prozess in die tiefliegenden Erlebnisschichten der frühen Kindheit, die sich dem Bewusstsein und der Verbalisierung entziehen. Die psychische Energie geht dann zurück ins Unbewusste bis auf den gesunden Seelenkern. Die Bilder und Kräfte der ungestörten Ganzheit werden durch das Sandspiel belebt und wirksam, und es kommt zu der Formation einer gesunden Basis, auf der ein Neuaufbau der Persönlichkeit möglich wird.[9]

Beim heilenden Prozess erlebt der Analysand die Veränderung in seinem Wesen sehr stark, eine unmittelbare analytische Interpretation wäre überflüssig oder störend. Auch zu einem späteren Zeitpunkt ist eine Interpretation oft unangebracht oder unerwünscht. Dies gilt auf jeden Fall für Kinder und diejenigen Erwachsenen, die über ihren Prozess keine rationale Bewusstheit erlangen können oder wollen. Bei den anderen, und vor allem bei Studierenden, die sich einer Lehranalyse unterziehen müssen, bin ich der Ansicht, dass es sogar sehr wichtig ist, nach Ablauf eines Wandlungsprozesses, das heißt wenn eine neue Entwicklungsstufe erreicht ist, die Fotografien der Sandbildserie zu betrachten, durchzuarbeiten und zu interpretieren, ganz ähnlich wie wir es mit einer Serie Träume tun würden. Hier habe ich allerdings die eindrückliche Erfahrung gemacht, dass viele Analysanden nach Ablauf ihres gestaltenden Prozesses, der natürlich Monate oder Jahre dauern kann, fähig werden, ihre Sandbilder selbst sinnvoll zu deuten. Sie haben die heilenden Kräfte erlebt, die aus ihrem Gestalten resultieren, und dieses Erleben bewirkt inneres Wachstum und Reifung.

Anders verläuft der *transformatorische Prozess*. Hier handelt es sich um Menschen, die grundsätzlich eine gesunde Lebensbasis und ein stabiles Ich haben, deren Weltsicht aber zu eng, zu einseitig oder krankmachend geworden ist. Sie spüren, dass etwas in ihnen nicht stimmt, sind unruhig, bedrückt, vielleicht sogar depressiv oder krank. Einige spüren auch klar (vielleicht aus Fehlleistungen oder aus ihren Träumen), dass sich eine Wandlung in ihnen anbahnt oder dass eine Bewusstseinserweiterung notwendig wird und gehen bewusst in den Prozess hinein, nicht getrieben von ihrem unbewussten Leiden.

Zu den transformatorischen Prozessen gehören auch grundsätzliche Auseinandersetzungen mit noch im Schatten liegenden Persönlichkeitsanteilen, Wandlungsprozesse im Bereich des Weiblichen (siehe Kap. 10) oder die Begegnung mit dem Selbst als Gottesbild (siehe Abb. 2). Diese psychischen Wandlungen, die die Einstellung eines Menschen zur inneren und äußeren Welt grundsätzlich verändern, setzen ein gesundes Ich-Bewusstsein und Selbstwertgefühl voraus und bilden Stufen im Individuationsprozess eines Menschen.

In diesen Fällen wird sich der Analysand mit seinen einzelnen Sandbildern intensiver auseinandersetzen, deren Bedeutung herausarbeiten und bewusstmachen wollen. Dann kann der Analytiker auch stärker seine Sichtweise des Bildes einbringen und vorsichtig Interpretationen formulieren. Aber auch da ist Zurückhaltung angebracht, weil wir nicht vergessen dürfen, dass die nicht mehr stimmige Weltsicht zuerst aufgelöst und zurückgelassen werden muss, damit sich eine neue formieren kann. Von der Gestalt dieses Neuen hat der Analytiker wohl durch lange Erfahrung eine Ahnung, doch sollte er niemals durch unvorsichtiges Interpretieren eine ganz andere, unvorhergesehene Lösung behindern. Nach Abschluss des Prozesses scheint mir auch in diesen Fällen eine sorgfältige Durcharbeitung der Fotografien wichtig (siehe Kap. 13).

Beim Sandspiel geht also der ganzheitliche, Psyche und Körper einbeziehende Wandlungsprozess durch schöpferisches Gestalten mit den Händen vorwiegend nonverbal voran und wird erst nach seiner Vollendung entsprechend den Erkenntnissen der Analytischen Psychologie verbal interpretiert. Deshalb würde ich nach meinem Verständnis die Methode des Sandspiels nicht grundsätzlich als nonverbal bezeichnen.[10] Aber es gibt, wie gesagt, im Verlauf einer solchen Therapie deutlich unterschiedene Phasen. Voran geht die vorwiegend gesprächsarme, nichtinterpretative, gestalterische Phase, während derer der Analytiker eine schützende, haltende, empathisch verstehende Haltung einnimmt. Er konzentriert sich vollständig auf den Prozess seines Analysanden und vermittelt diesem sein

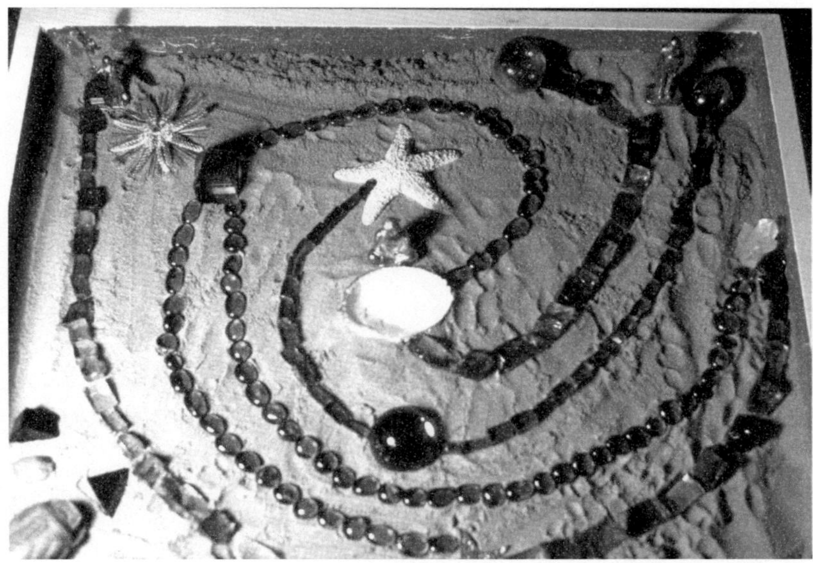

Abb. 2: Sandbild eines 45-jährigen Mannes, Begegnung mit dem Selbst als Gottesbild

Vertrauen in den Selbstheilungsprozess der Psyche durch das, was er, der Analytiker, ist, und nicht durch das, was er redet. Der Analytiker sieht den Sandspieler. Sehen heißt aber nicht nur »schnell sehen und auf dem Notizblock oder im Notebook notieren«. Im tieferen Sinn heißt »sehen« auch »bemerken, mit den Augen und mit Interesse verfolgen, spüren, wittern, erkennen«. Der Therapeut muss also den Klienten und sein Bild sehen mit den Augen, sich für ihn interessieren, wittern mit dem Instinkt, spüren mit dem Herz oder dem Gefühl und erkennen mit dem Verstand, also Sehen im ganz umfänglichen Sinne ist gefragt.

Diese stillen Perioden in einer Therapiestunde, wo wenig oder nichts gesprochen, aber viel »gesehen« wird, sind außerordentlich schön und wertvoll. Es ist keine Verlegenheitsstille, sondern ein bewusstes, sehendes Schweigen. Analytiker und Analysand wenden sich gemeinsam der inneren Welt des Analysanden zu und sind sich in diesem Moment sehr nahe.

In der nachfolgenden Phase der analytischen Bearbeitung der Sandbild-Fotografien nimmt der Analytiker eher die Haltung eines Diskussionspartners ein, der dem Analysanden hilft zu erkennen, zu ordnen, zu interpretieren – alles mit dem Ziel, die Botschaft der Bilder mit dem Erleben des

Analysanden in Verbindung zu bringen. In dieser Phase fordere ich meine Analysanden gerne auf, ihr Tage- oder Traumbuch mitzunehmen, damit die Sandbilder, Träume und das Tageserleben zueinander in Beziehung gebracht werden können (siehe Kap. 13).

Die beiden unterschiedlichen Phasen in einer Sandspieltherapie fordern nicht nur den Analysanden, sondern auch den Analytiker auf verschiedene Weisen heraus. Während der gestalterischen Phase werden bei mir mehr die instinkthaften, körperlichen Kräfte wirksam, die auf feiner sinnlicher Wahrnehmung beruhen, auch auf dem Körpergefühl und der Intuition und auf empathischer, emotionaler Verbindung zum Analysanden. Dies geschieht nicht unbewusst, sondern durch bewusste Hinwendung zu dieser mehr rezeptiven, den Menschen ganzheitlich erfassenden Haltung. Beim nachfolgenden analytischen Verarbeitungsprozess, der Rückschau, werden mehr die klar unterscheidenden, ordnenden Kräfte eingesetzt, der Verstand und auch das Gefühl als subjektive wertende Funktion.

Wohl am besten kann man die beiden unterschiedlichen Haltungen mit den verschiedenen Funktionen der beiden Hirnhemisphären verdeutlichen.[11] Die rechte Hemisphäre (die sich auf die linke Körperseite auswirkt) arbeitet mit ganzheitlichen, nonverbalen Vorstellungsbildern und spielt eine große Rolle bei der Verarbeitung emotionaler Informationen. Wichtig scheint mir auch die Erkenntnis, dass die Vorstellung vom Körper in der rechten Hemisphäre angesiedelt ist.[12]

Die linke Hemisphäre (die sich auf die rechte Körperhälfte auswirkt) ist sprachorientiert und mit dem logischen, zielgerichteten Denken verbunden. Sie arbeitet rational und analytisch.

So meine ich, dass bei den verschiedenen therapeutischen Haltungen einmal mehr die Funktion der rechten Hemisphäre zum Zuge kommt und einmal mehr die Funktion der linken. Keine der beiden ist besser oder schlechter, sie resultieren aus verschiedenen Einstellungen, bezogen auf verschiedene Erfordernisse im therapeutischen Prozess. Bei den Prozessen, in denen eine Transformation der Weltsicht angestrebt wird, werden beide Einstellungen mehr oder weniger gleichzeitig und ausgewogen gebraucht.

Wenn wir nun vom Analysanden her die beiden Zugänge zum therapeutischen Prozess und ihre Rückwirkung betrachten, sehen wir Folgendes: In der ersten, gestaltenden Phase wird er weggeführt vom kritischen, rationalen Bewusstsein. Das intellektuelle, nicht auf die körperlich-konkrete Realität bezogene Denken, zu welchem viele Menschen erzogen wurden und dem sie oft in negativem Sinne verfallen sind, wird beim Sandspiel gerade nicht angesprochen, sondern durch die Methode selbst vermieden. Belebt werden hingegen die bildhafte Imaginationskraft und die Sinne, vor allem der für die Menschen sehr wichtige Tastsinn. Die Imaginationskraft und die sinnliche Realitätsbeziehung verbinden sich unter Aktivierung von Emotionen und Gefühlen zur Gestalt des Sandbildes. Das feine Zusammenspiel von Imagination, Körper, Materie und Emotionalität werde ich in Kapitel 5 über die Imagination näher ausführen.

In der zweiten Phase, der nachfolgenden analytischen Rückschau der Sandbilder, wird beim Analysanden die Beobachtungsgabe aktiviert, er muss die einzelnen Figuren in ihrer Position und gegenseitiger Bezogenheit festhalten, diese Informationen aber dann gefühlsmäßig und denkerisch auswerten und verarbeiten. Diese Art von Denken ist nun nicht realitätsfremd oder fremdbestimmt durch Meinungen anderer, sondern bezogen auf das, was im Bild wirklich vorhanden ist und was der Analysand dabei wirklich erlebt hat.

Die Erfahrung zeigt, dass ein Sandspielprozess den Analysanden auf allen Ebenen seines Denkens und Fühlens fordert, ihn mit seinen bewussten und unbewussten Seiten konfrontiert und ihm zugleich – in forderndem oder zurückbindendem Sinne – seine Möglichkeiten und Fähigkeiten zur Entwicklung weist. Sicher ist, dass der Analysand bei dieser Methode als Ganzer, psychisch und physisch, in das Geschehen eintreten muss, d.h. mit voller Hingabe an das, was er tut und was mit ihm geschieht. Er spielt ja ein sehr ernstes und bedeutungsvolles Spiel, er gestaltet auf konzentriertem Raum seine Welt. Die Bezeichnung »Weltspiel« für diese Therapiemethode wäre auch sehr zutreffend, doch drückt »Sandspiel« als das »Spiel mit dem Sand« insofern die Verbindung zur Psyche sehr schön aus, als der Sand in trockenem Zustand die fließenden, rieselnden Eigenschaften des Wassers hat und in feuchtem Zustand fest und formbar ist wie Erde. Fließende Energie in der Bewegung und ruhende Energie in der gefundenen Form prägen aber auch das seelische Leben in mehr oder weniger harmonisch schwingendem Wechsel. Es gibt Zeiten, in denen wir unruhig suchend sind, wo die Steine unseres Persönlichkeitsgebäudes nicht mehr wohlgefügt aufeinanderstehen, wo unsere Wertvorstellungen wanken, sich wandeln. Dann sind wir innerlich oder äußerlich unbehaust, alles ist in Bewegung, wir sind wirklich auf der Wanderschaft. Nach diesen Phasen der Unruhe beginnen sich die Dinge aber wieder zu ordnen, unser Seelenhaus wird neu aufgebaut, vielleicht mit neuen Steinen, vielleicht aber auch mit den alten, die neu aufeinandergefügt werden. Wir finden eine neue Lebensform, die uns für eine gewisse Zeit das Gefühl von Ruhe und Ausgeglichenheit gibt – bis in der Tiefe der Seele vom Archetyp des Selbst her wieder eine Veränderung konstelliert und ein neuer Wandlungsprozess eingeleitet wird. Dieses Fließen in suchender Bewegung und Formfinden und wieder Fließen und wieder Formfinden der psychischen Energie lässt sich wohl mit keinem anderen Material als mit Sand so treffend darstellen. Sand und Psyche haben etwas Gemeinsames.

Ich habe bereits darauf hingewiesen, dass der am Sandkasten gestaltende Mensch in sein Tun ganzheitlich einbezogen wird, und wir dieses direkte Zusammenspiel zwischen Körper und Psyche in der klassischen Traumanalyse in dieser Art nicht kennen. Wohl ist es auch dort ausschlaggebend für den Erfolg, dass die Erkenntnisse aus der Analyse in der Realität des Alltagslebens umgesetzt werden können. Außer der Bearbeitung der auftretenden Übertragungs- und Gegenübertragungsphänomene, die natürlich unmittelbar in der Analysestunde auftreten können, hat der Analytiker aber relativ wenig direkten Einblick in die äußere Realität des Analysanden. Er ist auf dessen Schilderungen seines Alltagslebens angewiesen wie auch auf dessen Ehrlichkeit und »Erinnerungsfähigkeit« beim Erzählen der Träume und des dazugehörigen Kontexts. Es kommt aber immer wieder vor, dass aus moralischen Gründen wichtige Träume vergessen oder beim Erzählen zensiert werden. Abgesehen davon ist es ohnehin beinahe eine Kunst, einen Traum so zu erzählen, dass sich der Analytiker wirklich einfühlen kann und nicht auf seinem inneren Bildschirm das Skelett des Traumes mit seinen eigenen Fantasien füllen muss. Das Nacherzählen eines Traumes birgt eben oft die Gefahr, dass Farbigkeit und Gefühlsstimmung des Traumerlebens nicht genügend einbezogen werden, sondern zu schnell auf die Auswertung der Traumbotschaft gedrängt wird.

Beim Sandspiel liegen diese Dinge etwas anders. Die Gefahr der moralischen Wertung ist klein, weil die Analysanden im Allgemeinen nicht wissen, wie ein »gutes« oder ein »schlechtes« Sandbild aussehen soll. Bei dieser Methode kann man sich kaum verstecken, weder hinter seinen Worten noch indem man »den Kopf in den Sand steckt«! Das kann für den Analysanden am Anfang einer Therapie recht schwierig sein, denn der Analytiker hat durch seine konzentrierte Präsenz während der ganzen Stunde die Möglichkeit, jedes Detail im Sandkasten und jede Regung des Analysanden zu beobachten. Dies soll ja auch sein, setzt aber voraus, dass der Analytiker objektiv und präzise hinhören, hinfühlen und hinsehen kann. Nur so bekommt er genaue Informationen über den Zustand seines

Analysanden. Es bedeutet aber auch, dass dieses »Hinsehen«, »Hinfühlen« und »Hinhören« auf eine sehr diskrete Art geschehen muss, damit der mit Sand Gestaltende nicht erschreckt und verunsichert wird. Er soll sich frei fühlen und spontan handeln können. Er gestaltet mehr oder weniger unbewusst und weiß oft nicht, welche Figuren er wo verwendet hat. Der Analytiker hat es aber dank seiner genauen Beobachtung wahrgenommen, was bereits eine Wirkung auf die Befindlichkeit des Analysanden ausüben kann. Es ist erstaunlich, wie viele Botschaften ohne ein Wort zu sagen zwischen Analysand und Analytiker hin- und hergehen!

Meines Erachtens ist das gemeinsame, genaue Betrachten des fertigen Bildes durch Analytiker und Analysand sehr wichtig. So gibt sich der Analysand Rechenschaft über das, was er getan hat, und lernt, die einzelnen Elemente in ihrer gegenseitigen Bezogenheit zu sehen. Er versucht sich in seinem eigenen Weltbild zu orientieren – nicht durch Interpretation, sondern vorerst durch genaues Hinsehen.

Den feinen Gebrauch der Sinne, vor allem eben das genaue Beobachten der Realität, betrachte ich als unerlässliche Voraussetzung für eine sichere Verankerung eines Menschen in dieser Welt, denn die äußere, konkrete Welt hat eine enorme Rückwirkung auf die innere, seelische Welt. Wir sind gewohnt zu denken, dass die innere, seelisch-geistige Welt sich ausdrückt, man kann sagen, inkarniert in der Außenwelt, aber das Umgekehrte gilt genauso. Die vom Menschen geschaffene Umwelt und die Natur wirken zurück auf die Seele. Es ist ein dauernder Austausch zwischen Innen und Außen, zwischen Psyche und Umwelt.[13]

Beispielsweise gibt uns die aufmerksame Beobachtung der Pflanzenwelt, ihres Wesens und Wachstums, die Erkenntnis einer Ordnung und Gesetzlichkeit, die Sicherheit und Orientierung bringt. Das instinkthafte, tiefe Wissen um die im Laufe der Jahreszeiten dauernd sich verändernde Pflanzenwelt, um das Sterben und wieder Ergrünen der Natur, bringt einem Menschen auch Sicherheit in Bezug auf sein eigenes vegetatives Leben. Er wird sich z. B. bewusst werden darüber, dass das Wachstum von etwas Werdendem Zeit, Ruhe und Schutz braucht. Ob es sich bei diesem Werdenden um eine schöpferische Arbeit handelt oder um eine Erneuerung der Weltsicht, vielleicht um eine Analyse oder ganz konkret um eine Schwangerschaft – für die, die mit dem Wesen des Wachstums vertraut sind, wird es keine Ungeduld und kein Drängen geben. Sie werden sich dem Werdenden geduldig und aufmerksam zuwenden. Aber steht es nicht gerade mit diesem Wissen und Beachten der Naturgesetze in unserer heutigen

Gesellschaft so schlecht? Wie viele Frauen erwarten ein Kind und können oder wollen ihm seelisch und körperlich den friedvollen, gesunden Raum nicht geben, den es für seine Entwicklung braucht? Und wie viele Menschen, auch geachtete Fachleute, glauben, man könne eine seelische Krankheit oder Neuorientierung in kurzer Zeit in den Griff bekommen und eine Lösung der Probleme »machen«?

Mir scheint, dass Unkenntnis und Desinteresse an den Vorgängen in der Natur sich sehr negativ auf das Urvertrauen eines Menschen in sein Leben in dieser Welt auswirken. Die Missachtung oder gar Verachtung gegenüber den scheinbar selbstverständlichen, unspektakulären Naturprozessen dehnt sich auf schädliche Weise auch auf den menschlichen Körper aus. Der Körper wird dann zur mindergeachteten Schwester des bevorzugten Geistes. Dabei meine ich natürlich nicht den Körper als Ausstellungsstück für Fitness und Schönheit, sondern den Körper als Teil unserer Ganzheit, der mit der konkreten Dingwelt verbunden und ihren Gesetzen von Werden und Vergehen unterworfen ist.

Man kann sagen, der Körper werde mindergeachtet, man kann aber auch sagen, der Geist löse sich auf unheilvolle Weise von den irdischen, menschlichen Bedingtheiten ab. Man kann diese abgelösten Fantasien oder Geistesflüge in verschiedenen Formen beobachten, z. B. im Drogen- oder Alkoholrausch, beim Theoretisieren ohne Hand und Fuß, im Versinken in ausgedehnte Tagträume oder auch in gewissen psychologischen Praktiken, die auf eine Inflation (Aufblähung) der Persönlichkeit abzielen. Aus diesem Grund darf weder der Körper als materieller Teil unserer Persönlichkeitsganzheit noch die konkrete Umwelt in einer therapeutischen Behandlung vernachlässigt werden, sonst besteht die Gefahr einer Spaltung zwischen der abstrakten, geistigen und der materiellen Welt. Denn zwischen der geistigen und der materiellen Welt besteht wie gesagt eine dauernde Wechselwirkung. Das Vernachlässigen der einen bewirkt einen Mangel in der anderen, und das sorgfältige Hinwenden zur einen bewirkt eine Bereicherung in der anderen.

Um die außerordentliche Bedeutung der Natur für die Seele des Menschen noch einmal zu unterstreichen, möchte ich Laurens van der Post, den großen Schriftsteller und Kenner der äußeren und inneren Natur, zitieren:

> »Eine Untersuchung der Geschichte Europas, der Zivilisation, der die meisten unserer Werte entstammen, zeigt, daß mit der Zeit eine katastrophale Spaltung in der menschlichen Kultur entstanden ist. Je rationaler

wir wurden, desto mehr haben wir den Kontakt mit jenem UrVertrauen, ›gewußt zu werden‹, und dem Gefühl der Zugehörigkeit verloren. Diese Spaltung hat den Verlust von Sinnhaftigkeit in unserem Herzen und in unserem Geiste heraufbeschworen.«

Und weiter schreibt er:

»Der vielleicht einzige wirklich große Mann, den ich jemals gekannt habe, Carl Gustav Jung, erzählte mir, wie er als Kind zu seinem großen Kummer entdeckte, daß es zwei Bewußtseinszustände in der Welt gibt: einen, den er das natürliche oder Land-Bewußtsein nannte, und ein Stadt-Bewußtsein. Dieses erschien ihm, wie mir heute, von Tag zu Tag unwirklicher, erschreckender und alptraumhafter, und seine Sehnsucht nach einer Rückkehr zum natürlichen oder Land-Bewußtsein wurde immer größer und drängender. Je mehr ich mit dem erschreckenden Leben der Städte vertraut wurde, desto stärker wurde meine Überzeugung, daß das, was ich da als Realität kennenlernte, gar keine Realität war, sondern eine Verzerrung und Entartung des menschlichen Geistes, die sich selbst als die Wirklichkeit ausgab. Ich sehnte mich nach jener Wirklichkeit, die mir, wie es schien, fehlte oder verloren gegangen war. Ich wollte die Vision der Welt als Land zwischen Flüssen und Wäldern verwirklicht sehen, mit Menschen und Tieren, kleinen, von der Sonne beschienenen Dörfern, mit einem darüber hinziehenden Wolkenkranz, mit klaren, dunklen Nächten – eine Welt, in der herrlich ungewisse und unvorhersagbare Dinge geschehen können. Und die uns umgebende Welt der Natur wäre dann die offene Landschaft, nicht einfach ein Ort auf der Landkarte, sondern Gottes Welt, von ihm geordnet und mit geheimer Bedeutung erfüllt.«[14]

So schreibt Laurens van der Post über die Auswirkungen, die die Vernachlässigung der äußeren und inneren Natur auf die Seele der Menschen hat. Auch in den Gedanken Jungs, die van der Post zitiert, kommt die Sehnsucht nach dem natürlichen Bewusstsein zum Ausdruck und die Bedeutung, die Jung der von Gott geordneten und mit Sinn erfüllten freien Natur gibt.

Die Einführung ins Sandspiel wäre aus meiner Sicht nicht vollständig ohne die Erwähnung der auffallenden Parallelen zwischen dem Sandspiel und der Alchemie. Seit ich die beiden Bereiche zueinander in Beziehung setzen kann, beschäftigt mich die in beiden Methoden wichtige Verbindung der materiellen, konkreten Durchführung mit der theoretischen, psychologischen Bearbeitung des Prozesses. In der Alchemie nannte man die konkrete Durchführung die »operatio« und die theoretische Bearbeitung »theoria«. Beides verband sich zum »opus«, dem *alchemistischen Werk*. In der Alchemie spielt ebenso wie im Sandspiel die Imagination eine große Rolle, die aus dem Zusammenspiel der materiellen, körperlichen mit der psychischen Komponente hervorgeht.

In seinen Erinnerungen[15] bemerkt Jung zu seiner Arbeit an den alchemistischen Texten, wie er sehr bald eine merkwürdige Übereinstimmung sah zwischen der Analytischen Psychologie und der Alchemie. Er machte die Entdeckung, dass die Erfahrungen der Alchemisten mit seinen eigenen Erfahrungen übereinstimmten und dass die Welt der Alchemisten in einem gewissen Sinne seine eigene Welt war. Damit hatte er das historische Gegenstück zu seiner Psychologie des Unbewussten gefunden, womit diese einen geschichtlichen Boden erhielt. Die Möglichkeit des Vergleichs mit der Alchemie sowie die Kontinuität bis zurück zu den religiösen Strömungen des Gnostizismus um die Geburt Christi gaben ihr die Substanz. Durch die Beschäftigung mit den alten Texten fand für Jung alles seinen Ort: die Bilderwelt der Imaginationen, das Erfahrungsmaterial, das er aus seiner Praxis gesammelt, und die Schlüsse, die er daraus gezogen hatte, begannen sich damals sinnreich zu ordnen.

An einer anderen wichtigen Stelle[16] schreibt Jung, dass die Alchemie der Psychologie des Unbewussten ganz wesentlich vorgearbeitet hat, einerseits, indem sie unabsichtlich durch die Anhäufung ihrer Symbolik ein für moderne Symboldeutung außerordentlich wertvolles Anschauungsmaterial hinterlassen hat, andererseits, weil sie durch ihre absichtlichen synthetischen Bemühungen symbolische Prozeduren angedeutet hat, die wir in den Träumen unserer Analysanden wiederfinden. Jung schreibt weiter, dass der gesamte alchemistische Gegensatzprozess ebenso gut den Individuationsweg eines einzelnen Individuums darstellen kann, allerdings mit dem Unterschied, dass kein Einzelner jemals die Fülle und den Umfang der alchemistischen Symbolik erreicht. Der Vorteil letzterer besteht eben darin, dass die Jahrhunderte sie aufgebaut haben, während der individuelle Fall in seiner kurzen Lebensdauer nur über beschränkte Erfahrung und Darstellungsfähigkeit verfügt.

So wie die alchemistische Symbolik außerordentlich wertvoll ist für die Amplifikation des Traummaterials, ist sie auch hilfreich bei der Deutung der Sandbilder. Ebenso können wir die Parallelen zwischen den einzelnen

Stufen im alchemistischen Prozess und den psychischen Wandlungsprozessen, insbesondere der Individuation, auch für die Arbeit im Sand sehen. Psychische Prozesse verlaufen immer wieder nach ähnlichen, allgemeingültigen Mustern; deshalb finden wir in der Grundstruktur gleiche Prozessverlaufe und Symbole in der Traumanalyse und im Sandspiel sowie in der Alchemie, nur drücken sie sich mit verschiedenen Mitteln und Formen aus.

Es scheint mir nötig, noch einmal auf das alchemistische Werk zurückzukommen, weil hier die wichtigste Verbindung zum Sandspiel zu finden ist. Jung schreibt in *Psychologie und Alchemie* zum alchemistischen Werk:

> »Die Grundlage der Alchemie ist das Werk (opus). Dieses besteht aus einem praktischen Teil, der eigentlichen ›operatio‹, die wir uns als ein Experimentieren mit chemischen Körpern zu denken haben [...] Die tiefe Finsternis, welche die chemische Prozedur deckt, rührt davon her, dass der Alchemist sich zwar einerseits für den chemischen Teil seiner Arbeit interessiert, andererseits diesen aber benützt, um eine Nomenklatur für die ihn eigentlich faszinierenden seelischen Veränderungen aufzufinden [...] Die Methode der Alchemie in psychologischer Hinsicht ist die der grenzenlosen Amplifikation. Die ›amplificatio‹ ist stets da am Platze, wo es sich um ein dunkles Erlebnis handelt, dessen spärliche Andeutungen durch psychologischen Kontext vermehrt und erweitert werden müssen, um verständlich zu werden. Daher verwenden wir in der komplexen (analytischen) Psychologie ebenfalls die ›amplificatio‹ in der Traumdeutung; denn der Traum ist für das Verständnis eine zu spärliche Andeutung, welche deshalb durch assoziatives und analoges Material angereichert und bis zur Verständlichkeit verstärkt werden muss. Diese ›amplificatio‹ bildet den zweiten Teil des ›opus‹ und wird vom Alchemisten als ›theoria‹ verstanden.«[17]

Die Abbildung 3 verdeutlicht in anschaulicher Weise die beiden zusammenwirkenden Seiten beim alchemistischen Werk. Rechts ist ein praktisch handelnder Mann im Laboratorium zu sehen, er stellt die »operatio«, die praktische Durchführung dar. Links stehen drei Männer, ein Abt, ein Mönch und ein Weltlicher diskutierend zusammen, sie stellen die »theoria«, die theoretische Seite des Werkes dar. In der Mitte steht auf dem Ofen der Dreifuß mit dem alchemistischen Gefäß, dem eigentlichen Zentrum des Geschehens, in dem sich die langsame Wandlung der Substanz vollzieht.

Text und Abbildung scheinen mir die Beziehung zwischen Alchemie und Sandspiel klar zum Ausdruck zu bringen. Auch beim Sandspiel fügen sich die »operatio«, die praktische Arbeit am Sandkasten, und die »theoria«, die theoretische Bearbeitung des Geschehens, zusammen. Man hat sich den Sandkasten im übertragenen Sinn vorzustellen als das alchemistische Gefäß, in dem sich die Wandlung der psychischen Substanz vollzieht. Es ist der geschützte Ort, eine Art Uterus, Mutterbauch, in dem eine ganzheitliche Erneuerung und Wiedergeburt möglich wird. Diese Erneuerung gestaltet sich über die heilende und transformierende Kraft der Imagination.

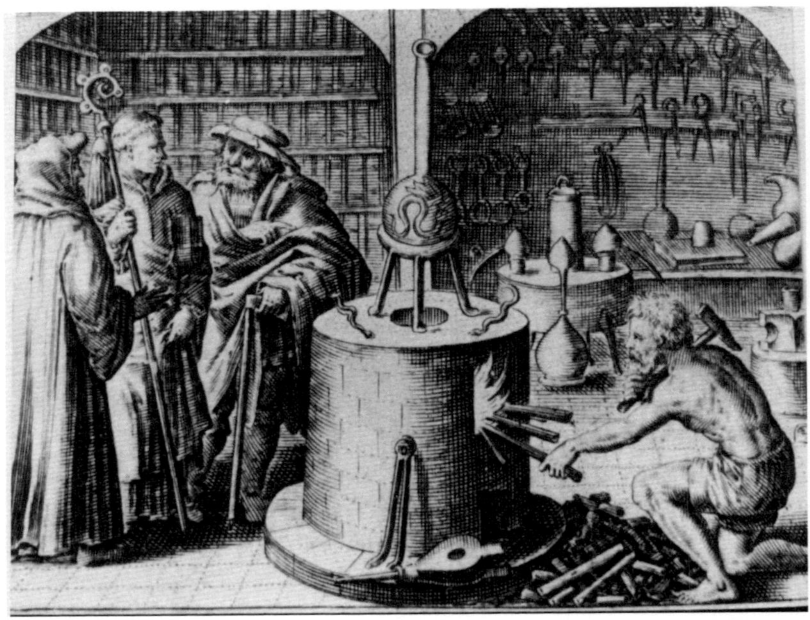

Abb. 3: Historische Darstellung des alchemistischen Werkes. Rechts der praktisch handelnde Mensch (»operatio«), links diskutieren Abt, Mönch und Weltlicher (»theoria«), in der Mitte das alchemistische Gefäß. Maier, M. (1618). Tripus aureus[18]

3 Gedanken zu Sand – Spiel – Raum

Im Zentrum des Sandspieltherapieraumes steht ein Sandkasten, der auf Tischhöhe eine Fläche von ca. 56 x 72 cm umfasst, was dem Blickfeld des vor dem Kasten stehenden Menschen entspricht. Der Kasten ist etwa 8 cm tief und mit feinem Sand gefüllt. Dies erlaubt ein Arbeiten in die Tiefe und in die Höhe. Der Boden des Kastens ist blau gestrichen, um, wenn es gewünscht wird, die Vorstellung von Wasser zu erwecken. Den Sand kann man natürlich auch mit richtigem Wasser vermischen, um ihn formbarer zu machen oder zum Beispiel eine Sumpflandschaft herzustellen. Weil der Sand nicht von einer Stunde zur anderen trocknet, ist es gut, wenn man zwei Sandkästen hat, damit immer auch trockener Sand bereitsteht. Viele Sandspieltherapeuten halten immer einen trockenen und einen schon befeuchteten Sand bereit. Ich überlasse das Vergnügen, den Sand teilweise oder ganz mit Wasser zu begießen und nachher durchzumischen, meinen Analysanden. Das Kneten und Formen im Sand macht Freude, und »Freude« ist immer hilfreich und heilend in einer psychotherapeutischen Praxis!

Daneben hat der Analysand eine große Anzahl kleiner Figuren zur Verfügung: Menschen aus verschiedenen Zeiten und in verschiedenen Funktionen, Tiere, Bäume, Pflanzen, Häuser und dazu gehörende Geräte, sakrale Bauten und religiöse Symbole, Brücken, Autos, aber auch Steine, Holz, Glaskugeln und farbige Glassteinchen, Muscheln und Rohmaterialien aller Art zur eigenen Herstellung all dessen, was nicht vorhanden ist (siehe Abb. 5). Man wird nie alle gewünschten Figuren vorfinden, aber gerade das reizt den Analysanden zur Eigengestaltung. Wichtig ist nicht so sehr die Anzahl der Figuren, sondern ihr Symbolgehalt. Man wird also dafür sorgen, dass nicht nur helle, freundliche, schöne Gegenstände vorhanden sind, sondern auch widerliche, dunkle, böse und furchterregende. Wichtig sind auch Symbolfiguren aus fremden Kulturen zur Darstellung des ganz »Anderen«, Fremden in der Psyche.

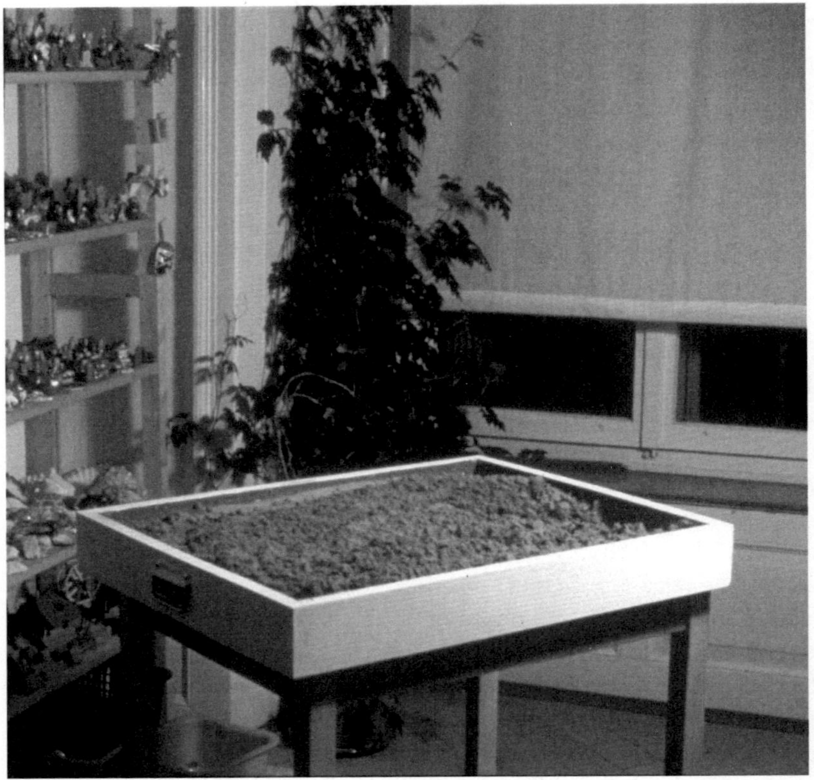

Abb. 4: Sandkasten im Raum

Hier erlaube ich mir eine persönliche Bemerkung: In allzu vielen kommerziell angefertigten, realistischen Miniaturen sehe ich keinen Segen, im Gegenteil, sie verwirren und locken die Sandspieler weg vom ungeformten Material Sand, oder besser gesagt, sie ziehen sie auf eine bewusste Figuren-Ebene, weg von der Möglichkeit, dem ungeformten Material Sand eine Form zu geben, weg vom eigentlich ur-schöpferischen Vorgang der Gestaltgebung. Diese Verschiebung vom eigentlichen Sandspiel mit ungeformtem Material, das vom Kind oder Erwachsenen zuerst gestaltet werden musste, so, wie es noch höchst kreativ von Margareth Lowenfeldt gebraucht wurde, hin zu einer Art Miniaturen-Konsumismus-Sandspiel ist kein Gewinn für die Methode.

Mit der Verschiebung der Hauptaufmerksamkeit auf die Miniaturen

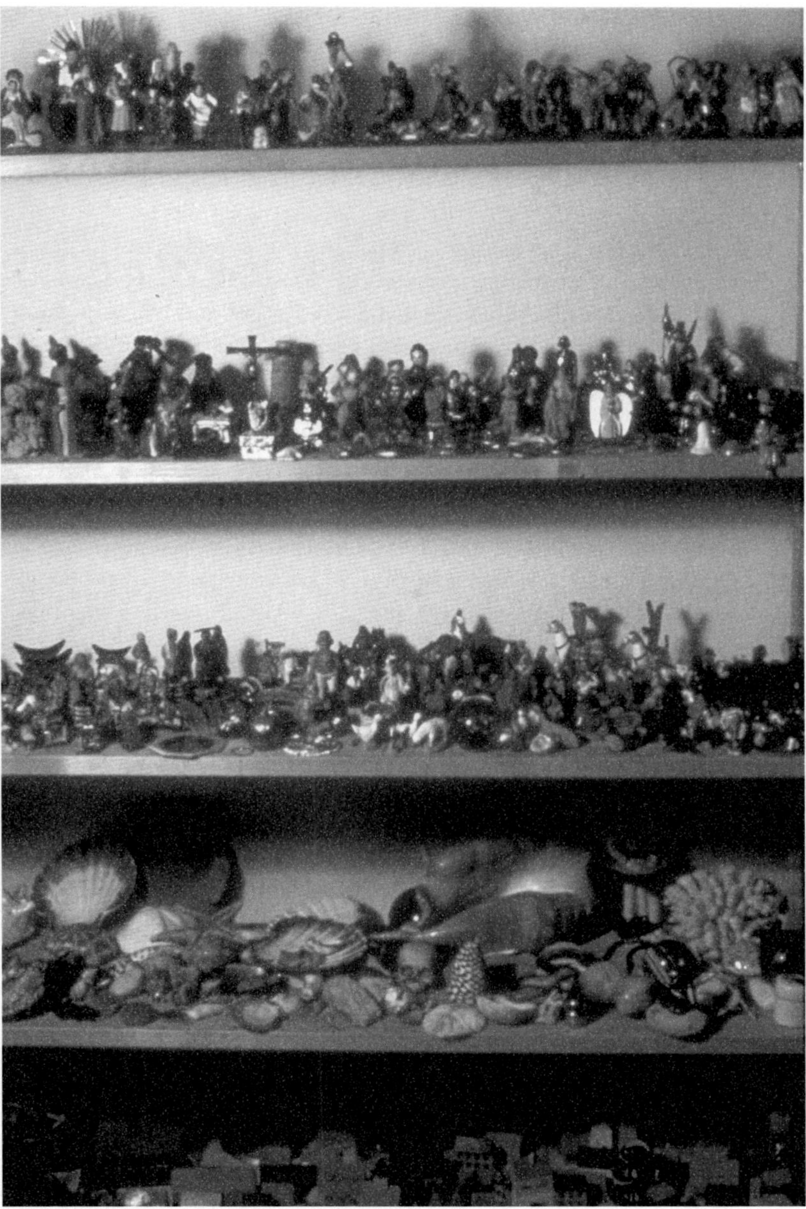

Abb. 5: Figuren und Muscheln

wird ein sehr wirksamer Aspekt des Sandspiels vernachlässigt, nämlich die enge Verbindung zwischen dem Sand, besonders dem feuchten Sand, zum menschlichen Körper. Aber gerade in den reinen Sandstrukturen zeigen sich Elemente des Körpers, auch kranke Elemente. Der Körper ist meines Erachtens die unbewussteste Seite in uns, drückt sich aber für den, der es sehen kann, deutlich aus in dem erdigen, körperlichen Material Sand.

Beide Punkte, die Überbetonung und Überschwemmung des Klienten mit bewusstseinsnahen Miniaturen und die Vernachlässigung der meist sehr unbewussten Verbindung zwischen Sand-Körper und menschlichem Körper hängen natürlich zusammen und gehen in die Richtung: weg von der tiefenpsychologischen Basis des Sandspiels zu einer mehr verhaltenstherapeutischen Methode. Natürlich gilt diese meine Sicht für die Arbeit mit Erwachsenen, nicht für die Kindertherapie. Kinder lieben und brauchen die Miniaturen, durch diese wird ihre Fantasie angeregt, bekommt ihre Welt Leben.

Der Analysand gestaltet nun im Sand genau das, was sich in ihm in dieser Stunde spontan konstelliert. Er ist vollkommen frei zu tun oder zu lassen was er mag; der Analytiker gibt ihm keine Anweisungen. Er kann Figuren verwenden, wenn es ihm nötig erscheint, doch arbeiten Erwachsene oft nur plastisch mit dem Sand. Der Sand ist das Material, das das Unbekannte, das Unbewusste darstellt. Wenn also jemand nur mit Sand arbeitet, bedeutet das meistens, dass er tief zurück ins Unbewusste, in die ganz frühe Kindheit oder in die Körpersphäre geht.

Gehen wir noch einmal zurück zur Form und zum Raum des Sandkastens: Manche Therapeuten kritisieren die rechteckige Form des Kastens. Sie meinen, er sollte quadratisch oder rund sein, weil diese Formen die psychische Konzentration und Zentrierung fördern würden. Dies wäre aber meines Erachtens ganz falsch. Man denke nur an die ganz verschiedenen Wirkungen, die von einem quadratischen, einem runden oder einem rechteckigen Raum ausgehen. Durch die Ungleichheit seiner Abmessungen löst der rechteckige Raum Spannung, Unruhe, Lust an der Bewegung, am Vorwärtsschreiten aus. Der quadratische oder runde Raum jedoch bewirkt Gleichgewicht, Ruhe, Konzentration auf die Mitte. Nun könnte man aber den analytischen Prozess vergleichen mit einer dauernden Suche nach dem Zentrum in einem unzentrierten Raum. Bald steht der Mensch zu weit rechts, bald zu weit links, oder er pendelt zwischen zu hoch oder zu tief (was sich im rechteckigen Sandkasten daran zeigt, dass der Analysand deutlich in die Höhe oder Breite arbeitet), bis er zuletzt sein Zentrum findet, *seinen persönlichen* Kreis im Rechteck des Sandkastens.

Nun noch einige Gedanken zum Sandkasten als Raum des Geschehens: Wir alle wissen, dass Lebensäußerungen Räume brauchen, um sich zu entfalten, oder dass leere Räume auch Leben entstehen lassen. Sie verführen den Menschen dazu, den leeren Raum mit Leben zu füllen.[19]

Nehmen wir einfache Beispiele. Wir legen ein leeres Blatt Papier vor ein Kind hin und geben ihm Farbstifte – normalerweise wird es ohne zu zögern anfangen zu zeichnen. Oder geben wir dem Kind einen Sandkasten und Figuren – es wird schnell beginnen, im Sand zu spielen. Es gestaltet Berge und Täler, Seen und Wälder, baut Straßen und Häuser, stellt Menschen und Tiere hinein, bis der leere Raum gefüllt ist mit Leben. Immer vorausgesetzt, das Kind darf einfach spielen und wird nicht gezwungen, durch die Darstellung eine Leistung zu vollbringen. Dann wird sich der unberührte Sandkasten bald mit den lebendigen Bildern der inneren Welt des Kindes füllen.

Diese Bilder sind da, sie wollen hinausfließen, sie brauchen nur einen Raum dazu. Darum werden auch Kinder mit psychischen Schwierigkeiten beinahe magisch angezogen vom Sandkasten im Therapiezimmer.

Es versteht sich von selbst, dass nicht nur Kinder, sondern auch Erwachsene leere Räume jeder Art brauchen, um ihre Fantasie fließen zu lassen und ihre inneren Bilder zu gestalten. Die Enge und Überfülltheit unserer Lebensräume, die keine Veränderung und Neugestaltung mehr zulassen, sind Feinde der Fantasie und des Lebensprozesses. Das gilt nicht nur für die Außenwelt, sondern im übertragenen Sinne auch für die seelischen Lebensräume. Die Köpfe sind überfüllt mit Wissen und Informationen aller Art, die Ohren mit Straßenlärm, Radiolärm und innerem Lärm, die Herzen mit aufgestauten Emotionen und Gefühlen.

Aus diesem Grunde ist es gut verständlich, dass auch Erwachsene sich spontan angezogen fühlen vom unberührten Sandkasten, wo noch alles möglich ist, ganz besonders wenn sie frei und ohne Leistungszwang an die Gestaltung des Bildes herangehen können. Wir dürfen aber nicht vergessen, dass Menschen, die in einer psychotherapeutischen Praxis Hilfe suchen, im Allgemeinen eben nicht von Anfang an unbeschwert gestalten können. Oft haben sie Angst vor dem unberührten Sandkasten oder einem leeren Blatt Papier, weil ihnen aus der Leere ihre eigenen Schattenfiguren, dämonischen Gestalten oder Schreckensbilder entgegenkommen könnten (siehe Abb. 6). Bei narzisstisch gestörten Menschen etwa drohen Größenfantasien ins Unendliche zu wachsen und den Rahmen dessen zu sprengen, was für sie sinnvoll und realisierbar ist. Aus diesem Grunde ist der Sandkasten begrenzt auf eine bestimmte Fläche, die ihm eine menschlich überschaubare Größe gibt und das Ausufern der Fantasien verhindert.

Doch in jedem Fall kann man feststellen, dass der Sandkasten auf Kinder und Erwachsene sehr große Anziehungskraft ausübt, weil diese das tiefe menschliche Bedürfnis haben, ihre Welt zu gestalten und darzustellen. Sie spüren auch, dass dieses Tun schöpferisch ist, ihnen wohltut und heilend wirkt. Aber die meisten haben, zumindest am Anfang, Angst davor.

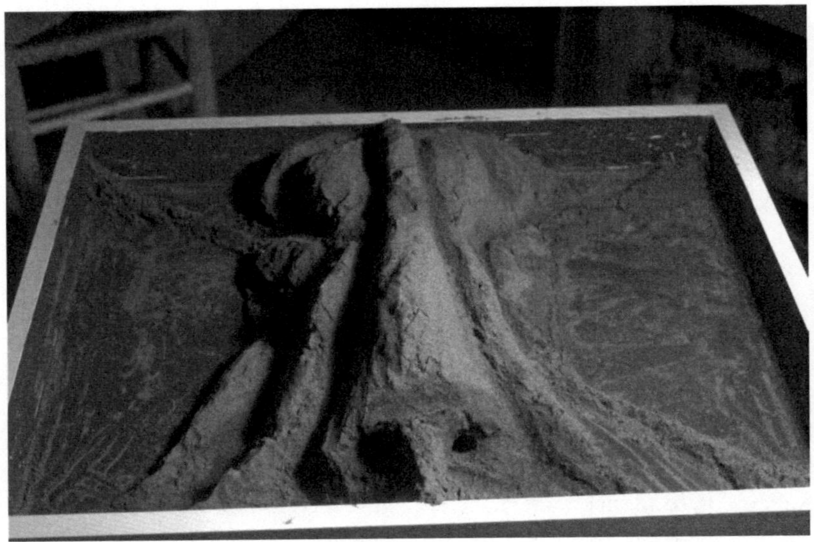

Abb. 6: Aus dem Sand kommt ein Schreckensbild entgegen

Der Sandkasten als Gefäß, in dem die seelische Wandlung stattfindet, kann, wie ich früher schon sagte, gleichgesetzt werden mit dem hermetischen Gefäß der Alchemisten, dem »vas hermeticum«. Das Gefäß, der Krater, ist ein weibliches Prinzip und bedeutet ursprünglich ein mit Geist gefülltes Gefäß, das vom Schöpfergott zur Erde gesandt wurde, damit diejenigen, die nach höherer Bewusstheit strebten, sich darin taufen lassen konnten. Es war eine Art Uterus der geistigen Erneuerung und Wiedergeburt. Dieses Eintauchen aber, in ein zunächst Fremdes, erschreckt den Menschen und erweckt Angst in ihm.

Diese Angst überwinden und sich mit Vertrauen in den therapeutischen

Prozess hineinbegeben kann der Analysand aber nur in dem, was Dora Kalff den »freien und geschützten Raum« nennt. Sie schreibt dazu, bezogen auf das Kind in der Therapie:

> »Dieser freie Raum in der therapeutischen Situation ergibt sich dann, wenn der Therapeut das Kind völlig annehmen kann, so daß er innerlich ebenso intensiv an allem, was da vor sich geht, beteiligt ist wie das Kind selbst. Wenn dieses spürt, daß es in all seiner Not, aber auch in seinem Glück nicht allein ist, fühlt es sich in seinen Äußerungen frei und doch geschützt. Ein solches Vertrauensverhältnis ist darum so wichtig, weil es unter Umständen die Situation der ersten Phase, diejenige der Mutter-Kind-Einheit wieder herstellen kann. Damit wird eine psychische Situation des In-sich-Ruhens geschaffen, die gleichzeitig alle Kräfte zur Persönlichkeitsentwicklung, sowohl intellektuelle als auch geistige, im Keim enthält. Es ist Aufgabe des Therapeuten, diese Kräfte zu erkennen und sie, wie der Hüter eines kostbaren Gutes, in ihrer Entwicklung zu beschützen. Als ›Hüter‹ bedeutet er für das Kind den Raum, die Freiheit und zugleich die Grenzen.«[20]

Diese treffende Umschreibung des »freien und geschützten Raumes« trifft im Kern auch auf die therapeutische Haltung, die der Analytiker gegenüber seinem erwachsenen Analysanden einnimmt, zu. Und zu diesem »freien und geschützten Raum« passt auch, dass die Form des Sandkastens, die Fläche des Blickfeldes umfassend, ein gutes menschliches Maß hat, das den Analysanden beschränkt, aber auch beruhigt, schützt und konzentriert.

Der beschränkte Raum des Sandkastens macht es auch dem Analytiker möglich, die vielfältigen, verwirrenden, sich oft widersprechenden Elemente im Sandbild auf einen Blick zu erkennen und zu ordnen. Die Konzentration auf dieses Blickfeld schätze ich persönlich sehr. Bei gleichzeitigem Zuhören, was der Analysand mir zum Sandbild oder zum Tageserleben erzählt, Erspüren der körperlichen Befindlichkeit des Analysanden oder Nachdenken über den Sinn des Geschehens im Sand kann ich meine Energie fokussieren auf das, was im Sandkasten vor sich geht, denn dort liegt ja der Brennpunkt des therapeutischen Prozesses und der Beziehung zwischen Analysand und Analytiker.

Warum nehmen wir als Material eigentlich Sand und nicht etwa Tonerde? Eine Analysandin sagte dazu etwas sehr Schönes: »Steine sind uralte Materie. Sand ist durch Zeit gemahlene Materie, ist gleichbedeutend mit Ewigkeit. Sand ist überwundene Materie – beinahe flüssig geworden – vergeistigt.«

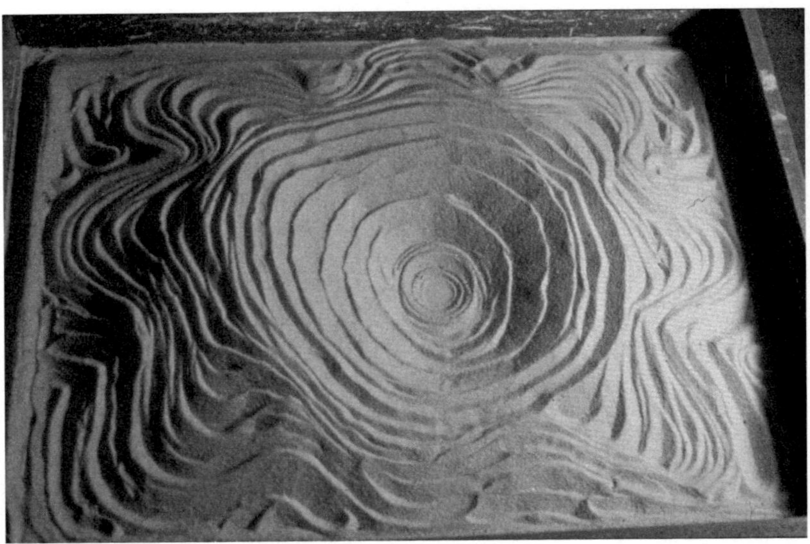

Abb. 7: Sandbild eines 35-jährigen Mannes, der sehr meditativ arbeitete

In der Tat ist Sand in trockenem Zustand rieselfähig, beinahe flüssig, er ist leicht und hat bei der Berührung mit den Händen etwas Weiches, Zärtliches an sich. Wenn man die Hände durch den trockenen Sand bewegt, bleiben wie im Wasser sichtbar Fließformen zurück. Der trockene Sand lässt sich auch blasen, dann ergeben sich zarte Formierungen, die wir gewöhnlich nur im Zusammenspiel von Sand und Wind sehen. Bilder der Wüste werden evoziert (siehe Abb. 7). Das Spielen mit dem trockenen Sand ist wohltuend, erinnert nicht nur an die Spiele der Kindheit, sondern vielleicht auch an die beglückenden, zärtlichen Berührungen der Mutter oder eines anderen lieben Menschen. Bei manchen Menschen wird aber allein durch das Streicheln des Sandes auch große Trauer ausgelöst, sie weinen erschüttert, weil sie sich plötzlich bewusst werden, welche Sehnsucht nach Streicheln und Gestreicheltwerden sie haben. Die innige, körperliche Berührung zwischen Mutter und Kind spielt ja nicht nur in der frühen Kindheit eine außerordentliche Rolle für das Wohlbefinden und Gedeihen des Kindes – auch im späteren Leben sehnen sich die Menschen nach körperlicher Nähe und liebevoller Berührung.

Wenn man den Sand mit Wasser vermischt, wird er immer schwerer und dunkler, er bekommt Erdqualitäten, wird fest und formbar. Aus ihm

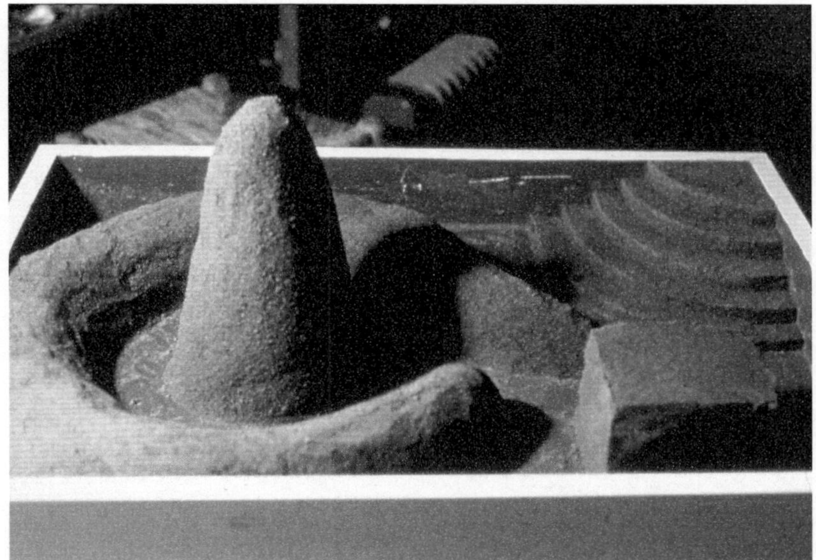

Abb. 8: Sandbild eines 38-jährigen Mannes

entstehen Landschaften oder dreidimensionale Gebilde jeder Art (siehe Abb. 8). (Hierzu möchte ich erwähnen, dass Menschen, die ihre Schattenseiten nicht kennen oder nicht wahrhaben wollen, oft Mühe haben, dreidimensional zu arbeiten.) Die Sandplastiken bleiben aber nicht bestehen, sie werden nicht durch das Austrocknen noch fester und beständiger wie zum Beispiel eine Tonfigur. In kurzer Zeit löst sich die Form auf, das Sandbild zerfällt.

Gerade das scheint mir sehr wichtig: Sandbilder sind keine Kunstwerke, die Bestand haben sollen, auch wenn sie im Augenblick sehr schön und eindrücklich sind und es uns manchmal sehr schwerfällt, sie zu »zerstören« und aufzuräumen. Sie sollen in der äußeren Welt nicht bestehen bleiben, nicht fixiert werden. Es sind sichtbar gewordene Bilder der Seele; jeder Analysand (übrigens auch der Analytiker!) nimmt sie nach der Stunde in seinem Inneren mit. Dort wirken sie nach, wirken ein auf die Psyche, wodurch sich eine Wandlung ergeben kann, die sich dann später in einem weiteren Bild neu manifestiert. Äußerlich zerfällt das Bild, der Sand nimmt wieder seine ursprüngliche Form an, das heißt, er wird vom Analytiker nach Weggang des Analysanden wieder eingeebnet.

Man könnte auch sagen, der Analysand findet bei jeder Stunde das Ungestaltete vor, aus dem er ein Stück Welt erschafft. In seiner Seele nimmt er diese seine kleine Weltschöpfung mit sich, äußerlich fällt sie zurück ins Ungestaltete. Die innere Welt, in die er sein Bild mitnimmt, ist für ihn genauso wirklich wie die äußere Welt, die wir als Dingwelt kennen, tatsächlich ist sie noch wirklicher, denn sie ist unendlich und ewig. Insofern ist der Sand sowohl als Medium zur Darstellung der inneren Welt richtig (wie meine Analysandin sagte, ist er »von der Unendlichkeit der Zeit gemahlene Materie, erinnert an die Ewigkeit …«) als auch zur Darstellung der äußeren, sich dauernd verändernden, sich aufbauenden und wieder zerfallenden Welt.

Zur eigenen Kontrolle des therapeutischen Prozesses und zur Dokumentation skizziert der Analytiker jedes Sandbild, notiert sich alles Wichtige, vor allem auch den Vorgang des Gestaltens. Damit meine ich, dass es für die Nachbearbeitung der Fotografien am Ende des gestalterischen Prozesses wichtig ist, welche Figuren zuerst in den Sand gestellt wurden, was wann wieder weggenommen wurde, was der Analysand sagte und – sehr wichtig – was der Analytiker wahrnahm und im »Bauch, Herz und Kopf« spürte. Ich selber notiere mir auch immer sowohl die ersten Worte oder Gebärden meiner Analysanden am Beginn der Stunde als auch meine eigenen ersten Gefühle und Intuitionen. Ich habe festgestellt, dass diese ersten Zeichen sehr oft als konstellierende, archetypische Aspekte das Geschehen der ganzen Stunde lenken. Sie bestimmen auch die feinen Interaktionen zwischen mir und meinem Analysanden als eine dritte, übergeordnete Kraft.

Nachdem der »Sandspieler« den Raum verlassen hat, macht man ein oder mehrere Fotografien von dem Sandbild. Dabei ist es wichtig, dass mindestens ein Bild vom Standpunkt des Analysanden her fotografiert wird, damit man nötigenfalls das hilfreiche raumsymbolische Deutungsschema richtig verwenden kann (siehe S. 79). Ebenso scheint es mir wichtig, dass man den Lichteinfall während des Sandspielens beobachtet und beim Fotografieren durch die richtige Stellung der Fotolampe (sofern man eine verwendet) wiederherstellt, weil es vorkommen kann, dass Figuren, die im Lichtschatten stehen, vom Analysanden auch wirklich als Schattenanteile gemeint sind. Blitzlicht eignet sich nicht, weil dadurch die für das Erkennen der feinen Sandstrukturen wichtigen Schattenwürfe verwischt werden. Oft ist nämlich die Struktur des Sanduntergrundes ebenso aussagekräftig, wenn nicht noch aussagekräftiger als die daraufgestellten Figuren.

4 Sandbilder – Gestaltung und Auflösung

Im vorigen Kapitel habe ich beschrieben, welche Mittel dem Analysanden zum Sandspiel zur Verfügung gestellt werden. Wozu sind diese Bilder aber erwünscht? Wieso möchten wir diese mehrheitlich unbewussten seelischen Bilder und Befindlichkeiten beleben oder wiederbeleben und im Sand sichtbar machen? Damit dies verständlich wird, muss ich zuerst einige Bemerkungen machen zu dem, was wir »das Bewusstsein« und »das Unbewusste« nennen.

Jeder Mensch spürt irgendwann, dass seine Gesamtpersönlichkeit viel mehr umfasst als den kleinen Teil, den er von sich bewusst kennt. Ebenso verhält es sich mit der gesamten Welt und dem Universum. Je mehr wir davon bewusst wissen, desto mehr erkennen wir, wie viel wir nicht wissen. So wie wir als bewusster Mensch ein Teil sind vom Kosmos, so ist auch unsere unbewusste Seite verwoben mit dem kollektiven Unbewussten.

Die meisten Menschen erkennen an sich oder an den anderen, dass es verschiedene Arten von Bewusstsein gibt. Wir kennen das nüchterne, emotionsarme Bewusstsein, das sich vor allem aus eindeutig erfassbaren Fakten zusammensetzt und in zielgerichteten logischen Gedanken äußert. Es ist das *rationale oder funktionale Bewusstsein.*

Wir kennen aber auch ein schwerer zu beschreibendes Bewusstsein, das sich mehr in Bildern, Emotionen, Gefühlen und Ahnungen bewegt, nicht nüchtern eindeutig ist, sondern vieldeutig und fließend. Diese Art von Bewusstsein ist nicht linear zielgerichtet, sondern es sucht in langsamer großräumiger Verwebung die vielfältigsten Informationen aus der Außenwelt und der Innenwelt wahrzunehmen und zu einem Gesamtbild zu formen. Ein solches Bewusstsein wirkt vielleicht unklar und diffus, muss es aber durchaus nicht sein. Das Ich eines Menschen kann in diesem Bewusstseinszustand sehr ruhig und stabil sein. Doch braucht es viel mehr Zeit, Geduld und Einfühlungsvermögen, um einem Menschen, der in dieser Art Bewusstseinszustand lebt, zuzuhören und ihn zu erfassen.

Man mag diese Art von Bewusstsein diffus oder unlogisch nennen, sie ist aber keineswegs negativ zu bewerten. Diese Art von breitflächiger, webender Erfassung der Dinge ist viel farbiger, vielfältiger und umfassender. Zwischen- und Nebentöne können gehört, verlorene Gedanken wieder mitgenommen und neuaufkommende Ahnungen erfasst werden. Dieses *bildhafte, imaginative Bewusstsein* liegt näher am Unbewussten, dem schöpferischen Urgrund der Seele, ist daher spontaner, bewegter und lebendiger als das rationale faktenbezogene Bewusstsein.

Im Weiteren erleben wir auch ein *Körperbewusstsein*, das am schwierigsten durch Worte zu beschreiben ist. Man kann richtigerweise eine Bewusstseinsebene nur mit dem ihr eigenen Ausdrucksmittel ansprechen. Das Körperbewusstsein kann treffend nur über den Körper erlebt und dargestellt werden, sehr offensichtlich im Tanz, versteckter im Alltag beim Erleben und Bewegen des Körperlichen. Zum Körperbewusstsein gehört auch das sehr subtile Netz der Wahrnehmungs- und Ausdrucksmöglichkeiten der Instinktsphäre. Zum Beispiel erleben wir dieses Körperbewusstsein in einer intimen Liebesbeziehung oder in der frühen Mutter-Kind-Beziehung, wo dieser ganz feine, nicht verbale und nicht bildhafte Austausch von Körperenergien stattfindet. Nicht umsonst trägt die Mutter oder der Vater das Kind ans Herz und an den Bauch geschmiegt, denn dort in der Bauchgegend erleben wir auch das Zentrum des Körperbewusstseins.

Die beschriebenen verschiedenen Arten von Bewusstsein sind bei manchen Menschen voll entwickelt, das heißt bewusst verfügbar. Bei anderen sind sie vorbewusst, unbewusst, verkümmert, verletzt, in jedem Fall nicht voll verfügbar, meistens aber entwicklungsfähig. In der therapeutischen Methode des Sandspiels werden beim Analysanden zuerst in der gestalterischen Phase das Körperbewusstsein und das bildhafte, imaginative Bewusstsein angesprochen und entwickelt, später bei der Interpretation der Bilder auch das rationale. Das Wesen des Analytikers, der auch Sandspieltherapeut ist, sollte sich dadurch auszeichnen, dass er ein fein entwickeltes Körperbewusstsein hat und sehr viele Strömungen über den Körper wahrnimmt (siehe Kap. 12).

Was aber verstehen wir unter dem *Unbewussten*, das oft auch das *Unterbewusstsein* genannt wird? Das Unbewusste besteht nicht aus dem *Unterbewussten*, das heißt aus etwas, das unter unserem Bewusstsein liegt, obschon wir oft damit umgehen, als wenn es minderwertig wäre oder heruntergetan, unterdrückt werden müsste. Das Unbewusste kommt uns von überall her entgegen, aus der Materie, deren Geist wir nicht kennen, aus unserem eigenen Körper und unserer Psyche, deren Wesen wir nicht erspüren und durchschauen, aus dem Weltgefüge, dessen Zusammenhänge und Gesetze wir nicht erkennen, und aus der kollektiven Seele, deren unbewusste Seite wir das kollektive Unbewusste nennen. Wie der Begriff sagt, ist das Unbewusste all das, was uns nicht bewusst ist und von dessen Existenz wir vielleicht nur eine leise oder gar keine Ahnung haben. Deswegen ist es aber doch da und wirkt.

Wie viele Dinge für einen Menschen nicht vorhanden sein können, weil sie ihm unbewusst, objektiv aber doch existent sind, soll ein kleines Beispiel aus meiner Praxis beleuchten. Oft sagen meine Analysanden: »Jetzt haben Sie aber viele neue Figuren gekauft für das Sandspiel, das und jenes habe ich noch nie gesehen, das ist neu!« Meistens muss ich antworten, dass diese Figuren gar nicht neu sind, sondern schon seit Jahren im Regal stehen. Dann sind meine Analysanden sehr erstaunt darüber, dass Dinge, die objektiv vorhanden sind, für sie nicht da waren, weil sie sie nicht bewusst sahen.

Das heißt, dass ein Mensch nur das, was ihm bewusst ist, innen und außen auch wirklich sehen kann. Jedoch kann eine Bewusstwerdung dadurch eingeleitet werden, dass Eltern, Lehrer oder Therapeuten zum richtigen Zeitpunkt auf äußere Realitäten aufmerksam machen. Das ist der Grund, warum ich früher sagte, die genaue Betrachtung des Sandbildes wäre so wichtig, weil dadurch die außen dargestellten Elemente auch psychisch bewusst werden können.

Das Unbewusste ist also ein unendlicher Strom von Wirklichkeiten, die aber von unserem Bewusstsein nicht, noch nicht oder nicht mehr erfasst werden können. Was zu unserer individuellen Persönlichkeit gehört, gehörte oder gehören könnte, nennen wir das persönliche Unbewusste. Was zur allgemeinen Menschheitsseele gehört, nannte Jung das kollektive Unbewusste. Diese Grundlagenschicht der menschlichen Psyche bildet den Nährboden, die Matrix für das Bewusstsein, in ihm wurzelt es, aus ihm wächst es heraus.

Die seelischen Reaktionen im Menschen, auch seine intellektuellen Tätigkeiten, sind aus diesem Urgrund heraus beeinflusst und energiegespeist von gefühlsbetonten Vorstellungsgruppen, sogenannten Komplexen, die sich um ein Kernelement gruppieren. Bestimmte Komplexe scheinen durch Lebenserfahrung erworben, viele jedoch scheinen jedem Menschen strukturell angeboren, was sich darin zeigt, dass sie ohne Beeinflussung von außen im Menschen der verschiedensten Zeiten und Gegenden ähnliche Emotionen, Gefühle, Vorstellungsanordnungen und Zusammenhänge auslösen. Diese allgemeinen Komplexe, die als dynamische Kernelemente in der menschlichen Psyche funktionieren, nennt Jung Archetypen. Sie sind unter anderem die Erzeuger gleichartiger oder ähnlicher symbolischer Bilder im Geiste der verschiedenartigsten Völker und Kulturen. Aufgrund der Existenz dieser Archetypen und ihrer energetischen Auswirkung auf die Psyche kann man sagen, dass bestimmte menschliche Befindlichkeiten und Prozessverläufe sich immer in ähnlichen symbolischen Bildern ausdrücken, sei es in der Traumanalyse, im Sandspiel, in Märchen und Mythen oder in der Alchemie.

Wenn man das Unbewusste als Nährboden für das Bewusstsein bezeichnet, muss man aber immer bedenken, dass die persönliche und die kollektive Psyche helle und dunkle Seiten haben, das heißt aufbauende, lebensfördernde und zerstörerische, lebensfeindliche Seiten. Die Inhalte des Unbewussten können einerseits die Ursache für seelische Auflösungserscheinungen sein, wie man sie bei Psychosen beobachten kann, andererseits aber auch einzigartige Heilfaktoren, wie wir es in den Therapien feststellen können. Daher ist es von größter Wichtigkeit, wie der Einzelne und das Kollektiv mit diesen Inhalten des Unbewussten umgehen.

Sehr viele Menschen verschließen sich den Einflüssen des Unbewussten, vielleicht aus Angst, sie seien ihnen nicht gewachsen, vielleicht aus Trägheit oder Unwissenheit, vielleicht aber auch, weil die Kultivierung des Menschen ein zielgerichtetes, rationales Bewusstsein braucht und daher gewisse Einflüsse des Unbewussten ausschließen muss. Damit werden aber auch die heilenden, ergänzenden Kräfte ausgeschlossen, die wir zur Gesunderhaltung der Psyche benötigen. Jung formulierte dies folgendermaßen:

> »Wir bedürfen der unbewußten Inhalte zur Ergänzung der bewußten. Wäre die Bewußtseinseinstellung nur in geringerem Maße gerichtet, könnte das Unbewußte ganz von selbst einfließen. Ohne Dauerhaftigkeit, Gleichmäßigkeit und Zielgerichtetheit des Bewußteins aber wären Wissenschaft, Technik und Zivilisation einfach unmöglich. Das Gerichtetsein ist also eine unbedingte Notwendigkeit für den bewußten Prozeß, bedingt aber unvermeidliche Einseitigkeit. Da die Psyche ein selbstregulierender Apparat wie der lebende Körper ist, so bereitet sich im Unbewußten jeweils die regulierende Gegenwirkung vor. Wäre nun das Gerichtetsein der bewußten Funktion nicht vorhanden, so könnten die gegensätzlichen Einflüsse des Unbewuß-

> ten ohne weiteres eingreifen. Das Gerichtetsein schließt sie aber eben gerade aus. Dadurch wird natürlich die Gegenwirkung nicht unterdrückt, sie findet trotzdem statt. Ihr regulierender Einfluß aber wird durch die kritische Aufmerksamkeit und den zielbewußten Willen ausgeschaltet, weil die Gegenrichtung als solche zur bewußten Richtung nicht zu passen scheint. Insofern ist die Psyche des modernen Menschen kein selbstregulierender Apparat mehr.«[21]

Aus dieser Aussage geht hervor, dass einerseits die Psyche ein selbstregulierender Apparat wäre, wenn die regulierenden Einflüsse des Unbewussten auf natürliche Weise wirksam werden könnten. Andererseits aber braucht die Zivilisation ein dauerhaftes, gleichmäßiges und zielgerichtetes Bewusstsein, das sich mit einer gewissen Stärke und Geschlossenheit den unter Umständen zu diesem Zeitpunkt nicht ins Konzept passenden oder für die Persönlichkeit bedrohlichen Einflüssen des Unbewussten entgegenstellt. Nicht umsonst wurde lange Zeit die linke Hirnhälfte, die eben mit diesem zielgerichteten, logischen Denken verbunden ist, als dominant betrachtet und auch höher bewertet. Die bildhafte, mit der Emotionalität verbundene Vorstellungswelt der rechten Hirnhälfte ist dem Unbewussten näher, ist irrationaler und daher für bestimmte Zivilisationsprozesse unerwünscht.

In diesem Sinne ist die Funktion der rechten Hirnhälfte nicht minderwertig, musste aber zugunsten des Zivilisationsprozesses zurückgestellt werden. Gewisse Prioritäten sind für die Entwicklung des Einzelnen wie für die Menschheitsgeschichte notwendig, aber nur solange sie entwicklungsfördernd sind und nicht hemmend. Sobald aber eine Verhärtung und Stagnation in der Entwicklung eintritt, muss die »andere« Seite wieder miteinbezogen werden. Bildlich gesprochen kann die Menschheit eine Zeitlang auf einem Bein vorwärtshüpfen, um dieses zu trainieren, aber nach einer gewissen Zeit muss sie das andere Bein wieder einbeziehen, sonst verliert sie das Gleichgewicht der Ganzheit und wird verkrüppelt.

In der Psyche der meisten Menschen werden zugunsten des bewussten Prozesses sehr viele im Unbewussten latent vorhandene Möglichkeiten gar nicht beachtet; Impulse und Träume, die ja die spontansten Äußerungen des Unbewussten sind, werden nicht wahrgenommen oder verdrängt. Die regulierende Funktion des Unbewussten wird also weitgehend vom Bewusstsein ausgeschaltet, »findet aber trotzdem statt«, wie Jung sagte. Das heißt, vereinfacht ausgedrückt, diese nicht beachteten, aber für das psychologische Gleichgewicht wichtigen Inhalte drücken sich auf eine andere Art aus, vielleicht als Angstzustände, Depressionen oder körperliche Störungen.

Die Störung in der Selbstregulierung der Psyche kann schon sehr früh in der Kindheit ihren Anfang nehmen, obschon Kinder ja noch über wenig kritische Aufmerksamkeit und zielbewussten Willen verfügen und die regulierenden Einflüsse des Unbewussten noch spontan zur Wirkung kommen müssten. Kinder leben aber durch die anfängliche Ununterschiedenheit ihrer inneren und äußeren Welt in einer gewissen Identität mit ihren Eltern (ihrer Familie) und werden oft auch in dieser zurückgehalten. Deshalb werden sie zunächst einmal von der kritischen Aufmerksamkeit und dem zielbewussten Willen ihrer Eltern und den von den Eltern nicht gelebten seelischen Inhalten in ihrer Selbstregulierung gestört. Später kommen die Einflüsse der Schule dazu, die in ihrer Funktion der Kultivierung des Kindes das Gerichtetsein des Bewusstseins fördern *muss*, oft aber »überfördert«. Die Möglichkeit zur Selbstregulierung bestünde aber immer noch in der Freizeit der Kinder, wenn diese dann die spontanen Regungen ihrer Seele leben könnten. Wie es darum steht, wissen wir alle, denn allzu oft werden auch diese »regulierenden Tätigkeiten« programmiert, das heißt sie entspringen nicht der individuellen Seele der Kinder, sondern den Köpfen der Erwachsenen.

Aber auch für verantwortungsbewusste Erzieher ist es eine wahrhaft schwierige Aufgabe, die Selbstregulierung von Körper und Seele geschehen zu lassen. Denn darum geht es doch: Erziehung und Beschränkung sind notwendig zur Formung der Persönlichkeit und zur Anpassung an die Umwelt, doch müssen wir trotzdem geschehen lassen können, was aus der innersten Seele des Kindes heraus geschehen will. Das eine zu tun und das andere nicht zu lassen, das ist die schwierige Aufgabe!

Bedenken wir, wie Jung den Archetypus des Kindes beschrieben hat:

> »Das ›Kind‹ stellt den stärksten und unvermeidlichsten Drang des Wesens dar, nämlich den, sich selber zu verwirklichen. Es ist ein mit allen natürlichen Instinktkräften ausgerüstetes Nichtanderskönnen. Drang und Zwang zur Selbstverwirklichung ist Naturgesetzlichkeit und daher von unüberwindlicher Kraft, auch wenn der Beginn der Wirkung zunächst unansehnlich und unwahrscheinlich ist.«[22]

Hier spricht Jung vom Archetypus, dessen Ausformung viel mehr umfasst als nur das menschliche Kind. Das »Kind« bedeutet das Neue, das Werdende, auch eine neue Bewusstseinshaltung, eine neue Idee, eine neue Kulturepoche. Zum Beispiel ist das Jesuskind das mit höchster Energie geladene Symbol für das Neue, das Heilende, für eine neue werdende religiöse Kultur.

Aber auch im menschlichen Kind erscheint in individueller Ausformung dieser »unvermeidlichste und stärkste Drang, sich zu verwirklichen«, genauso wie später im Leben in jedem Erwachsenen die Kraft des Kindarchetypus wirksam werden möchte. Nur ist diese ungeheuer starke Energie, die zu Entwicklung und Verwirklichung des im Menschen angelegten Potenzials drängt, bei vielen Menschen sehr früh verkümmert oder verschüttet worden.

Diesen Prozess, der die Entwicklung der abgerundeten, reifen, individuellen Persönlichkeit zum Ziel hat, nennen wir in der analytischen Psychologie den Individuationsprozess. Im Jung'schen Sinn hat Individuation nichts mit egozentrischer Individualität zu tun, im Gegenteil. Lesen wir, was Jung dazu schrieb:

> »Die Notwendigkeit der Individuation ist insofern eine natürliche, als eine Verhinderung der Individuation durch überwiegende oder gar ausschließliche Normierung an Kollektivmaßstäben eine Beeinträchtigung der individuellen Lebenstätigkeit bedeutet. Die Individualität ist aber schon physisch und physiologisch gegeben und drückt sich dementsprechend auch psychologisch aus. Eine wesentliche Behinderung der Individualität bedeutet daher eine künstliche Verkrüppelung. Es ist ohne weiteres klar, daß eine soziale Gruppe, die aus verkrüppelten Individuen besteht, keine gesunde und auf die Dauer lebensfähige Institution sein kann; denn nur diejenige Sozietät, welche ihren inneren Zusammenhang und ihre Kollektivwerte bei größtmöglicher Freiheit des Einzelnen bewahren kann, hat eine Anwartschaft auf dauernde Lebendigkeit. Da das Individuum nicht nur Einzelwesen ist, sondern auch kollektive Beziehung zu seiner Existenz voraussetzt, so führt auch der Prozeß der Individuation nicht in die Vereinzelung, sondern in einen intensiveren Kollektivzusammenhang.«[23]

Es ist mir wichtig, den Sinn der Individuation klar hervorzuheben, weil man oft der irrigen Vorstellung begegnet, die Jung'sche Psychologie bringe nur auf sich selbst bezogene Individualisten hervor. Das kann aber niemals das Ziel einer reifen Persönlichkeit sein, denn Verantwortlichkeit in der Beziehung nach innen geht zusammen mit der Verantwortlichkeit nach außen. Außer als Individuum leben wir auch in verschiedenen engeren oder weiteren persönlichen Beziehungen, als Teil einer Gruppe und als Teil eines Kollektivs.

Gehen wir zurück zur Erkenntnis, dass der Drang zu Selbstverwirklichung eines jeden Wesens ein Naturgesetz ist. Viele Menschen, besonders viele Eltern, können dies nicht akzeptieren. Sie können nicht annehmen, dass aus dem Samen einer Sonnenblume wieder eine Sonnenblume wächst und keine Rose, auch wenn sie jeden Tag vor dem Pflänzchen stehen und meinen, es müsse nun eine Rose werden. Urvertrauen in seinen Lebensprozess bekommt aber nur das Kind, das eine »Sonnenblume« werden darf, wenn in ihm eine solche angelegt ist. Wenn das Sonnenblumenkind eine Rose werden soll, wirkt sich das so aus, als wenn ihm von seinen Eltern oder der weiteren Umwelt eine fremde Haut übergestülpt würde, unter der sein eigentliches Wesen verkümmert oder im schlimmsten Fall erstickt. Diese fremde Haut besteht aus der Projektion, die die Umwelt auf das Kind macht, besser gesagt über das Kind wirft. Das Kind mag sich dieser fremden Haut anpassen oder gar zur Bildung dieser Haut selbst beitragen, doch sein eigentliches individuelles Wesen wird unter dieser Haut nicht wahrgenommen, hat also sehr wenig Entwicklungsmöglichkeit.

Die Erfahrung aus der Therapie zeigt aber, dass jedes Kind in seinem Unbewussten ein Wissen hat von seinem seelischen Potenzial und von seinen Heilungsmöglichkeiten. Auch der Erwachsene hat dieses Wissen in sich, nur versteht es sich von selbst, dass sein »Hautpanzer« viel undurchdringlicher ist und dass es ihn viel mehr Zeit und Mühe kostet, in die Tiefe des Unbewussten vorzudringen. Wenn es aber gelingt, in der analytischen Situation die vitalen Kräfte des *Selbst* eines Menschen zu aktivieren, dann besteht die Möglichkeit zur Heilung und Ganzwerdung der Persönlichkeit. Als empirischer Begriff umfasst das Selbst die Einheit und Ganzheit der gesamten, bewussten und unbewussten Persönlichkeit, von ihm geht eine die Persönlichkeit zentrierende und die psychischen Phänomene in letztlich stimmiger Weise anordnende Wirkung aus. Wie aber diese Kräfte im einzelnen Individuum wirksam werden, wie sich der Entwicklungsweg eines Menschen im Persönlichen gestaltet, das »weiß« nur dieser Mensch selbst, das heißt, er kann es erfahren, wenn er sich der Stimme seiner Seele auf verantwortliche Weise zuwendet.

Aus diesem Grunde gehen wir davon aus, dass der Analysand die heilenden oder entwickelnden Kräfte in *sich selbst* finden muss und auf seine Weise auch kann. Über die Manifestationen des Unbewussten – Träume,

Fantasien, Imaginationen verschiedener Art, in unserem Falle Sandbilder – sucht er den Kontakt zu seinem Selbst, oder einfacher ausgedrückt zu den »anderen« Seiten seiner Psyche (und seines Körpers), die verdrängt oder vergessen wurden oder noch nie die Kraft hatten, ins Bewusstsein zu treten. In der analytischen Situation findet er den freien, geschützten Raum, in dem er sein Bewusstsein entspannen und die Tendenz seiner Seele zur Selbstregulierung wirksam werden kann. Der Analytiker kann den seelischen Prozess nicht für seinen Analysanden »machen« oder durchleben, aber er erlebt ihn »mit einem freudigen und einem wachsamen Auge« mit.

5 Sandspiel – Ein Fluss von bewegten und bewegenden Imaginationen

Bei der Methode des Sandspiels hat der Analysand die Möglichkeit, die notwendigen kompensatorischen Vorstellungsbilder einfließen zu lassen und durch die Kraft seiner Imagination konkret zu gestalten. Durch die Gestaltung werden diese Vorstellungsbilder geformt, verwirklicht und durch das körperliche, emotionale und seelische Mitschwingen werden sie zum Erlebnis, zu Erlebnisbildern. Nach meiner Erfahrung gibt es zwei Wege vom unbewussten psychischen Inhalt zum geformten, erlebten Sandbild, denen ich hier nachgehen will.

Die Worte: »Der Analysand hat die Möglichkeit, die kompensatorischen Bilder einfließen zu lassen«, habe ich mit Bedacht gewählt. Denn wenn ich meine Analysanden am Sandkasten beobachte, kann ich oft dieses subtile Einfließen einer Strömung wahrnehmen. Am Anfang einer Stunde sitzen sie manchmal unschlüssig und in sich versunken da und sagen, sie wüssten nicht, was sie mit dem Sand tun sollten. Dann warten wir ruhig. Beim Sandspiel muss man nichts »tun«, sondern man versucht nach Möglichkeit, das »wollende«, angespannte, immerzu auf Tun und Leistung ausgerichtete Bewusstsein auszuschalten, entspannt und offen zu sein, um das aufzunehmen, was einem zuströmt. Das setzt natürlich, wie früher beschrieben, eine ruhige, freie und geschützte Atmosphäre im Raum voraus. (Sie soll auch frei sein vom »Wollen« und Leistungsdrang des Analytikers!)

Aus dieser empfangenden Haltung heraus scheinen dann auf einmal die Hände meiner Analysanden diese Strömung aufzunehmen, sie bewegen sich fließend durch den Sand und hinterlassen dort Flussformen, wie wir sie vom Wasser kennen. Damit ist der Gestaltungsprozess ins Fließen gekommen und sucht nun langsam eine gültige Form.

Es ist mir wichtig, dass man korrekterweise nicht sagen kann, der Analysand »mache« ein Sandbild, vielmehr gestaltet er das Bild oder den

Impuls, der ihm aus dem Unbewussten zufließt. Er verbildlicht die Strömung, die seine Seele zu diesem Zeitpunkt und an diesem Ort bewegt. Zeitraum und Ort der Analysestunde sind ausschlaggebend für das Geschehen, denn in diesem konstellieren sich besondere psychische Kräfte. Kinder beispielsweise wissen genau, dass in ihrer Therapiestunde der ganze Therapieraum und meine Person nur für sie da sind. Das gibt allem, was in dieser Stunde geschieht, ein besonderes Gewicht und fördert die Selbstwerdung und Selbstheilung des Kindes.

Diese Strömung, die der Analysand aufnimmt, wird genährt aus den in ihm unbewusst wirkenden Kräften, die, um bewusst werden zu können, zuerst geformt und erkennbar gemacht werden müssen. Diese Energien werden mit dem Körper, speziell mit der Sensibilität der Hände aufgenommen. Wie wir aus unzähligen Beispielen wissen, sind die Hände außerordentlich feinfühlige Organe. Sie können Kräfte aufnehmen und auch wieder weitergeben. Sie sind die eigentlichen Vermittler zwischen der geistigen und der materiellen Welt. Im speziellen Falle des Sandspiels wird entweder das innere geistige Bild durch die Hände transformiert in ein äußeres, konkretes, das dann eben nicht nur sichtbar, sondern auch greifbar wird. Oder die Transformation verläuft in umgekehrte Richtung. Die Hände nehmen die unbewusste Strömung auf, machen sie durch den Sand sichtbar und tastbar, wodurch dann ein inneres Bild erweckt oder ein inneres Geschehen angeregt wird. In jedem Falle aber bilden die Hände die Brücke zwischen der seelisch-geistigen und der materiellen Wirklichkeit.

Daraus geht hervor, dass »handlungsunfähige« Menschen ihre inneren Kräfte und Bilder nicht sichtbar machen können in der konkreten Welt und sie aus diesem Grunde anderen Menschen auch nicht wirksam vermitteln können. Obschon diese Menschen oft eine reiche innere Bilder- und Erlebniswelt haben, ist deren Transformation und Vermittlung in die äußere Welt über die Hände (oder auch die Sprache) blockiert. Meistens ist Angst die Ursache für diese Handlungsunfähigkeit, deshalb ist es besonders wichtig, dass der Analysand im »freien und geschützten Raum« der therapeutischen Atmosphäre diese vermittelnde, transformierende Fähigkeit seiner Hände üben kann.

Aus dieser Verwebung der geistigen und körperlichen, der inneren und äußeren Wirklichkeit entsteht das Sandbild, eine Form der Imagination. Die Fähigkeit zur Imagination und die Kraft der Imagination sind etwas ganz Besonderes im menschlichen Wesen. Deshalb möchte ich dieser Imagination noch etwas vertieft nachgehen und versuchen, ihr Wesen aus verschiedenen Blickwinkeln zu erfassen.

In C.G. Jungs *Psychologie und Alchemie* findet sich eine bedeutsame Stelle über das Wesen der Imagination. Jung schreibt dort über die psychische Natur des alchemistischen Werkes, das »opus«, das sich wie oben gezeigt zusammensetzt aus der »theoria«, dem geistigen, philosophischen Teil, und der »operatio«, der praktischen, materiellen Durchführung. Er zitiert an einer Stelle den Alchemisten Ruland, der gesagt hatte: »Die Imagination ist das Gestirn im Menschen, der himmlische oder überhimmlische Leib.« Diese Aussage Rulands kommentiert Jung:

> »Diese erstaunliche Definition wirft ein ganz eigenartiges Licht auf die mit dem ›opus‹ verknüpften Phantasie-Vorgänge: wir haben uns dieselben nämlich keineswegs als jene substanzlosen Schemen, als die wir uns Phantasiebilder gerne vorstellen, zu denken, sondern als etwas Leibhaftes, als ein subtiles ›corpus‹ von halbgeistiger Natur. So ist die ›imaginatio‹ oder das Imaginieren auch eine physische Tätigkeit, die sich in den Kreislauf stofflicher Veränderungen einschalten läßt, solche bewirkt und von ihnen auch wieder bewirkt wird. Der Alchemist stand auf diese Weise nicht nur in Beziehung zum Unbewußten, sondern unmittelbar auch zum Stoffe, den er durch Imagination zur Veränderung zu bringen hoffte. Der eigentümliche Ausdruck ›Gestirn‹ ist ein Paracelsischer Terminus, der in diesem Zusammenhang etwa ›Quintessenz‹ bedeutet. ›Imaginatio‹ ist also ein konzentrierter Extrakt der lebendigen körperlichen sowohl wie seelischen Kräfte. Es bleibt nun, eben wegen der Vermischung von Physischem und Psychischem, stets dunkel, ob die endgültigen Veränderungen im alchemistischen Prozeß mehr im materiellen oder mehr im geistigen Gebiet zu suchen seien. Diese Frage ist aber eigentlich falsch gestellt. Es gab für jene Zeit kein Entweder-Oder, sondern es gab ein Zwischenreich zwischen Stoff und Geist: nämlich ein seelisches Reich subtiler Körper, denen sowohl geistige als auch stoffliche Erscheinungsweise eignete.«[24]

Diese Definition der Imagination als »ein konzentrierter Extrakt der lebendigen körperlichen und seelischen Kräfte« und die Vorstellung eines Zwischenreichs zwischen Geist und Stoff als ein »subtiles corpus« trifft sehr gut auch für das Sandspiel zu. Es scheint mir ganz fraglos, dass es nicht nur in jener Zeit der Alchemisten, sondern auch heute dieses Zwischenreich zwischen Psyche und Materie gibt. Ich könnte ein Sandbild gar nicht anders definieren. Es ist entstanden aus dem Geist des Analysanden und aus dem der Materie innewohnenden Geist. Einfacher gesagt: Aus dem Wesen des Analysanden und aus dem Wesen des Sandes und der Figuren entsteht etwas neues Drittes. Dabei verbinden sich bewusste Anteile mit unbewussten. Es ist eine Verschmelzung von Psyche und Materie über den menschlichen Körper. Diese Vereinigung von Bewusstem und Unbewusstem, von Geist, Körper, Seele und äußerer Materie bewirkt im Menschen ein Erlebnis, das mit tiefen Emotionen und Gefühlen verbunden ist. Dieses Erleben ergreift den ganzen Menschen und bewirkt in ihm, wie jedes wirkliche Erlebnis, eine Veränderung, eine Reifung, die im Augenblick keine Worte hat noch braucht.

Doch, wie ich schon gesagt habe, ist die äußere Gestaltung des Sandbildes nur die im Augenblick notwendige Erscheinungsform in der konkreten Welt, letzten Endes ist sie aber nicht mehr wichtig. Die Quintessenz des Prozesses am Sandkasten ist das mit den Emotionen und Gefühlen aus dem schöpferischen Prozess geladene innere Bild. Damit wird auch deutlich, dass »Sandbild« eine doppelte Bedeutung hat, einerseits das konkrete Gebilde im Sandkasten, andererseits das daraus hervorgehende, energiegeladene innere Bild. Diese doppelte Sichtweise eines Sandbildes, die hinter der äußeren, statischen Form die symbolische Bedeutung der im Analysanden weiter wirkenden bewegten und bewegenden Kräfte sieht, ist für das Verständnis bei der Interpretation der Bilder notwendig.

Damit sich die Leser, die nicht vertraut sind mit dem Sandspiel, einfühlen können in dieses Zwischenreich, wo psychische und materielle Elemente zusammenkommen, sich gegenseitig beeinflussen, durchdringen und verbinden, beschreibe ich im Folgenden genau, wie ein Sandbild entsteht.

Es gibt Analysanden, bei denen sich im Laufe der Tage, bevor sie in die Analysestunde kommen, oder spontan am Anfang der Stunde ein mehr oder weniger deutliches Bild formt, das sie dann im Sande abbilden wollen. Da könnte man meinen, es sei einfach, diese innere Vorstellung konkret zu gestalten. Das ist aber nicht so. Nur Menschen, die mit dem Wesen der zu bearbeitenden Materie, hier dem Sand und den Figuren, sehr vertraut sind, können sich ein Bild derart vorstellen, dass sie es auch realisieren können. Ihre Vorstellungskraft ist dann in hohem Maße bezogen auf die Materie. Alle anderen werden Schwierigkeiten haben, ihre Vorstellungen zu verwirklichen, weil der Sand und die Figuren ihr Eigenleben haben. Ihre Vorstellung wird gewandelt durch ihre Begegnung mit dem ihnen unbekannten Wesen der Materie. Auch bringen die Hände der Analysanden Motive und Formen in den Sand, die ihrem Bewusstsein ganz fern sind. Woher stammen sie? Aus dem Unbewussten der Analysanden oder aus dem Sand?

Verfolgen wir den umgekehrten Vorgang: Der Analysand sitzt am Anfang der Stunde vor dem Sandkasten und weiß nicht, was er tun will, aber er wartet ruhig auf das, was auf ihn zukommt. Auf einmal scheint ihn dann eine Strömung zu erfassen, oder er nimmt mit dem Körper eine aufsteigende, noch gänzlich ungeformte Strömung auf und beginnt, seine Hände zu bewegen. Das Besondere ist, dass der Körper offenbar eine eigene Art von Bewusstsein hat, das mit dem rationalen Denken nicht verbunden ist, wohl aber mit der Vorstellungswelt der Bilder. In diesem Falle können wir sagen, dass der Körper mehr weiß als der Verstand und dass der Impuls zur Imagination vom Körper ausgeht.

Diese fließenden Bewegungen im Sand oder das Durch-die-Finger-rieseln-Lassen des Sandes zeigen an, dass etwas im Analysanden in Bewegung kommt, seine Energie zu fließen beginnt. Bei Menschen, die depressiv sind und stumpf, verkrampft und leblos in die Stunde kommen, sind diese ersten Anzeichen von Bewegung schon sehr viel. Sie wiederholen sich oft zu Beginn der Behandlung als einzige Äußerungen im Sand über mehrere Stunden. Wenn sich dann die Verkrampfung löst, kann es geschehen, dass die im Sand entstandenen Formen im Analysanden eine Assoziation aufsteigen lassen oder ein inneres Bild evozieren, das er dann zu gestalten beginnt. Nun geschieht vielleicht dasselbe wie im vorherigen Fall, dass sich beim Gestalten der Sand anders verhält, als der Analysand es von ihm erwartet, oder dass die vorhandenen Figuren nicht passen. Dann wird der Analysand gezwungen, seine Vorstellung in Bezogenheit auf die Eigenschaften des Sandes zu modifizieren – oder seine Idee zu verwerfen. Wenn der Wunsch oder der Wille zur Gestaltung da ist, muss er lernen, seine Vorstellung auf dem vorhandenen Material aufzubauen, was heißt, er muss sich in Bezogenheit auf die vorhandene Realität verwirklichen und nicht seine Idee dem Material aufzwingen. Dies würde nämlich bedeuten, dass das Material mit Gewalt zum Mitmachen gezwungen, also vergewaltigt wird. Eine andere Art der Unbezogenheit auf das Material ist gegeben, wenn der Analysand – falls der Sand nicht so will, wie er will – sozusagen das Kind mit dem Bade ausschüttet, das heißt, er verwirft seine Vorstellung zusammen mit dem unfolgsamen Sand und den Figuren.

Die Gestaltung des Sandbildes fordert schon in Bezug auf das Material und die eigenen Fähigkeiten eine gewisse Bewusstseinsentwicklung, die dann durch das genaue Betrachten und Erfassen des fertigen Sandbildes und natürlich durch die nachfolgende interpretative Verarbeitung anhand der Fotografien intensiviert wird.

Die erwähnte Unbezogenheit auf das Material soll ein kleines Beispiel verdeutlichen: Bei Jugendlichen kommt es gelegentlich vor, dass sie im Sand einen hohen Berg oder einen Turm bauen wollen und dabei die Eigenschaften des Sandes nicht berücksichtigen. Sie ziehen ihn immer wieder in die Höhe, und immer wieder fällt der angestrebte Turm oder Berg zusammen. Zuletzt werden sie wütend, schlagen auf den Sand ein und wenden sich einer anderen Idee zu.

Dies ist eine Verhaltensweise, die man nicht nur in der therapeutischen Situation, sondern auch im Alltagsleben oft und in vielfältigen Variationen beobachten kann. Ich denke da etwa an eine Frau, die ein Kleid nähen will. Sie denkt sich ein Modell aus und kauft einen wunderschönen Stoff. Der Stoff macht aber schon Schwierigkeiten beim Zuschneiden, und beim Nähen rutscht er unter der Nadel weg. Die Frau ärgert sich, wird ungeduldig, wirft zuletzt den Stoff weg, »weil sie ja doch nie Gelegenheit hätte, dieses ausgefallene Kleid zu tragen!«

Nicht nur mit äußeren Dingen wird so verfahren, gelegentlich auch mit inneren: Jemand nimmt sich vor, von nun an jeden Tag seine Träume aufzuschreiben, um sich damit auseinanderzusetzen. Die Träume liefern aber nicht die schönen, imposanten Bilder und Erlebnisse, die er sich wünscht und die die Mühsal des Aufschreibens gerechtfertigt hätten. Dann wirft er das Traumbuch in eine Ecke, »weil die Beschäftigung mit den eigenen Träumen ja sowieso nur eine eitle Nabelschau ist«.

Ähnliches passiert auch in zwischenmenschlichen Beziehungen: Ein junger Mann, nennen wir ihn Fritz, wird wütend auf seinen Kollegen Franz, weil dieser sich nach seiner Ansicht ganz unmöglich benimmt. Fritz hat sich aber nicht die Mühe genommen, sich in das Wesen von Franz einzufühlen, was ihm die Möglichkeit gegeben hätte, die Verhaltensweise von Franz zu verstehen. Fritz verhält sich genauso egozentrisch und unbezogen auf Franz wie der Jugendliche auf den Sand, wie die Schneiderin auf den Stoff und der Träumer auf seine eigenen Träume. Alle schieben die Schuld auf ihr Gegenüber, sei es materieller, seelischer oder menschlicher Art, wo doch die wirkliche Schuld in ihrer eigenen Unbezogenheit liegt.

Wir können nun davon ausgehen, dass die spezielle therapeutische Situation im Sandspiel stellvertretend steht für die vielen verschiedenen Alltagssituationen und dass der Analysand hier lernt, auf etwas »Anderes«, sei es den Sand oder sein eigenes Innenleben, einfühlsam und sorgfältig einzugehen.

Dieser Aspekt der Bezogenheit auf das Andere ist ganz wesentlich beim Sandspiel. Bei jeder schöpferischen Tätigkeit tritt der Mensch aus sich heraus und hinein in die Beziehung zu einem anderen, andersartigen, unter Umständen ganz unbekannten Wesen. Das schöpferische Werk entsteht aus der Begegnung zwischen zwei Elementen und ihrer Verbindung. Durch gegenseitige Einwirkung und Rückwirkung entsteht eine Wechselwirkung, ein Austausch, eine Verflechtung. Es entsteht etwas Neugeschaffenes, Neugeschöpftes, das viel mehr sein kann als die Ausgangskomponenten. Beim Sandspiel ist das neue »Geschöpf« das Sandbild, entstanden zwischen dem Analysanden und dem Sand mit den Figuren. Die Voraussetzung dafür, dass etwas Neues entstehen kann, ist aber, dass der Analysand sich wirklich auf die Begegnung mit dem Unbekannten-Unbewussten im Sand und in sich selbst einlässt, die daraus entstehende Herausforderung annimmt, durchlebt und gestaltet. Dieses emotionale Ergriffensein beim schöpferischen Tun bewirkt seine Wandlung. Wenn er später das innere Bild, die Imago seines Sandbildes, mit sich nimmt, ist dieses geladen mit den Energien, die zum Zeitpunkt seines Entstehens wirksam waren. Wenn wir bedenken, dass das Sandbild die Frucht seines Tuns, bildlich gesprochen »das Kind« des Analysanden ist, dann verstehen wir, dass dieses »Kind« etwas ganz Besonderes ist, einerseits schutzbedürftig, andererseits aber eine sehr große Entwicklungsenergie in sich tragend.

Der Analytiker hat in dieser Situation nicht nur die Funktion eines Geburtshelfers, sondern er ist Zeuge dieser »Geburt«, was ganz wesentlich ist. Gerade psychisch kranke Menschen, bei denen durch das Sandspiel ein Heilungsprozess angestrebt wird, haben große Mühe, sich selbst anzunehmen oder überhaupt wahrzunehmen. Wenn der Analytiker das Sandbild als Teil des Analysanden wahr- und annimmt, nimmt er damit den Analysanden selbst an. Durch die Wertschätzung, mit der der Analytiker dem Sandbild und damit dem Analysanden selbst begegnet, lehrt er den Analysanden, der Außenwelt und seiner Innenwelt mit Wertschätzung zu begegnen. Über das Vorbild des Analytikers lernt der Analysand, sich selbst und das Andere ernst zu nehmen und die Bedeutung und Tragweite seines eigenen Tuns zu erkennen. Er kann im Laufe der Therapie eine echte religiöse Haltung entwickeln, indem er mehr und mehr der inneren und der äußeren Welt sorgfältig und gewissenhaft begegnet.

Es versteht sich von selbst, dass ein »Kind«, etwas Neugeschaffenes, nicht nur aus der Begegnung zwischen Analysand und Sand entstehen kann, sondern auch aus der Begegnung zwischen Analytiker und Analysand bzw. zwischen Mensch und Mensch. Ich meine damit nicht ein leibliches Kind, sondern ein »Beziehungskind« oder ein Beziehungsgewebe, das aus den zwischen den beiden Menschen hin und herwebenden Kräften entsteht. Dieses Beziehungsgewebe zwischen zwei Menschen ist nicht sichtbar und tastbar wie das Sandbild, aber es ist existent, spürbar sogar für Drittpersonen, und wirkt zurück auf Körper und Seele der Beteiligten. Auch das ist, als eine Verdichtung der Energien zwischen zwei Menschen, eine Imagination, ein »subtiles corpus« in der Zwischenwelt zwischen Psyche und Materie bzw. Körper. Ob in der alchemistischen Vorstellung, ob im Sandspiel oder in der verbalen Analyse, die Imagination ist, wie Jung sagt, »ein konzentrierter Extrakt der lebendigen körperlichen sowohl wie seelischen Kräfte«.

Wenn wir in der therapeutischen Arbeit das Wesen der Imagination genauer erfassen, also interpretieren wollen, stellen wir fest, dass deren Bedeutung auf verschiedenen Ebenen von unterschiedlicher Bewusstheit liegt. Ein Sandbild hat meistens eine unmittelbar erkennbare Aussage, aber im Laufe der Tage und Wochen, während es nachwirkt, kommen immer tiefere und bedeutendere Zusammenhänge aus dem Unbewussten ins Bewusstsein. Jedes nachfolgende Sandbild arbeitet an den vorangegangenen weiter und trägt auf diese Weise bei zur sinnvollen Transformation der Energien im Hinblick auf eine Heilung des Analysanden oder auf die Erreichung einer höheren Bewusstseinsstufe.

Zusammenfassend möchte ich sagen, dass im Sandspiel im kleinen Raum das getan wird, was der Mensch grundsätzlich tun muss, nämlich die ungeformten Energien seiner inneren Vorstellungswelt durch die konkrete Welt, in unserem Fall den Sand, hindurch transformieren, das heißt verwirklichen, und dieses konkret Geschaffene wieder verwandeln in ein inneres Bild. Dieses innere Vorstellungsbild ist nun neu geformt, ist eine Neuschöpfung, weil die anfängliche ungeformte Idee durch die individuelle Schöpferkraft eines Menschen und in Bezogenheit auf die vorhandene, konkrete Welt gewandelt wurde. So erschafft der Analysand durch das Sandbild mit der Kraft seiner Imagination seine ganz persönliche Welt und hat gleichzeitig teil an der kontinuierlichen großen Weltschöpfung.

Nun möchte ich das Wesen der Imagination noch aus einer anderen Sicht betrachten. Die Vorstellung von der kontinuierlichen Weltschöpfung und von der Zwischenwelt der Imagination finden wir auch im keltischen

Weltbild, das mir persönlich sehr entspricht. Ich beziehe mich hier auf das Keltentum vor 52 n. Chr., dem Jahr des Sieges der Römer über Vercingetorix, nach dem dann die römische Denkweise die keltische verdrängte.

In der keltischen Denkweise gibt es die grundsätzliche Trennung von Geist und Materie nicht. In ihrer Vorstellung ist der Geist die Materie, und die Materie ist der Geist, beides sind nur verschiedene Erscheinungsweisen derselben Energie. Die Materie ist letztlich die Verwirklichung eines Gedankens oder eben die Verwirklichung der Imagination.[25] (Diese Sicht der Zusammenhänge zwischen Geist und Materie ist sehr alt und gleichzeitig sehr neu. Auch moderne Autoren wie der Physiker Fritjof Capra haben sich damit auseinandergesetzt.[26] Aus der Sicht der Analytischen Psychologie haben sich C. G. Jung selbst und vor allem Marie-Louise von Franz intensiv mit diesem Thema befasst.[27])

Das Gewicht liegt bei den Kelten auf einem vieldeutigen Bewusstseinszustand, auf der Vorstellung vom dauernden Gestaltwandel, von der kontinuierlichen Schöpfung. Alles im Kosmos ist in Bewegung, alles ist ineinander verflochten, die Welt ist nicht statisch, sondern immer in Bewegung, im Werden, »in statu nascendi«. Überall ist bewegte Energie, die zur Schöpfung drängt. Im Allgemeinen klammern wir uns viel zu sehr an die vermeintliche Sicherheit der statischen Welt. Alles, was einmal Form angenommen hat, sei es in der inneren oder in der äußeren Welt, suchen wir zu bewahren. Leben ist aber Schwingung, dauernde Bewegung; deshalb sollten wir lernen, nicht statisch zu denken und zu leben, sondern den Bewegungen und Veränderungen im Leben ruhig zu folgen und teilzuhaben an der kontinuierlichen Neuschöpfung der Welt.

Die Kelten unterscheiden drei Welten oder drei verschiedene Erscheinungsformen der Urenergie:

1. Die weiße Welt, die Welt der Energie vor der Formung, die Welt des Absoluten, die Welt der Urbilder, die Welt der Archetypen. In dieser Welt liegt die schöpferische Potenz des noch nicht Seienden. In dieser Welt liegen Ursprung und Vorbild alles Geschaffenen, aber auch dessen Ziel. Zeit und Raum sind aufgehoben, die Gegensätze sind ungetrennt.
2. Die konkrete Welt, die Dingwelt, die grobstoffliche Welt, die formgewordene Energie.
3. Zwischen der Welt der Archetypen und der konkreten Welt liegt das, was die Kelten die Wasserwelt oder die Flusswelt nennen, die Welt der feinstofflichen Energie, die dauernd in Bewegung, im Fließen, im

> Werden ist. In dieser Welt finden wir die Seelenlandschaft, wo außen und innen eins sind, die Imagination, das »subtile corpus« der Alchemisten.[28]

Diese Zwischenwelt der Imagination verbindet die Welt der Archetypen mit der konkreten Welt, was man sich etwa so vorstellen kann: Durch die Kraft der Imagination kann der Mensch die an sich nicht vorstellbare, weil ungeformte Energie der Urbilder in ein Stück konkrete Weltschöpfung transformieren. Er kann aber auch seine Erfahrung und sein Erleben an der konkreten Welt durch die Imaginationskraft abstrahieren und so zur Ausformung der Urbilder beitragen. Bei diesem Prozess der Wandlung der Energien durch Imagination spielt die moralisch verantwortliche Haltung des einzelnen Menschen eine ausschlaggebende Rolle. Deshalb gibt es für die Kelten auch kein absolut Böses oder Gutes; wesentlich ist für sie allein die Verantwortlichkeit im Handeln.

Ein kleines Beispiel soll dies erläutern: Wenn eine Familienmutter unter der Dominanz des negativen, zerstörerischen Aspekts des Mutterarchetyps steht, kann sie diese Kräfte unbewusst ausleben und die ganze Familie damit vergiften. Wenn sie aber spürt, dass ungute Kräfte in ihr am Werk sind, kann sie versuchen, diese zu gestalten und dadurch erkennbar zu machen. Im Falle des Sandspiels wird sie im Laufe der Zeit durch immer wieder neue Gestaltung Bewusstheit erlangen über die Art und Weise, wie diese negativen Kräfte in ihr wirksam werden, und über die Möglichkeiten, diese negativen Auswirkungen auf sich und ihre Familie zu vermeiden und vielleicht sogar in positive zu verwandeln. Die notwendige Veränderung im Bewusstsein wird entscheidend unterstützt durch das Beachten der unbewussten Komponenten, die sich im Sandbild oder natürlich auch in den nachfolgenden Träumen zeigen. Ausschlaggebend für eine Wandlung der Frau ist aber ihre echte Bereitschaft zur Konfrontation mit sich selbst und ihre sorgfältige und gewissenhafte Verantwortlichkeit gegenüber ihrem Prozess.

Warum ich die keltische Weltsicht in Zusammenhang bringe mit dem Sandspiel, hat folgenden Grund: In den Sandbildern können wir besonders gut die Welt der Imagination erkennen, die die Kelten Wasser- oder Flusswelt nennen. Durch die Serien von Sandbildern hindurch können wir dieses Suchen und Fließen der Energien verfolgen, wir können sehen, wie sich die Energien verdichten und eine Form finden, um dann einem neuen Ziel entgegen weiterzufließen. Ganz besonders schön kann man diesen sinnrichtigen Fluss der Energien bei Marias Sandbildern (siehe Abb. 28–34) verfolgen.

Auch die keltische Vorstellung der drei Welten oder der drei verschiedenen Erscheinungsweisen der Energie hat natürlich einen Bezug zum Sandspiel. Man kann die Verbindung dieser Welten untereinander im Sandspiel folgendermaßen sehen: Die Archetypen, als die allgemein menschlichen Vorstellungs-Urbilder, wirken konstellierend auf die frei fließende feinstoffliche Energie. Diese wird gelenkt und verdichtet durch die menschliche Imaginationskraft. Diese Imaginationen finden im Sandbild immer wieder für kurze Zeit eine konkrete Form, sie verstofflichen sich, werden dann aber wieder zurückgenommen als inneres Bild in die ungreifbare innerpsychische Welt der bewegten und bewegenden Imaginationen. Das Sandbild selbst ist konkrete, Form gewordene Energie, aber das innere Bild davon ist sozusagen ein dem Menschen zur Verfügung stehender Energievorrat, der sich sowohl geistig-seelisch als auch körperlich auswirken kann. Das Sandbild selbst ist demnach nicht das Wichtigste, es ist nur eine notwendige Zwischenstation. Ausschlaggebend ist der Prozess der sich wandelnden imaginativen Kräfte, die aus der sich wiederholenden Verbindung von Analysand und Sand, Bewusstem und Unbewusstem entstehen.

Am Beispiel der Familienmutter haben wir gesehen, dass bei Beginn einer Therapie ein negativer Aspekt eines bestimmten Archetyps konstelliert sein kann. Man kann sich nun fragen, ob nicht auch vom Analytiker her negative archetypische Kräfte konstelliert sein können, die sich für den Analysanden schädlich oder gar zerstörerisch auswirken. Oder man kann sich fragen, was der Analytiker dazu tun kann, dass positive, fördernde Kräfte konstelliert werden. Das sind ganz wesentliche Fragen, besonders bei einer nonverbalen Therapiemethode, wo die unbewussten Kanäle zwischen Analytiker und Analysand weit offenstehen (siehe Kap. 12).

Die alchemistische und die keltische Vorstellung vom Wesen der Imagination mögen die Leser interessieren, die sich mehr auf die weltanschaulichen Zusammenhänge konzentrieren. Es gibt aber auch die naturwissenschaftliche Auseinandersetzung mit der Imaginationskraft. Ich beziehe mich hier auf das Buch der Ärztin Jeanne Achterberg *Die heilende Kraft der Imagination*, dessen Originaltitel *Imagery in Hearing: Shamanism and modern Medicine* aber besser ausdrückt, zwischen welchen Polen die Autorin eine Verbindung sucht und herstellt.[29]

Ich beziehe mich im Folgenden auf die Erkenntnisse, die mir für das Verständnis des Sandspiels wichtig erscheinen. Daher möchte ich mich nur kurz auf die Beleuchtung des Zusammenhangs zwischen Vorstellungsbildern und körperlichen Reaktionen konzentrieren.

Achterberg geht davon aus, dass Vorstellungsbilder auf physische Reaktionen eine direkte und eine indirekte Wirkung haben und umgekehrt ebenfalls von ihnen beeinflusst werden. Die Vorstellungsbilder können unter Beteiligung aller Sinnesorgane entstehen, aber ebenso gut ohne entsprechenden äußeren Reiz (also Lichtwellen, Schallwellen, Geruchsmoleküle) auftreten. Man nimmt an, dass Vorstellungsbilder zwar nicht notwendigerweise identische, aber ähnliche innere Reaktionszustände auslösen wie die eigentlichen Stimuli. Zum Beispiel werden angstbesetzte Vorstellungen oder intensive sexuelle Fantasien von dramatischen physiologischen Veränderungen begleitet. Physiologische Erregungszustände werden mit der Vorstellung schädlicher Reize in Verbindung gebracht, messbar an Herzfrequenz, Muskelanspannung und Grad des Hautwiderstands. (Diese Zusammenhänge werden etwa beim sogenannten Lügendetektor und in der analytischen Psychologie beim Assoziationsexperiment ausgenützt.) Jeanne Achterberg entnimmt den Arbeiten verschiedener Forscher, dass Vorstellungsbilder sogar in der Lage sind, Bereiche des Immunsystems zu beeinflussen (siehe Kap. 12, *Pia*).

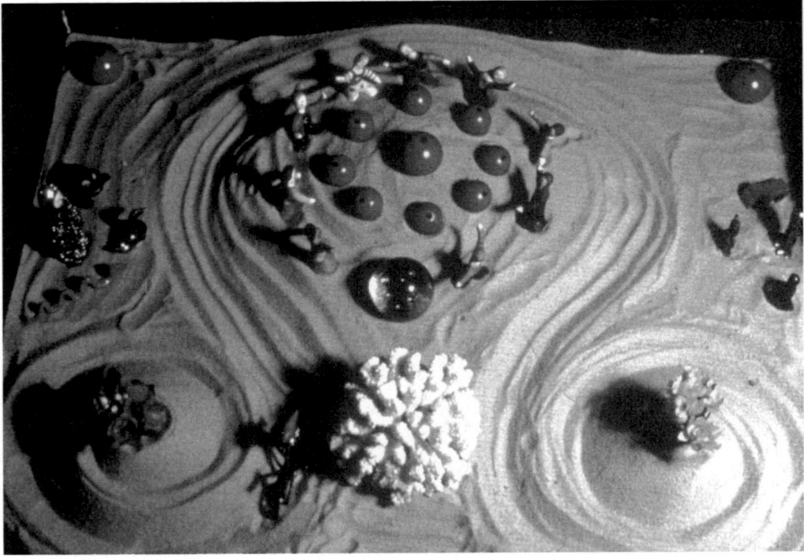

Abb. 9: Sandbild einer 42-jährigen Frau, Uterus und Eierstöcke in fruchtbarem, »tanzendem« Zustand

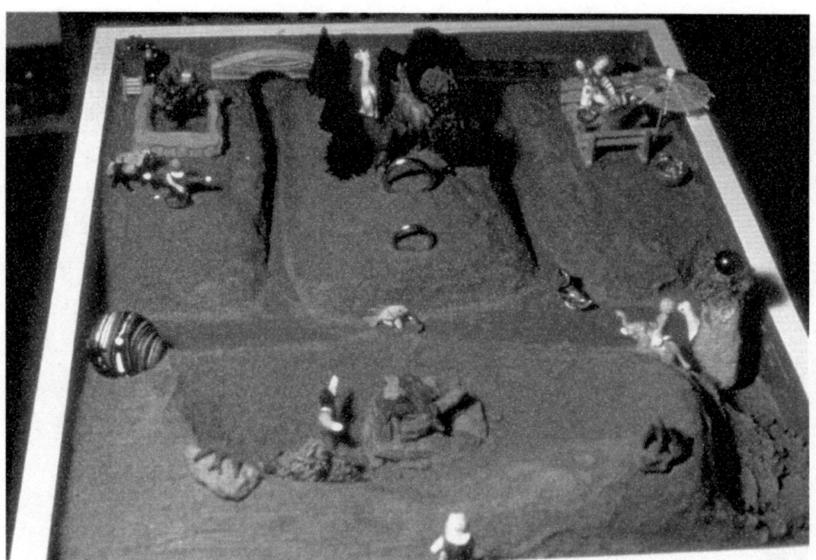

Abb. 10: Sandbild einer 43-jährigen Frau. Links die introvertierte, denkerische Seite, rechts die fröhliche, extravertierte Seite, dazwischen die energetische Verbindung

In der Praxis der Sandspieltherapie können wir in Bezug auf physiologische Reaktionen Folgendes beobachten: Das Gestalten eines Sandbildes kann bei einem Analysanden sehr heftige Reaktionen auslösen, wie etwa Zittern, Schweißausbrüche, Schwächeanfälle, Urindrang, Weinen; aber auch Entspannung und Beruhigung der Herztätigkeit und des Atems, Glücksgefühl und Wohlbefinden, Entspannung des Magens, allgemeine Verbesserung der sinnlichen Wahrnehmungsfähigkeit.

Andererseits kann ein Sandbild auch die Befindlichkeit der Körperorgane darstellen, zum Beispiel das »glückliche« Befinden der weiblichen Geschlechtsorgane (siehe Abb. 9) oder die persönliche unbewusste Darstellung der linken und der rechten Hirnhemisphäre (siehe Abb. 10). In der Abbildung 11 können wir die einzelnen Energiezentren erkennen.

Im Laufe der vielen Jahre, in denen ich mit dem Sandspiel gearbeitet habe, konnte ich feststellen, dass die unangenehmen Körperreaktionen meistens am Anfang einer Therapie auftreten, sich dann langsam verändern und in Gefühle der Erleichterung und Freude übergehen; Freude am Spielen, Freude am Gestalten, Freude an der Schönheit der geformten Bilder (siehe Abb. 2, Abb. 27 und Abb. 38). Freude und Glücksgefühle über die

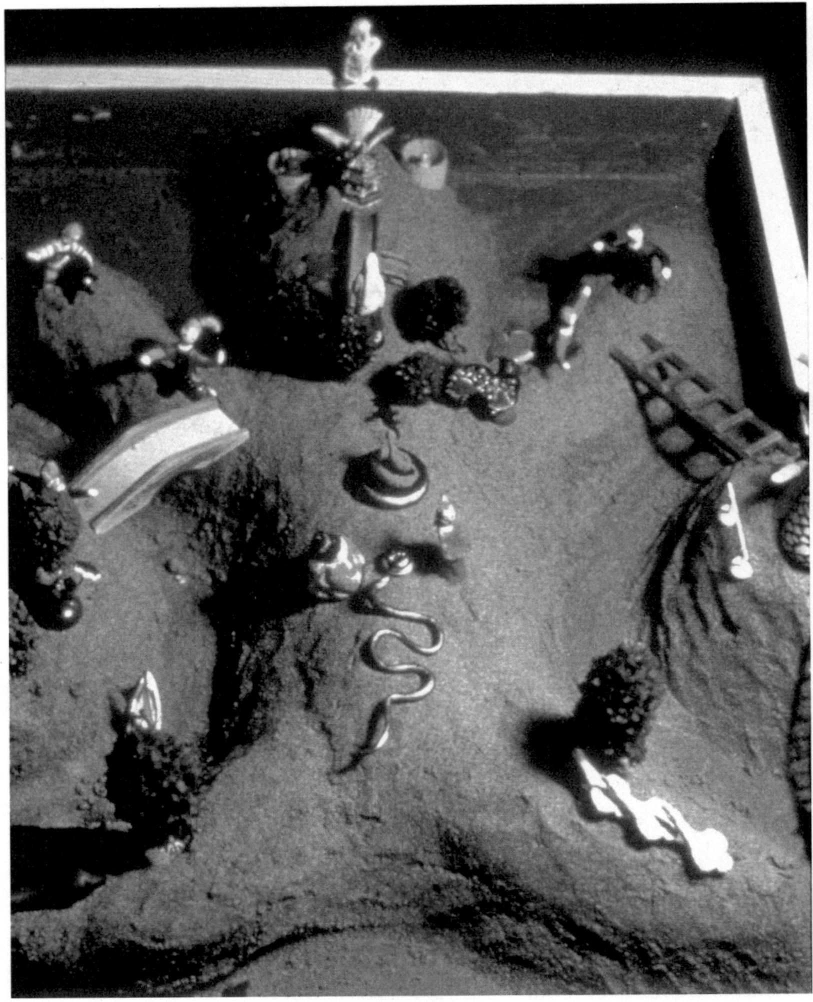

Abb. 11: Sandbild einer 43-jährigen Frau. Körperdarstellung mit sichtbaren Energiezentren, Chakras

Schönheit der eigenen Bilder wirken sich, wie jedermann verstehen wird, auf die seelische und körperliche Gesundung und Gesundheit äußerst positiv aus. Gerade beim Sandspiel können wir an der Wahl der Objekte erkennen, wie groß das Bedürfnis bei Erwachsenen und Kindern nach Schönheit ist. Darum brauchen wir in unserer Sammlung auch schöne, farbige, sinnreiche Dinge, die sorgsam gearbeitet und gesammelt wurden. Aus diesen Objekten werden dann liebevoll Sandbilder gestaltet, die in ihrer Schönheit kleine persönliche Gaben an Gott darstellen. Und wiederum bleiben sie in ihrer äußeren Form nicht bestehen, sondern werden verinnerlicht als Quellen des Glücks und der Freude, die einem niemand wegnehmen kann. Auch der Analytiker ist von diesen Bildern tief berührt. Oft denke ich, welch großes Geschenk uns unsere Analysanden doch machen, indem sie uns an ihren Seelenbildern teilhaben lassen.

6 Anwendung des Sandspiels in der analytischen Arbeit

Meine erste Begegnung mit der Methode des Sandspiels machte ich in der Praxis von Dora Kalff. Dort durchlebte ich meinen eigenen Sandspielprozess, später arbeitete ich als ihre Assistentin mit Patienten.

Dora Kalff vermittelte mir eine sehr konzentrierte Art von Sandspiel, das heißt, jede therapeutische Sitzung war der Gestaltung eines Sandbildes gewidmet. Natürlich wurde über das, was im Sandkasten geschah, und über andere Dinge, die mich bewegten, auch gesprochen, gelacht, geweint in diesen Stunden, aber die Bilder wurden nicht analysiert.

An dieser Stelle ist es mir ein Bedürfnis, eine Begebenheit aus meinem Sandspielprozess mit Dora Kalff zu erzählen. Es ist mehr als 40 Jahre her, aber diese Episode hinterließ eine unverwischbare Spur in meiner Erinnerung.

Ich gestaltete im feuchten Sand eine Art Ackerlandschaft mit Ackerfurchen. Dann nahm ich eine mir ganz unbekannte, roh geformte Figur und stellte sie an den Ackerrand. Wie immer war Frau Kalff ganz konzentriert auf mein Tun. Nach einer kleinen Pause schaute sie mich an und fragte: »Kennen Sie diese Figur?« »Nein«, sagte ich. »Möchten Sie wissen, was sie bedeutet?« »Ja, gerne.« Dann erzählte sie ruhig und eindrücklich von dieser Figur, und ich spürte, dass sie selber eine tiefe Verbindung zu ihr hatte.

Nach ein paar Minuten der Stille fragte sie mich: »Verstehen Sie jetzt, was Sie gemacht haben?« Ich verstand und habe es bis heute nicht vergessen. Frau Kalff hat gesehen, gespürt, verstanden, dass es in jenem Moment für mich wichtig war zu erkennen, d. h. mir bewusst zu werden, was die Figur am Rande des Ackers, nicht nur für sich allein, sondern in Bezug auf den Acker bedeutete. Ein Acker allein, ohne erkennenden, sehenden Menschen, ist wie die große, weite, stille, unberührte und unbewusste Natur, so wie ich sie zum Beispiel in Namibia erlebte. Eine unendliche Ebene von Grasland, dahinter die Sanddünen, die Felsformationen, der Himmel. Nichts hört man, nur den Wind. Langsam und lautlos bewegt sich vielleicht eine Oryxgazelle durch das Gras – es könnte heute sein, es hätte vor tausend Jahren sein können.

Das Bewusstsein eines Menschen kann sich auflösen im Unbewussten dieser Zeit. Es ist eine andere Zeit als unsere lineare, schnelle Zeit. Die Natur vegetiert zeitlos, sie schläft in unbewusstem Zustand, sie *ist* einfach.

Erst wenn jemand diese Natur bewusst sieht und erkennt, erst wenn ein Mensch die tiefe, numinose Emotion in sich erlebt, die das Erkennen der Schöpfung auslöst, fängt sie an zu existieren. Es braucht einen Menschen, der bewusst sieht, hört, spürt, fühlt, erkennt. Dieses Gefüge konnte sich in meiner Szene, der Figur am Rande des Sandspiel-Ackers, manifestieren.

Ich stand damals unbewusst vor meinem Sandbild. Auf sehr subtile Art hat Frau Kalff mich dahin geführt, »zu erkennen«.

Diese ganz auf das Gestalten im Sand konzentrierte erste Therapiephase verlangt vom Analysanden viel Hingabe und Geduld. Man arbeitet sich wie in einem geschlossenen Gefäß langsam auf seinem Seelenweg vorwärts. Keine Beurteilung, keine rationale Interpretation stört den Fluss des therapeutischen Prozesses, auch die Neugierde auf Erklärungen vonseiten des Analytikers wird ausgeschlossen, was oft schwer zu ertragen ist. Der Analysand muss sich mit seiner Ungeduld auseinandersetzen, muss den inneren »Macher« beiseite schieben, muss Eigenschaften erlernen wie Geduld, Hingabe, Geschehenlassen, Vertrauen in die eigene Seele und in den Analytiker.

All das ist schwer für heutige Menschen, lehrt sie und bringt ihnen aber etwas sehr Kostbares: innere Ruhe.

Dieser »reine« Sandspielprozess fordert mit seiner großen Hinwendung und ungestörten Konzentration auf die eigene Seele den Selbstheilungsvorgang des betroffenen Menschen in einer ganz besonderen Weise. Nach meiner Erfahrung sind diese Therapien auch kürzer als verbale Therapien und Analysen und haben eine runde, geschlossene Form, weil im zweiten Teil des Prozesses durch die Wiederdurchsicht und Bearbeitung der Sandbilder, die Rückschau anhand der Fotografien, das therapeutische Geschehen noch einmal aufgenommen, im Bewusstsein verfestigt und abgerundet und dadurch in den Alltag zurückgebracht wird. Ein Beispiel dafür finden wir im Kapitel 8 und 13.

Es gibt immer wieder Menschen, die sich auf diese ganz geschlossene, konzentrierte Art des Sandspiels einlassen wollen und können.

Andere haben den Wunsch, in der Sitzung einerseits ein Sandbild zu gestalten, andererseits aber auch vertieft über ihre Träume und ihre Alltagsprobleme zu sprechen. Dann schlage ich längere Sitzungen vor, die genügend Zeit lassen sowohl für ein Sandbild als auch für das analytische Gespräch. In diesem Setting wird es nun sehr deutlich, dass die therapeutische Haltung des Analytikers beim Wechsel vom Sandkasten zum Gespräch grundsätzlich die gleiche bleiben muss. Am Sandkasten ist die Aktivität ganz beim Analysanden; der Analytiker gibt weder Anweisungen noch Deutungen. Seine Haltung ist offen, unvoreingenommen und respektvoll vor dem, was der Analysand gestaltet. Er muss sich immer bewusst sein, dass er auch nach langjähriger Erfahrung im Grunde genommen nicht weiß, was ein Sandbild für den Analysanden bedeutet. Jedes nachfolgende Bild deutet ja ein Stück des vorangegangenen. Diese respektvolle, sich selbst zurücknehmende Haltung, die immer bezogen ist auf die Äußerungen und Assoziationen des Analysanden, nehmen die Analytiker Jung'scher Richtung aber auch bei der therapeutischen Arbeit mit Träumen oder Bildern ein. Ob verbal oder nonverbal gearbeitet wird, es ist immer eine respektvolle Zusammenarbeit zwischen zwei Menschen im Hinblick auf ein Drittes, nämlich den Individuationsprozess des Analysanden und in einem gewissen Maße auch des Analytikers. Auch dieser wandelt sich durch jede Therapie.

Persönlich schätze ich diese Art von Setting sehr, denn es erlaubt, ein konstelliertes Thema von verschiedenen Seiten beziehungsweise über verschiedene Ebenen des Bewusstseins und des Unbewussten anzugehen. Wie ich im Falle von »Anna« (siehe Kap. 11) zu zeigen versuche, bewegen sich dabei die Sandbilder im Vergleich zu Träumen meistens auf einer noch tieferen unbewussten, weil körperlichen Ebene und sind daher auch am schwierigsten zu deuten. Erfahrungsgemäß vergehen mindestens einige Monate, bis Inhalte von Sandbildern vom Bewusstsein aufgenommen werden. Warum sollte also der Analytiker diese zu einem Zeitpunkt zu deuten versuchen, wo sie vom Bewusstsein noch gar nicht aufgenommen werden können?

Am deutlichsten kann man die unterschiedliche Tiefe der unbewussten Ebenen von Träumen und Sandbildern erkennen, wenn man über längere Zeit eine Traumanalyse verfolgt, die in größeren Intervallen von der Gestaltung von Sandbildern begleitet wird oder wenn ein Analysand grundsätzlich eine verbale Analyse durchläuft, aber bei Bedarf alle paar Wochen einmal ein Sandbild gestaltet. Wenn man dann rückblickend den Verlauf des therapeutischen Prozesses überschaut, kann man feststellen, dass die Träume beispielsweise um Themen der Jugend, der Familie, der beruflichen Entwicklung kreisten, während die Sandbilder körperliche Motive wie Empfängnis, Wachstum eines Embryos oder Geburt zeigten. In diesem Falle war dann der verbale therapeutische Prozess, der sich aus dem Dialog zwischen dem Bewusstsein und dem familiären oder persönlichen Unbewussten entwickelte, begleitet von einem zweiten nonverbalen Prozess, der sich »fast im Stillen« oder meist nur vom Analytiker bemerkt auf der Körperebene vollzog. Aus diesen »doppelspurigen« Prozessen habe ich gelernt, dass körperliche Vorgänge (auch krankhafte Veränderungen im Körper) wohl mit den Händen dargestellt werden können, aber vom Bewusstsein des Analysanden kaum wahrgenommen werden. Der geschulte Sandspieltherapeut jedoch kann die Zusammenhänge erkennen. Aus diesem Grunde liegt meines Erachtens im Sandspiel im Zusammenhang mit der Medizin noch ein großes, unbearbeitetes Potenzial.

Im Weiteren habe ich aus diesen Therapien und auch aus anderen Sandspieltherapien, die in unregelmäßigen, größeren Intervallen stattfinden, gelernt, dass die Psyche eine innere Zielgerichtetheit hat, die sich weder durch unregelmäßige Sitzungen noch durch größere zeitliche Abstände zwischen den Sitzungen in ihrer Entwicklung stören lässt. Die sinnrichtigen Zusammenhänge zwischen den einzelnen Sandbildern bleiben erhalten und lassen uns Sandspieltherapeuten immer wieder respektvoll staunen ob der zielgerichteten Weisheit der Seele. Zuletzt möchte ich noch eine Möglichkeit erwähnen, wie das Sandspiel in der analytischen Arbeit verwendet werden kann. Einige Menschen fühlen sich weder psychisch krank noch gehen sie durch eine Lehranalyse, aber sie haben aus verschiedenen Gründen hin und wieder das Bedürfnis, in Kontakt zu kommen mit ihrem Unbewussten. Sie suchen den Dialog mit sich selber und auch mit mir als Analytikerin. Sie suchen bewusst die Begegnung mit dem Unbekannten, dem Unerwarteten, und sie haben meistens auch die nötige seelische Stärke und Reife, sich in dieses Abenteuer zu begeben. Sie sind bereit für das »Spiel« mit dem Sand, mit dem Unbewussten und empfinden das »Spielen« nicht mehr als »schmerzhafte Demütigung«, wie C. G. Jung es in seinen Erinnerungen ausdrückte, sondern gestalten locker und spontan ein Bild. Dann fordere ich sie auf, mir zu dem Bild etwas zu erzählen oder darüber zu fantasieren. Nach einiger Zeit beginne ich auf das, was ich höre und sehe, zu antworten oder auch meine aufsteigenden Fantasien und Gedanken zu äußern.

So entsteht – immer mit Blick auf das Sandbild – ein Dialog zwischen meinem Analysanden und mir, der oft spielerisch, fantasierend beginnt, meistens aber schnell in die Tiefe geht und das bis dahin verborgene Problem berührt. Das ganz Besondere an diesen Gesprächen am Sandkasten ist, dass, weil beide immer bezogen sind auf das Dritte, nämlich das Sandbild zwischen uns, vom Analysanden Dinge von so großer Tiefe und Intimität ausgesprochen werden können, wie ich sie in der »Face to face«-Situation der verbalen Analyse sehr selten zu hören bekomme. Es entsteht eine ähnliche Situation wie in den Märchen, wenn etwa vom Märchenhelden die größten Leiden, Wünsche oder Geheimnisse einem alten Eisenofen anvertraut werden. Am Ofenrohr lauscht aber der König – also die Analytikerin. Diese kann, wiederum durch das Ofenrohr, antworten oder ihre Gedanken äußern, ohne dabei dem Märchenhelden zu nahe zu treten, weil dieser nämlich die Freiheit hat, aus dem Eisenofen nur diejenigen Worte aufzunehmen, die für ihn im Moment stimmig sind. Die anderen lässt er im Ofen ruhen. Vielleicht erinnert er sich eines Tages an sie, dann holt er sie aus dem alten Ofen heraus, denn dort sind sie wohlaufgehoben und gehen nicht verloren. Genauso verhält es sich auch beim Sandspiel. Der Analysand nimmt nur so viel aus einem Bild mit sich, wie er zu diesem Zeitpunkt aufnehmen kann. Das andere nimmt er vielleicht später auf, wenn er sich wieder in die Fotos seiner Bilder vertieft.

Das Sandspiel kann also in der analytischen Arbeit auf ganz verschiedene Weise verwendet werden. Das Spektrum geht von fortlaufenden Prozessen, die sich mehrheitlich im Unbewussten entwickeln und erst in der zweiten Phase bewusstgemacht werden, bis zur punktförmigen Auseinandersetzung mit dem Sandbild auf bewusster Ebene. Das »Spiel mit dem Sand« ist im Sinne der Jung'schen Psychologie immer analytisch, wenn sich das Bewusste und das Unbewusste gegenseitig befruchten und aus dieser Befruchtung eine erneuerte, gereifte Persönlichkeit herauswächst.

7 Raumsymbolisches Deutungsschema

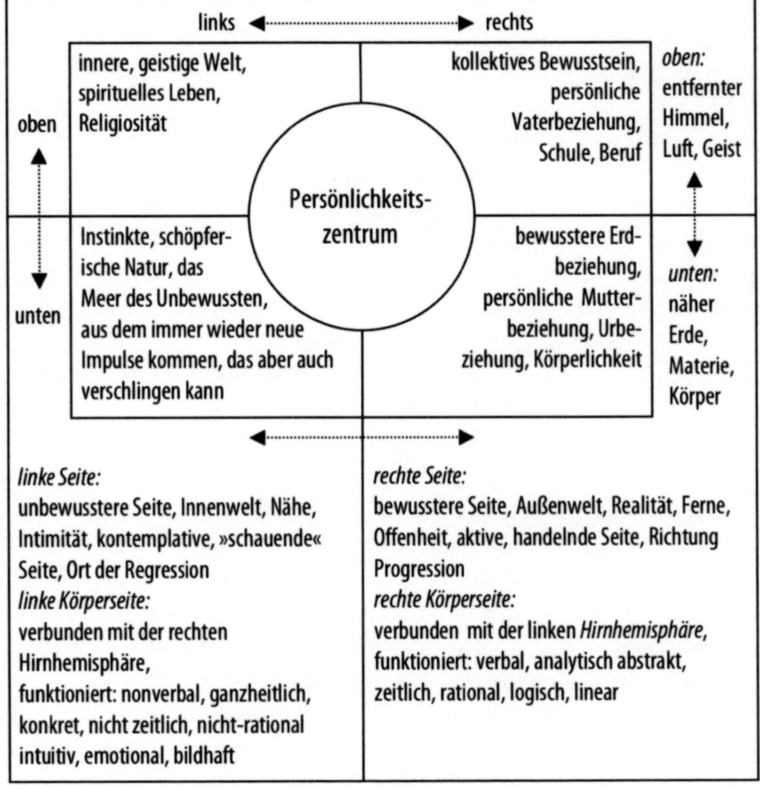

Ein Sandbild kann verschiedene Bewusstseinsebenen und in diesen wiederum verschiedene Befindlichkeiten eines Menschen gleichzeitig enthalten. Es kann so vieldeutig und kompliziert sein wie die geistig-seelisch-körperliche Welt des Sandspielenden. Daher ist für die Interpretation der Sandbilder ein allgemeines raumsymbolisches Deutungsschema sehr hilfreich. Ich habe es mir zusammengestellt aus allgemeingültigen Kriterien, aus der Ikonografie insbesondere der christlichen Kunst und meinen Erfahrungen mit der therapeutischen Methode des Sandspiels. Vor allem aber habe ich die Symbolik des Raumes aus den Bewegungen des Körpers abgeleitet. Immer wieder ließ ich die Studierenden am Jung Institut Zürich ihre Arme und Hände bewegen: Sich öffnend nach rechts und links, nach oben und unten; sich schliessend gegen die Mitte und anderweitig, wie es beim Gestalten im Sand vorkommt, um herauszufinden, welche Empfindungen und Gefühle sie mit diesen Körperbewegungen verbanden. Die Hände sind übers Kreuz mit den Hirnhälften verbunden, drücken also schon als Verlängerungen des Hirnes verschiedene Funktionen und Emotionen aus. Die Wirkung Hirn-Hand geht interessanterweise nicht nur vom Hirn zur Hand, sondern auch als Wechselwirkung von der Hand zum Hirn, was das Sandspiel auch medizinisch sehr interessant macht.

So ist mein Schema vor allem empirisch aus den Körperbewegungen heraus entstanden. Und doch soll es uns nur eine willkommene Orientierungshilfe sein, und wir sollen jederzeit bereit sein, allgemeine Deutungskriterien zu überdenken und der persönlichen Entwicklungsstufe und Lebenssituation des Analysanden anzupassen.

Beim Sandspiel gibt es dadurch eine besondere Schwierigkeit, dass die räumliche und die flächige Erfassung vermischt werden. Durch die plastische Verarbeitbarkeit des Sandes ergibt sich im Sandkasten eine Entwicklung von unten nach oben. Der Analysand kann in die Tiefe arbeiten und in die Höhe, er kann den Sand stark plastisch bearbeiten oder beinahe nicht berühren. Diese Verschiedenheiten müssen bei der Interpretation auch beachtet werden. Je plastischer jemand arbeitet, je mehr Licht und Schatten in sein »Weltbild« kommen, desto mehr nähert er sich der konkreten, materiellen Welt an. Ich beobachte auch, dass mit der wachsenden Plastizität im Bild auch die psychischen Schattenseiten des Analysanden immer deutlicher sichtbar werden.

Der Analysand steht aber nicht *im* Sandkasten, sondern *davor*. Dadurch erlebt er den Sandkasten wie ein Stück Papier, auf das er ein Bild malt. So wird der nähere Sandkastenrand zum unteren Bildrand und der entferntere zum oberen Bildrand. Grundsätzlich fotografieren und interpretieren wir die Sandbilder immer zuerst vom Standpunkt des Gestaltenden aus.

Die Mitte des Sandbildes stellt das zentrale Motiv dar. Mandalas als verschiedene Aspekte des Selbst habe ich bis jetzt immer in der Mitte der Sandbilder gefunden, sie verbildlichen ja auch die Zentrierung der Persönlichkeit.

Über Motive in den vier Ecken kann gesagt werden, dass sie oft die prägenden Komponenten, die Rahmenbedingungen des Geschehens darstellen.

Im Allgemeinen habe ich die Erfahrung gemacht, dass neue geistige Impulse aus der linken, oberen Ecke ins Bild kommen (siehe Abb. 15 und Abb. 36). Kräfte, die aus der linken, unteren Ecke kommen (siehe Abb. 14, Abb. 29 und Abb. 36), zeigen eher einen Zustrom vom Unbewussten bzw. von Energien aus der Körper- und Instinktsphäre an. Kräfte aus der Außenwelt, beispielsweise auch aus der Gegenübertragung des Analytikers auf den Analysanden, zeigen sich meistens von rechts kommend an (siehe Abb. 21 und Abb. 31). Auf jeden Fall aber muss die Position des Analytikers sorgfältig berücksichtigt werden, weil man von Objekten in dieser Richtung sehr oft Rückschlüsse auf die Übertragung des Analysanden auf den Analytiker ziehen kann (siehe Abb. 43).

Bewegungen nach links deuten auf Regression, also ein Zurückfließen der Energien ins Unbewusste, was ein Versinken im Unbewussten bedeuten kann, oder aber ein Zurückfließen und Sammeln der Energien im Unbewussten mit dem Ziel der erneuten Progression.

Die Bewegung von links unten nach rechts oben zeigt eine Entwicklung in die Außenwelt, »ins Leben« an. Sie ist häufig bei jüngeren Menschen anzutreffen.

8 Eva – Der Heilungsprozess einer schwer depressiven Frau

Eva ist eine gut aussehende, intelligente Frau aus einer gebildeten, gutbürgerlichen Familie. Sie ist verheiratet und wohnt in einer kleinen Ortschaft in der Schweiz.

Als sie das erste Mal mit mir Kontakt aufnahm, war sie 40 Jahre alt und hatte zwei schulpflichtige Kinder. Nach dem Abitur hatte sie keine Berufsausbildung abgeschlossen, doch während ihrer Ehe verschiedentlich in Teilzeitbeschäftigungen gearbeitet. Zum Zeitpunkt des Therapiebeginns bei mir war sie in einem sozialen Beruf tätig, den sie objektiv gesehen gut erledigte. Subjektiv jedoch fühlte sie sich in ihrer Arbeit in der Regel unzulänglich, wertete ihre Leistungen meistens ab, wollte die Tätigkeit auch öfters aufgeben. Immer wieder aber ließ sie sich von ihren Kollegen und Vorgesetzten, die ihre Mitarbeit offensichtlich schätzten, zur Weiterarbeit bewegen.

Eva hatte wegen anhaltender, schwerer Depressionen schon verschiedene Therapien und Analysen begonnen und sich auch in die therapeutische Arbeit hineinbegeben. Aus verschiedenen Gründen wurden diese Therapien immer wieder abgebrochen, ohne aber zu einer sichtbaren Besserung oder gar Heilung geführt zu haben. Im Gegenteil, durch die Problematik unaufgelöster Übertragung zwischen ihr und ihren männlichen Therapeuten hinterließen sie zusätzliche tiefe Wunden in Evas Selbstwertgefühl als Frau. Ihr Seibstwertgefühl schwankte ohnehin trotz ihrer körperlichen Schönheit und Gesundheit und ihrer geistigen Begabung zwischen einer gewissen mäßigen Wertschätzung ihrer Person und einem tiefen zerstörerischen Selbsthass, begleitet von massiven Schuldgefühlen.

Dieser Selbsthass äußerte sich einerseits darin, dass sie ihren Körper schlug, kratzte und zerschnitt, anderseits darin, dass sie sich durch Alkohol- und Medikamentenmissbrauch zerstören wollte. Alkohol und Medikamente dienten ihr aber vor allem zur Überdeckung und Verdrängung ihrer hinter dem Selbsthass liegenden Verlorenheits- und Angstzustände, die immer wieder ein solches Ausmaß annahmen, dass sie sich nur noch Ruhe und Erlösung in der Auflösung des Bewusstseins oder im Tod wünschte. In solchen Zeiten begab sie sich jeweils freiwillig für einige Wochen in eine Klinik, wo sie Schutz und Ruhe fand. Die abgeschlossene Atmosphäre der Klinik tat ihr für kurze Zeit gut, und die Medikamente dämpften ihre Angstzustände und Todeswünsche.

Grundsätzlich änderten die Klinikaufenthalte an Evas psychischem Zustand aber nichts; meines Erachtens wäre dies auch bei der allerwirksamsten Betreuung in diesen wenigen Wochen gar nicht möglich gewesen. Immerhin gewährleisteten sie aber Evas Überleben, was von ihrem heutigen Leben her gesehen als ein Glück erscheint.

Zusammenfassend kann man sagen, dass Eva an einer schweren narzisstischen Störung litt.

Über Evas Jugend und Familienverhältnisse kann aus Diskretionsgründen nur sehr wenig gesagt werden. Sie ist das einzige Kind ihrer Eltern. Ihre Mutter hatte eine depressive Wesensstruktur. Ihr Vertrauen in sich selbst als Frau und in das Leben an sich wurde vor Evas Geburt durch ein sehr schweres traumatisches Erlebnis derart gestört, dass sie ihrer Tochter keine positive Einstellung gegenüber sich selbst und der Welt weitergeben konnte, sondern Gefühle der Verlassenheit, Minderwertigkeit und Angst auf sie übertrug.

Evas Vater war ein leistungsbetonter, rational denkender Mann. Eva hatte an sich eine positive Beziehung zu ihm und er wohl auch zu ihr, doch konnte sich diese gegenseitige Zuneigung nicht fruchtbar auf Evas Selbstwertgefühl auswirken. Ihr Vater wollte oder konnte die Hintergründe der andauernden, tiefen Depression seiner Tochter nicht einsehen, geschweige denn sich einfühlen. Er glaubte daran, dass mit der Kraft des Willens alles machbar sei und eine Depression durch Willensanstrengung und Arbeiten aufgelöst oder doch wenigstens in Schach gehalten werden könne.

Ganz ähnlich war die Einstellung von Evas Mann. Er hatte Mühe zu verstehen, dass die »Krankheit« seiner Frau nicht eine Angelegenheit von Verwöhntheit, Willensschwäche oder gar Bosheit war, sondern das Resultat einer nicht geheilten, im Gegenteil immer wieder aufgerissenen, tiefen Verwundung an der Lebensbasis. Er meinte, mit bewusstem Wollen und Disziplin könne seine Frau ihr Leben in Ordnung halten. Weder er noch Evas Vater konnten sich in Evas abgründige Verlassenheit und Ängste einfühlen.

Auf die Gründe dafür kann ich hier nicht genauer eingehen. Ich möchte nur darauf hinweisen, dass existenzielle Angst und Gefühle der Schwäche und Verlassenheit in der heutigen Zeit von einem Mann in leitender Position beinahe verdrängt werden *müssen*, weil sie das geforderte Leistungsvermögen natürlich empfindlich schwächen. Der Gedanke liegt daher nahe, dass diese verdrängten, dunklen Seelenseiten sich auf die »schwächeren« Familienglieder, zum Beispiel die Ehefrau oder die Tochter verschieben und von diesen stellvertretend gelebt werden müssen.

Der von beiden so sehr betonte *Wille* wird in der analytischen Psychologie definiert als »die dem Bewusstsein zur freien Verfügung stehende psychische Energie«. Wer sich diese Definition überlegt, wird leicht einsehen, dass ein Mensch nicht seinen Willen mobilisieren und für gezielte Leistung einsetzen kann, wenn er an einer derart elementaren Verlassenheit und Selbstentfremdung leidet wie Eva. Sie brauchte alle Energie zum Überleben, denn wie wir weiter unten aus ihren Sandbildern sehen werden, drohte sie immer wieder an dieser Wunde zu verbluten, was bedeutet, dass ihre Lebensenergie von ihr wegfloss, und ihre innere Quelle, aus der ihr neue zufließen konnte, noch nicht erschlossen war (siehe Abb. 20).

Dieses Unverständnis für ein nicht rational erfassbares, bei vielen Menschen bis zur Unspürbarkeit verdrängtes Leiden ist in der heutigen Zeit weit verbreitet. Die Vorstellung, die Seele sei rational steuerbar und die Heilung von seelischem Leiden machbar, wenn der Patient nur »wolle«, ist typisch für unsere leistungsbetonte Gesellschaft. Das Feine und Verletzliche der menschlichen Seele wird schlechthin nicht beachtet. Zeit und Raum, die die seelische Entwicklung braucht, werden nicht gewährt. Die Bedürfnisse und Äußerungen der Seele werden großteils verdrängt zugunsten von Leistung, Entwicklung, Fortschritt, Stabilität, Ordnung.

Besonders die männliche Welt findet viele rational belegbare, einleuchtende Gründe, um das Wesen der Seele zu verdrängen und seelisches Leiden als die Äußerung einer willensschwachen, verweichlichten Persönlichkeit einzustufen. Deswegen ist das Leiden aber doch existent. Nicht nur das Leiden am eigenen Unvermögen, sein Leben positiv annehmen zu können, sondern vor allem das grundsätzliche Leiden am eingeschränkten und bedrängten Lebensraum für die Bedürfnisse und Äußerungen der Seele macht sich besonders bei Frauen in hohem Maße bemerkbar. Mit Absicht nenne ich meine Analysandin hier Eva, weil ihr Leiden auch das Leiden vieler anderer Frauen ist, vielleicht nicht in diesem Ausmaß, aber doch von der Ursache her.

Eva hatte von mir im Zusammenhang mit der Methode des Sandspiels gehört. Als sie zum ersten Mal in meine Praxis kam, sah ich vor mir eine fahle, verkrampfte, tieftraurige Frau. Ihr Körper war zusammengezogen, hart und kalt, als wenn sich alle Schwingung und Wärme ganz ins Innerste zurückgezogen hätte. Sie nahm auch oft im Sitzen eine Art Embryonalstellung ein, verschränkte die Arme vor der Brust, als wenn sie ihr Herz schützen wollte. Sie weinte viel und erzählte mir unzusammenhängend aus ihrem Leben. Immer wieder sagte sie, dass sie gar keine Hoffnung mehr auf eine Besserung habe und dass es ihr unmöglich sei, anderen Menschen zu vertrauen. Sie nehme schon am Morgen Alkohol und Medikamente zu sich, um wieder schlafen zu können. Dadurch vernachlässige sie ihre Familie und ihre Arbeit, was wiederum quälende Minderwertigkeits- und Schuldgefühle in ihr auslöse.

Sie bot das Bild eines halbtoten, frierenden Vogels, und der natürliche Impuls wäre gewesen, sie in die Arme zu nehmen und zu erwärmen. Das tat ich aber nicht, denn halb erfrorene Wesen müssen sehr vorsichtig erwärmt werden. Weil Analytiker aber auch Menschen sind, machte ich ihr einen Kaffee, als wortloses Zeichen dafür, dass ich spürte, wie kalt ihr ums Herz war. Die erste Begegnung mit einem Analysanden ist für mich sehr wichtig, weil dann mein »Auge« noch durch kein bewusstes Wissen über ihn getrübt ist. Auch in dieser Stunde sagte ich sehr wenig, hörte einfach zu und versuchte instinktiv und intuitiv zu erfassen, was für ein Mensch hinter dieser traurigen, verfrorenen Frau verborgen sein könnte. Eine Begebenheit vom Beginn dieser Therapie scheint mir noch wichtig zu erwähnen. Wie es bei Analysanden mit stark gestörtem Selbstwertgefühl öfters vorkommt, wusste auch Eva am Anfang nie, ob sie zur nächsten Stunde wieder kommen würde. Sie glaubte ja nicht an eine Besserung, beziehungsweise ihr mangelndes Vertrauen ins Leben erlaubte ihr keine Hoffnung auf Besserung. Ohne auf ihr Hin und Her einzugehen, erklärte ich ihr, eine Besserung sei überhaupt nur dann möglich, wenn sie sich selbst, oder besser ihrem Unbewussten, und auch mir, die nötige Zeit gebe, sich zu entfalten. Ich schlug ihr deshalb in der zweiten Stunde vor, sich »ohne Wenn und Aber« für die nächsten zehn Therapiestunden zu verpflichten. Diese entschiedene Haltung konnte ich deshalb einnehmen, weil ich zu diesem Zeitpunkt schon ihr erstes Sandbild (Abb. 12) gesehen hatte. Sie erwies sich auch als richtig. Eva meinte später, das sei der entscheidende Anstoß gewesen für die lange Zeit unserer analytischen Zusammenarbeit.

In die zweite Stunde kam Eva ähnlich bleich und verkrampft wie in die erste, doch schien mir, sie sei nicht ungern gekommen. Sie ging im Lauf der Stunde auch zum Sandkasten. Ich habe in meiner Praxis einen Kasten mit hellem, meistens trockenem Sand und einen zweiten mit etwas dunklerem, sehr feinem Meersand. Eva wählte den dunkleren, erdigeren Sand und befeuchtete ihn mit Wasser. Offenbar hatte sie keine Angst oder Hemmung vor der erdigen, körperlichen Qualität des feuchten Sandes. Im Gegenteil, sie schien das feste, formbare Material zu suchen. Zögernd formte sie dann, immer wieder von krampfhaftem Weinen unterbrochen, das erste Bild.

1. Sandbild (Abb. 12)

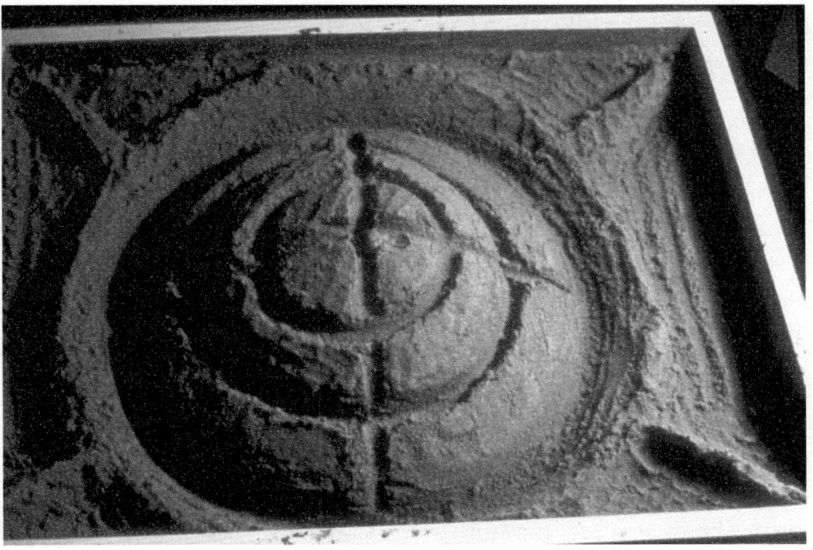

Abb. 12

So traurig und verkrampft, im Weinen fast aufgelöst und desorientiert Eva als ganze Person wirkte, so ruhig, fein und zunehmend sicher formten ihre Hände den Sand. Mit großem Erstaunen und mit wachsender Emotion sah ich dieses Bild entstehen: Es wurde ein zentriertes, ausgewogenes Bild, ein schön und sicher geformtes Bild der Ordnung! Um zu verstehen, warum ich so tief berührt war von diesem Sandbild, muss man sich noch einmal vergegenwärtigen, dass Eva seit Jahren an schwersten Depressionen litt, abhängig war von verschiedenen Medikamenten, zeitweise so wenig innere Struktur hatte, dass sie nur noch in einer Klinik leben konnte und ohne Hoffnung auf Besserung zu mir gekommen war.

Sie hatte nun einen kreisrunden, dreistufigen, viergeteilten Urhügel gestaltet, vollkommen strukturiert. Dieser runde Hügel war wiederum gefasst von einem Kreis, der wie ein Schutzwall den Hügel schützte und zusammenhielt. Dieser Schutzkreis selbst war fest verankert in den Ecken des Sandkastens.

Das Bild stellt ein dreidimensionales Mandala dar. Mandala heißt in Sanskrit »Kreis« und bezeichnet eine kultische Kreiszeichnung. Mandalas als kreisförmige Gestaltungen finden wir aber auch in der Natur, in den mannigfaltigsten menschlichen Darstellungen und auch in den spontanen Manifestationen der Psyche. Sie sind Ausdruck für eine Ganzheit, für das Allumfassende, ein Bild des Göttlichen. Mandalas, manchmal auch vier- oder mehrfach geteilt, können Symbol sein für den Kosmos, den Schöpfergott, die allgegenwärtige schöpferische Energie, den Kreislauf des Lebens, die vier Jahreszeiten im Kreislauf des Jahres und, psychologisch gesehen, für die Ganzheit der Psyche, den Archetyp des Selbst. (Wie wir bei den Sandbildern von Maria sehen werden, stellen die mit bestimmten Figuren besetzten Kreisformen formgewordene Aspekte bestimmter Archetypen dar, die aber alle wiederum Teilaspekte des Ganzen, des Selbst sind.) Jung spricht vom Archetyp des Selbst als dem Prinzip der Ganzheit, der Ordnung, gleichzeitig als dem anordnenden Zentrum der Psyche.[30] Er spricht auch von spontan in Träumen und Imaginationen auftretenden Mandalas als dem unbewussten Versuch der Seele zur Zentrierung und Selbstheilung.[31] Dann stellt das Mandala ein Ordnungsschema dar, das sich gewissermaßen über das psychische Chaos legt und der Tendenz zur Auflösung (die die Seele eben auch hat) durch den schützenden, zusammenhaltenden Kreis entgegenwirkt.

In diesem Sandbild Evas war nun das Mandala ein spontaner Versuch ihrer Seele, sich zu schützen und zu zentrieren. Diese Reaktion ihres Unbewussten auf ihren desorientierten Zustand wertete ich als günstiges Zeichen für die Therapie. Die feste Verankerung des schützenden Ringes in den vier Ecken des Sandkastens deutete ich so, dass Eva unbewusst Schutz und Halt suchte im Sandkasten, was im Großen gesehen dem Wunsche nach dem »freien und geschützten Raum« in der therapeutischen Situation entspricht.

An dieser Stelle sind einige grundsätzliche Bemerkungen zu Evas Therapieverlauf wichtig. Sie kam regelmäßig jede Woche ein- bis zweimal zu mir. Während der ersten 20 Monate war ihr Grundzustand sehr traurig, verzweifelt und labil, auch durch ihren Medikamenten- und Alkoholmissbrauch. Sie weinte oft in den Stunden, erzählte mir aber auch viel aus ihrem Leben. In dieser Zeit gestaltete sie jede Woche ein Sandbild. Sie arbeitete meistens schweigend am Sandkasten, sagte auch nachher wenig dazu. Aber fast immer war sie am Ende der Stunde ruhiger, gelöster. Manchmal schien sie beinahe ein wenig glücklich zu sein über ihre Sandbilder. Zwischen den Stunden rief sie mich in dunklen, lebensmüden Zeiten auch zu Hause an. Bei diesen Anrufen und bei ihren Anfällen von Verzweiflung und Trauer am Sandkasten versuchte ich ihr immer zu zeigen, dass ich mitfühlte und ihr Leiden ernst nahm. Aber ich versuchte auch, sie ganz bei der Realität zu halten, sie in Zeit und Ort zu orientieren und sie zu den damals erforderlichen Handlungen hinzuzuführen.

Wenn sie in den Therapiestunden vom Weinen ganz aufgelöst war, legte ich ihr den Arm um die Schulter oder hielt ihre Hand, einerseits, um ihr ein wenig menschliche Wärme zu geben, andererseits, um sie durch den Körperkontakt im Hier und Jetzt zu halten. Ich meine, dass der Körperkontakt in einer Therapie sehr wichtig und hilfreich ist, aber der Analytiker darf im Analysanden nie mehr Wünsche und Hoffnungen erwecken, als er dann auch erfüllen kann oder will. Doch nach dem Prinzip, dass Gleiches Gleiches bewirkt, kann die ruhige Hand des Analytikers auch Ruhe im Analysanden erwecken.

Ich versuchte nicht, den Grund für Evas Depression anzusprechen, das hätte sie noch nicht ertragen. Ebenso vermied ich, sie mit viel Worten aufzumuntern und zu trösten oder meine Freude und Bewunderung über ihre tatsächlich sehr eindrücklichen Sandbilder auszudrücken. Denn mit jedem etwas zu starken Anheben ihres Selbstwertgefühls sank sie nachher wieder um so tiefer in ihre Depression zurück. Ihre großen gestalterischen Fähigkeiten durfte ich nur ganz vorsichtig erwähnen, weil sie sonst gewahr worden wäre, dass sie eigentlich eine sehr begabte Frau war. Diese Erkenntnis hätte sie sie aber wiederum mit Trauer und Schuldgefühlen überschwemmt, weil sie ja nach ihrer Meinung nicht fähig war, ihre Begabung zu leben.

Nachdem ich das erste Sandbild gesehen und als spontanen Ordnungs- und Selbstheilungsversuch in Evas Psyche gewertet hatte, ging es mir in den ersten 20 Monaten der Therapie vor allem darum, Eva äußerlich, sozusagen auf kleinem Feuer, am Leben zu erhalten, um Zeit zu gewinnen für ihren unbewussten seelischen Prozess, an dem wir hier dank dieser Bilder teilhaben können. Bildlich ausgedrückt musste unter Evas wackeligem, vom Auseinanderfallen bedrohten Seelenhaus ein starkes, stabiles Fundament gebaut werden, um auf diesem ein neues Haus aufbauen zu können. Das heißt nicht, dass das Fundament von außen, etwa vom Analytiker, gebaut werden musste. Es musste von innen heraus, aus Evas unbewusster Seele entstehen. Ich als Analytikerin war lediglich so etwas wie ein Bauführer, der darüber wachte, dass die Anordnungen von Evas innerem Baumeister richtig ausgeführt wurden.

Erst als im neuen Haus bewohnbare Räume vorhanden waren, konnte das alte, schwache Haus abgebaut werden. Während dieser Zeit des Fundamentbaus reichte die Energie nur gerade aus, um das alte Haus einigermaßen zusammenzuhalten, nicht für den Neubau.

Monate bevor Eva sichtbar teilnahm an ihren Sandbildern, gaben diese *mir* die Hoffnung auf eine Heilung. Mit fortschreitender Therapie wurde meine Hoffnung bestärkt, weil ich sah, wie sich ganz langsam in Evas Unbewusstem die notwendigen archetypischen Bilder aufbauten, aus denen sie allmählich die Kraft für die Heilung ihrer frühen, tiefen Verwundung beziehen konnte. Auch für mich bedeuteten Evas Bilder sehr viel, denn ohne diese hätte ich vielleicht die Kraft und Geduld nicht aufgebracht, um diese außerordentlich schwierige Therapie durchzustehen. Ein Analytiker ist ja auch kein unerschöpflicher Brunnen. Oft muss er mehr Kraft geben, als er zu diesem Zeitpunkt aus sich selbst heraus schöpfen kann. Dann werden, genauso wie das Betrachten eines Bildes oder das Hören von Musik einen Menschen seelisch ernähren kann, gewisse Sandbilder meiner Analysanden zu einer Kraftquelle für mich.

Die vorliegenden 16 Sandbilder sind eine Auswahl aus den vielen Bildern, die Eva über die Zeit von 20 Monaten gestaltete. Ich betrachte sie aus der Rückschau und versuche sie so zu interpretieren, dass ihre außerordentliche gestalterische Kraft und emotionale Ausstrahlung nicht zerstört wird. Vergessen wir nicht, dass die intellektuelle Verdeutlichung der Bilder für das Verständnis des dahinter liegenden Sinns nicht ganz zu umgehen ist. Das Wesentliche ist aber das *Erlebnis der Ergriffenheit* beim Betrachten der Bilder!

Gehen wir noch einmal zurück zum ersten Bild. Auffallend sind die drei Stufen des Hügels. Vom nachfolgenden Prozess aus gesehen, könnten sie eine Vorwegnahme der Dreiteilung *Körper-Seele-Geist* sein bzw. der Erde als der materiellen Welt – der feinstofflichen, seelischen Welt – und der geistigen Welt des Absoluten, Archetypischen. Dies entspricht wiederum der Ganzheit der schöpferischen Energie in ihren drei Aspekten: der formgewordenen Energie, der bewegten, formsuchenden Energie und der Energie vor der Formung.

Das Kreuz über dem Hügel sehe ich als Evas unbewussten Versuch zur eigenen Orientierung. Wenn wir uns vorstellen, wir stehen auf einem Hügel und sehen den Horizont als unendlichen Kreis um uns und die Erde zu unseren Füßen als unbegrenzte, ungeordnete Fläche, so haben wir dank des Laufs der Sonne die Möglichkeit, uns nach den vier Himmelsrichtungen zu orientieren. Wir stehen dann als Mensch im Zentrum der Welt, im Zentrum des Kreuzes, dessen vier Arme gebildet werden von den vier Himmelsrichtungen. Auf diese Weise haben wir das Chaos des Unbegrenzten, Ungeordneten von uns abgewendet und die Möglichkeit der Orientierung geschaffen.

Wir können das Sandbild aber noch aus einem anderen Blickwinkel betrachten. Die runde Form des Hügels erinnert auch an einen Grabhügel oder einen Mutterbauch. Wenn wir uns erinnern, dass der Sandkasten wie das hermetische Gefäß der Alchemisten eine Art Uterus, also Mutterbauch darstellt, in dem die seelische Substanz gereinigt und gewandelt wird, um in neuer Form wiedergeboren zu werden, dann können wir den Hügel als Ort für Tod und Wiedergeburt betrachten, doppelt geschützt durch den Kreis und den Sandkasten.

2. Sandbild (Abb. 13)

An derselben Position im Sandkasten, an der der Urhügel sich im vorausgegangenen Bild befand, gestaltete Eva hier eine große Sonne, die den ganzen Raum ausfüllt. Zuletzt legte sie auf die Stelle, die »das dritte Auge« genannt wird, eine kleine goldene Sonne, als wollte sie sagen: »Die kleine Sonne erkennt die große Sonne«, oder »Ich, Mensch, erkenne Dich, Gott«.

Die Sonne ist die Quelle des Lichts und der Wärme, sie bedeutet für uns Lebensenergie. »Die Sonne bringt es an den Tag« heißt, dass die Sonne alle Dinge erkennbar macht, sie ist Symbol für Erhellung, Erkenntnis und Bewusstsein. Die Sonne verändert ihre Form nicht, jeden Morgen erscheint sie wieder in derselben runden Ganzheit am Horizont. Mit bloßem Auge

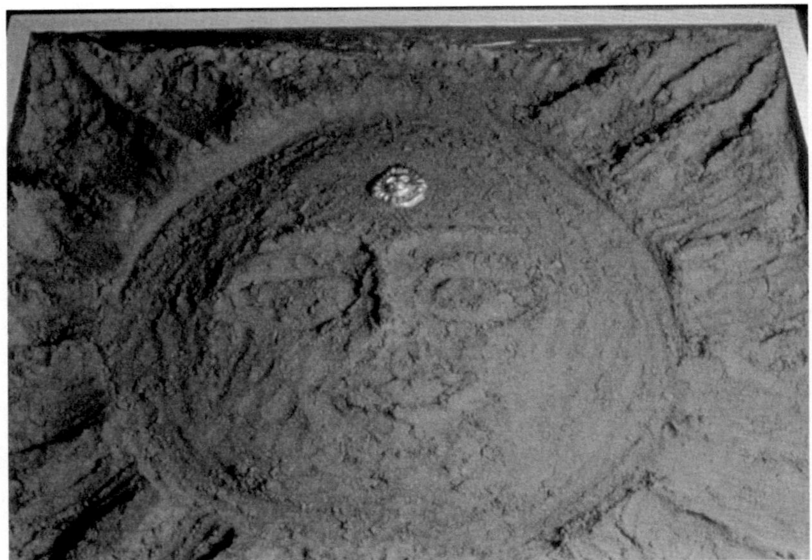

Abb. 13

ist ihre Gestalt nicht wirklich erkennbar, aber ihre Wirkung erleben wir immer wieder und überall. So ist sie auch Symbol für das Immerwährende, das Unveränderliche, für Gott, aber auch für das Wesen der Archetypen, die in ihrer Ganzheit nie wirklich erfassbar sind, aber immer wieder durch ihre energetische Ausstrahlung wirksam werden.

Für Platon war die Sonne das Gleichnis für das Wesen der Ideen. Die Idee wiederum war für ihn das Unwandelbare, die Gestalt, die hinter allen Dingen steht und die ihr wahres Sein ausmacht. So symbolisiert die Sonne gleichzeitig die Kraft in der Idee, im Leitbild, im Archetypischen und auch die Wirkung, die davon ausgeht und den Menschen so erleuchtet, dass er das Einzelne in Beziehung zum Ganzen erkennen kann.

Die Idee der Ganzheit des Menschen, die Körper, Seele und Geist umfasst, nennen wir in der Analytischen Psychologie den Archetyp des Selbst. Vom Selbst – wir können es auch die höhere, Bewusstes und Unbewusstes umfassende Persönlichkeit nennen – geht eine anordnende Kraft aus, die die persönliche Entwicklung des Menschen steuert, sofern diese Kraft im Menschen wirksam werden kann.

Viele Menschen leben in einer *bewussten* Verbindung zu ihrem Selbst.

Dann wird ihnen dessen anordnende Kraft zum Führer auf ihrem Individuationsweg. Viele stehen aber auch *unbewusst* in einer guten Beziehung zu ihrem Selbst. Dann steht es gleichsam als Schutzengel hinter ihnen.

Andere aber, besonders Menschen mit frühen narzisstischen Verwundungen wie auch Eva, können die Verbindung zu ihrer Ganzheit und der anordnenden, führenden Kraft nicht finden. Ihr Selbst ist gleichsam beschattet. Kathrin Asper schreibt dazu in ihrem Buch *Verlassenheit und Selbstentfremdung:*

> »Unverbunden mit seinem ureigensten Wesen, kann der narzißtisch verwundete Mensch angesichts dunkler und destruktiver Inhalte, die sein Innenleben ausmachen, nicht nach innen blicken. Dadurch wird die Verbindung zum eigenen Selbst immer wieder aufs neue vereitelt und die Beschattung fortgesetzt. Das Ziel der Wandlung liegt bei narzißtischer Selbstentfremdungsproblematik in einem positiv liebenden Bezug zu sich selber und einer toleranteren Einstellung anderen Personen gegenüber. Recht eigentlich ist es ein Ans-Licht-Treten der bislang verhinderten und beschatteten Möglichkeiten. Man erinnere sich hier an all die Märchenheldinnen, die zum Schluß in leuchtenden Kleidern mit Sonne-, Mond- und Sternenornamenten aus der Demütigung und Dunkelheit hervortreten …«[32]

Ihrem Verstande noch unbewusst, von ihren Händen aber schon gewusst, tritt in diesem Bild Evas Selbst ins Licht. Es ist ein äußerst wichtiges Geschehen und wird noch bekräftigt durch die Sonne im »dritten Auge«, das den Menschen hellsichtig macht und die Seele befähigt, das göttliche Licht in allen Erscheinungsformen zu unterscheiden. Ein alter Kommentar zum dritten Auge drückt es so aus:

> »Die Seele wirft einen Blick auf die Form des Geistes. Ein Lichtstrahl strömt aus, und die Dunkelheit verschwindet; Verzerrungen und üble Formen sterben, und alle kleinen Feuer erlöschen; die weniger hellen Lichter sind nicht mehr zu sehen. Durch Licht erweckt das Auge die notwendigen Seinsformen. Dem Schüler bringt es Wissen. Der Unwissende wird keinen Sinn erkennen.«[33]

Weil auch Eva zu diesem Zeitpunkt nicht bewusst nach innen blicken konnte, gestalteten ihre Hände ihr unbewusstes Wissen im Außen des Sandes. Offenbar warf Evas Seele in dieser Stunde, wie der alte Text sagt, einen Blick auf ihr

Selbst. Ein Lichtstrahl strömte aus, und die Dunkelheit verschwand. Das Bild ihres Selbst leuchtete auf wie eine Sonne. Dieses Aufleuchten des Selbst in der Tiefe der unbewussten Seele wurde im Alltagsleben lange Zeit nicht richtig sichtbar, aber die Wirkung strahlte aus auf die nächsten Bilder.

3. Sandbild (Abb. 14)

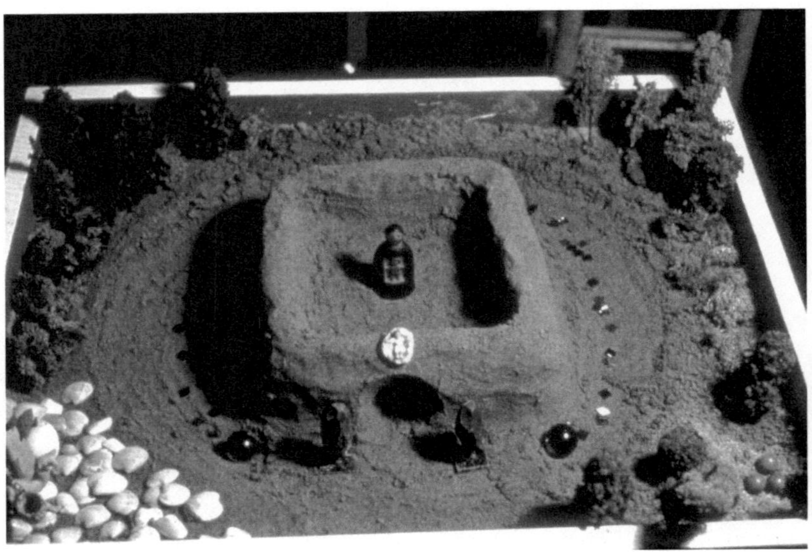

Abb. 14

Aus diesem Bild strahlt uns die gesammelte Körperlichkeit, Sicherheit und Kraft der Erde entgegen. Das quadratische Erdhaus ist in sich ein Symbol für die Erde und zugleich ein Tempel für die Erdmutter. Ursprünglich war das Haus gedeckt mit einem Dach aus Moos und Baumrinde. Ich öffnete es, damit die Herrin des Hauses, die dunkle, erdhafte Mutter mit ihrem Kinde, sichtbar wurde. Das Haus ist geschützt durch einen Kreis aus blauen Steinchen, die Wasser darstellen, und ist eingebettet in die grüne Natur. Zur Erdmutter gehört die Pflanzenwelt und das Wasser; neben oder unter ihren Heiligtümern befindet sich meistens eine Quelle.

Von unten links, auch aus dem Reich der Erde, bringt eine dunkelhäutige Figur ein Brot. Dieses Brot ist die Gabe der Erdmutter und drückt in diesem Sandbild nicht das uns wohlbekannte »Vaterunser« aus, sondern auf ganz besonders schöne Weise ein »Mutter-unser«. Hier gibt »unsere Mutter, die Du bist auf der Erde« das tägliche Brot, die Grundnahrung unseres Körpers.

Über dem Tor zum Erdhaus liegt wieder wie ein »drittes Auge« das runde Bild eines kleinen Kindes. »Die Seele wirft einen Blick auf die Form des Geistes« heißt es im Kommentar zum dritten Auge. Mit diesem Bild warf Evas Seele einen Blick auf das Urbild der lebenspendenden, schützenden, nährenden Mutter in ihren Erscheinungsformen von Pflanzenwelt, Erde, Wasser, Haus, Körper und Frau. Dieses vollkommen zentrierte Bild strahlt die selbstverständliche, tiefe Ruhe und das Gefühl des Angenommenseins aus, die ein Kind auf dem Schoß der liebenden Mutter und ein Mensch im Schoße der großen Mutter Natur erlebt. Diese Urerfahrung hatte Eva in ihrer Kindheit nicht genügend gemacht, doch jetzt konstellierte sich im geschützten Raum der analytischen Situation das entsprechende Energiepotenzial. Es wird deutlich, dass sich das Energiefeld des positiven Aspekts des Mutterarchetyps nicht auf die leibliche Mutter beschränkt, sondern viel mehr umfasst: die Erde, die nährende Natur, das wärmende und schützende Haus oder auch das belebende Wasser.

Die umfassende Erfahrung der guten Mutter Erde bildet in der Analyse den Boden für den Bau des Seelenhauses. Wir wissen: ohne guten Baugrund kann kein stabiles Haus errichtet werden!

4. Sandbild (Abb. 15)

Nach dem Kreis der strahlenden Sonne und dem Quadrat aus geformter Erde sehen wir ein bewegtes, fließendes, schillerndes Bild. Die Mitte bildet eine mit glänzenden Fäden übersponnene liegende Mondsichel. In Herzform fließt darum herum Wasser, aus einer Quelle, wie Eva sagte. Oder ist es doch ein Schleier, ein feinstoffliches Fluidum, entsprechend dem Material, aus dem Eva den Wasserstrom formte? Die Herrin des Bildes ist eine weibliche Figur, deren dunkelblauer Mantel übersät ist mit Sternen. Ihre Stellung ist betont mit Muscheln und einer weißen Koralle, die hinter ihr gleichsam einen Strahlenkranz bildet.

Diese »Königin der Nacht« oder »Sternenfrau« hatte ich vor langer Zeit selbst gemacht, als Gegenstück zur Erdmutter. Mir schien, ich müsste für das Sandspiel eine Figur haben, die im Gegensatz zur erdigen, instinkt-

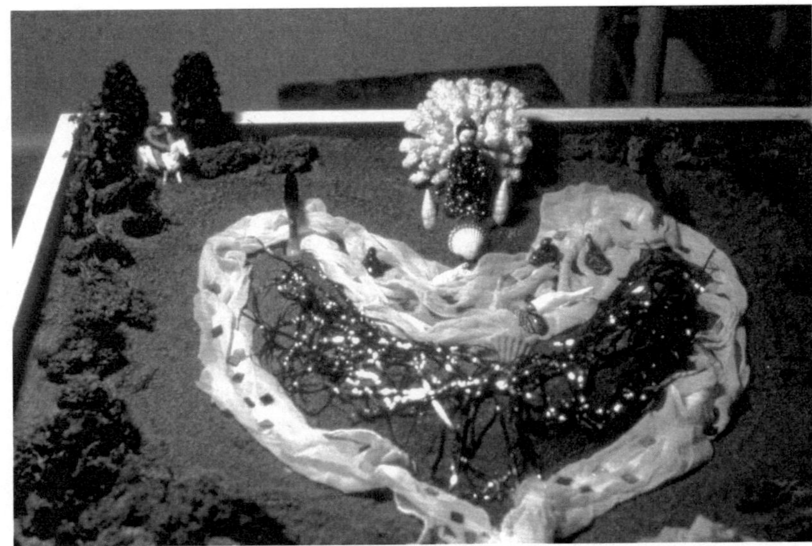

Abb. 15

haft-körperlichen Mutterschaft das Prinzip der seelisch-geistigen Mutterschaft ausdrückte. Sie ist aber viel mehr geworden: eine kosmische Figur, die Himmelskönigin, Mondfrau, Weltseele, das Undurchsichtige-Verschleierte, das unergründlich Faszinierende. Wie der nächtliche Sternenhimmel und der Mond kann sie den Menschen in eine andere Sphäre, in eine andere Wirklichkeit ziehen, die sich inspirierend, bewusstseinserweiternd, aber auch bewusstseinsauflösend und vernichtend auswirken kann.

Der Mond, das Faszinierende, Bewegende, sich stetig Wandelnde, das Fließende, Bewegte des Wassers oder Schleiers, das Herz, die Muscheln und die dunkle und doch leuchtende Sternenfrau – alle diese Elemente verdichten sich zum Urbild der weiblichen Seele. Sie *ist* nicht, sondern sie fließt und wandelt sich dauernd. Sie hat nicht das Unveränderliche, Strahlende der Sonne, noch das fest Geformte der Erde, sondern sie ist nächtlich, weich, unfassbar, geheimnisvoll und unheimlich. So schön dieses Bild ist, so unergründlich, ja abgründig ist es auch. Ohne das Helle, Erleuchtende der Sonne und das Festgefügte der Erde könnte es auch die Gefahren in sich bergen, die der Mond und die Wasserwelt für den Menschen haben, nämlich den Wahnsinn oder die Auflösung der Psyche, wie es Eva in den dunkelsten Zeiten ihrer Depressionen erlebte.

Diese drei Bilder formte Eva kurz hintereinander. Sie stellen die drei archetypischen Energiefelder dar: des Geistigen, des Körperlich-Materiellen und des Seelischen, die untereinander in Wechselbeziehung stehen und die Ganzheit bilden. Für Eva wirkten sie sich fruchtbar aus. Wir dürfen aber nicht vergessen, dass sie auch negative Aspekte haben: die Sonne als einseitiges, überhelles Bewusstsein kann den Menschen austrocknen, verbrennen, von der Realität des irdischen Körpers entfernen. Die Erde, der Körper, kann den Menschen in der Schwere und Unbeweglichkeit ihrer Geformtheit gefangen halten. Und die wässrige, fließende Mondwelt des Seelischen, die ja auch die Welt der Imagination ist, kann den Menschen zerfließen lassen in der Unendlichkeit des Ungeformten.

5. Sandbild (Abb. 16)

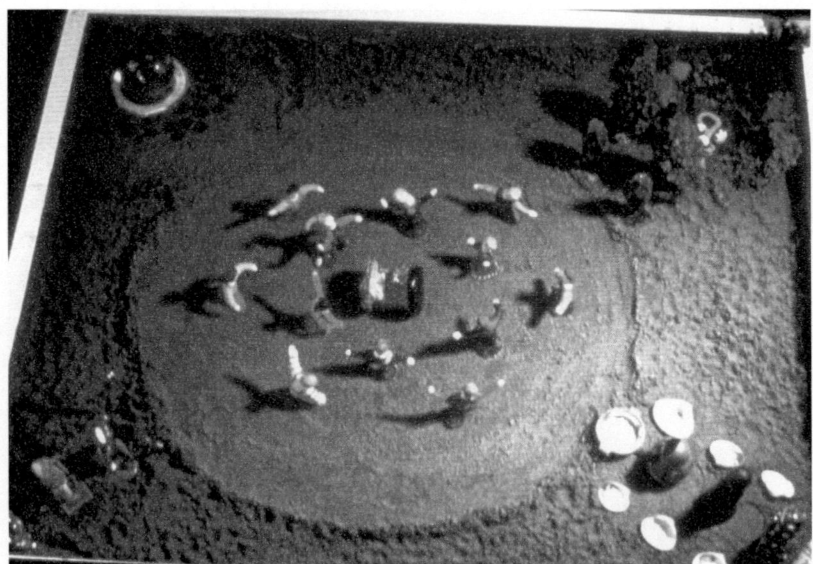

Abb. 16

Dieses Bild zeigt wiederum ein kreisförmiges Zentrum, dessen Geschehen aber wesentlich von den Kräften aus den vier Ecken bestimmt wird. In der Mitte stehen sich Sonne und Mond gegenüber, dazwischen liegt ein Kristall. Darum herum tanzen im inneren Kreis sechs weibliche und im äußeren sechs männliche Figuren. So wie im Zentrum links, auf der raumsymbolischen Seite des Gefühls und des bildhaften Vorstellungsvermögens, der Mond steht, kommen von links unten weibliche Energien – die Sternenfrau, die Erdmutter und eine runde, bäuerliche Mutterfigur – hinzu. Ihre Gabe ist ein Gefäß mit wohl *irdischer* Nahrung. Seitlich sind sie begleitet von nach oben geöffneten Muscheln, die, empfangenden Händen vergleichbar, *geistige* Nahrung enthalten. Rechts, auf der Seite, die dem übergeordneten, logischen Denken zugeordnet wird, steht die Sonne. Von rechts unten bringen (schlecht sichtbar) männliche Kräfte – eine Buddhafigur, ein weiser Mann und ein Schamane – zwei Schwerter, die hier sicher nicht für Kampf oder Krieg stehen, sondern die Waffen des Geistes, des Wissenden, des Kulturmenschen sind.

In diesem Bild kommen die *übergeordneten Gegensätze* von Mond und Sonne, Natur und Kultur, man kann auch sagen von weiblicher, nährender Urenergie und männlicher Technik zusammen zu einer großen Vereinigung der Gegensätze, einer »conjunctio oppositorum«, wie die Alchemisten sie nannten.

Ist es nicht beeindruckend, welche Dynamik durch die Gegensatzvereinigung entsteht? Welche Freude und Bewegung die tanzenden Frauen und Männer ausdrücken?

Durch das Zusammenspiel der Gegensätze im Tanz entsteht etwas Neues: der Kristall. Der Kristall entspricht dem »Stein«, dem »lapis« im alchemistischen Prozess, der die »schwer erreichbare Kostbarkeit«, das Selbst symbolisiert. Die Alchemisten sagten, der »lapis« bestehe aus Körper, Seele und Geist und sei ein lebendiges Wesen. Dem können wir auch heute noch zustimmen, denn der »lapis« oder der Kristall ist ein Symbol für den inneren oder höheren ganzheitlichen Menschen.[34]

6. Sandbild (Abb. 17)

Dieses Bild stellt in eindrücklicher Weise die Überhöhung der vereinigten Gegensätze zu unserem christlichen Gottesbild dar. Der gekreuzigte Christus und der Mensch gehören zusammen. Sie sind »ausgespannt« zwischen Himmel und Erde, zwischen oben und unten, rechts und links, mit der ganzen aus dieser Gegensatzsymbolik entstehenden Spannung, die nur aushaltbar ist durch den Blick nach innen auf den eigenen ordnenden Wesenskern, oder den nach außen auf das Gottesbild. Aus dieser Sicht wurde

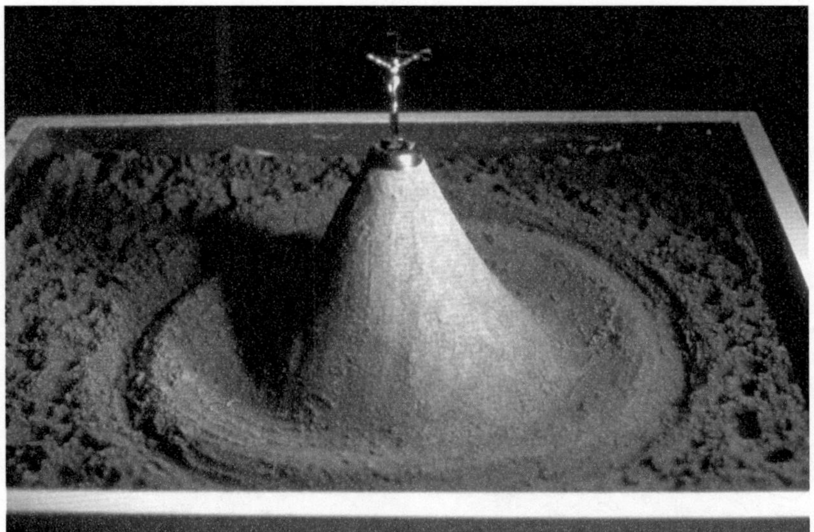

Abb. 17

Christus zur zentrierenden Leitfigur für Eva, die der negativen, auflösenden Seite in Evas Psyche heilend entgegentreten konnte.

Zusammenfassung

In diesen sechs noch sehr unbewusst gestalteten Bildern wird eine erste Stufe von Evas innerem Prozess sichtbar. Offenbar mussten sich zuerst die intensiven Kräfte dieser *Urbilder* konstellieren, um Eva zu stärken für die Konfrontation mit ihrem Leiden, das ja eine Konfrontation mit ihrer ganzen inneren Problematik bedeutete. Die Wirkung dieser archetypischen Bilder ist auch auf unbeteiligte Betrachter sehr stark. Auf Eva musste sie noch um vieles intensiver gewesen sein. Aus der Tiefe ihrer unbewussten Psyche kamen ihr damit Kräfte zu, die sie befähigten, ihr seelisches Leiden überhaupt etwas bewusster anzugehen. Das folgende Bild leitete dann eine lange, sich über fast neun Monate erstreckende Reihe erschütternder Bilder ein, die alle in irgendeiner Form Evas Gefühl des Ausgestoßenseins und der Verlassenheit, ihren Schmerz und ihre Bedrohung durch Ängste und Todesvorstellungen darstellen. Durch das wiederholte Gestalten und

Sichtbarmachen ihrer Problematik bildeten sich nach und nach heilende Gegenkräfte. Gesprochen wurde in dieser Zeit nicht viel, am ehesten auf indirekte Weise über Bemerkungen zu den Sandbildern. Wie ich schon sagte, versuchte ich Eva in warmherziger, aber vorsichtiger Weise im alltäglichen Leben zu halten, legte aber das Hauptgewicht auf den Prozess am Sandkasten.

7. Sandbild (Abb. 18)

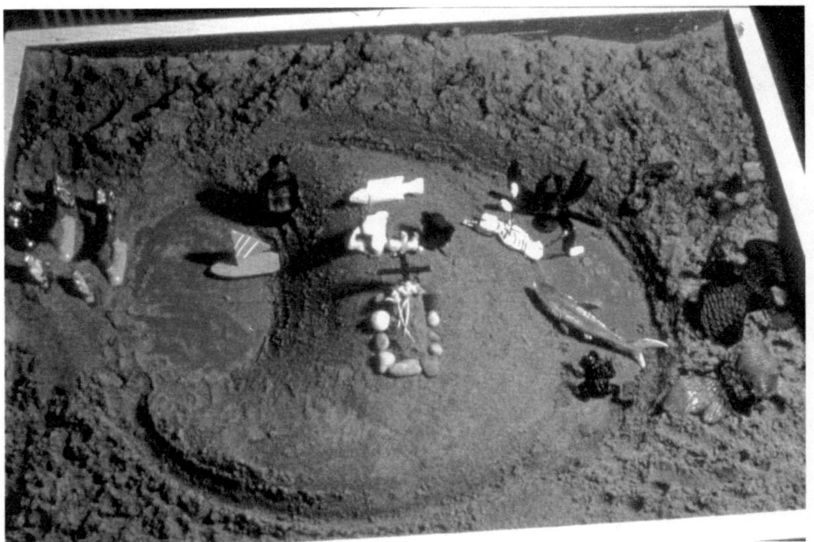

Abb. 18

Mit dem heilenden Christusbild vor dem inneren Auge konnte Eva nun *ihre persönliche* Gegensatzproblematik darstellen. In einem runden See liegt eine Mondsichel. Rechts davon stehen Tod und Teufel, Spinnen und greuliches Gewürm für ihre innere Bedrohung und für ihre Ängste. Diese dunkle Seite war ihr sehr nahe, davon war ihr Leben dominiert.

Links sehen wir die gute Erdmutter und einen Tempelaufgang, auf dessen dritter Stufe Buddha sitzt, Symbol für ein positives geistiges Prinzip.

Das zentrale Motiv auf der Mondsichel stellt Evas Problematik dar. Unter dem Kreuz sehen wir ihr eigenes Grab. Das kleine Kind verkörpert, wie sie sagte, ihre eigene Seele zwischen einem hellen und einem schwarzen Engel, das heißt zwischen den Mächten des Guten und den Mächten des Bösen.

Für Eva war es ein Bild der Trauer und der größten Verzweiflung. Für mich war es ein Bild der Hoffnung. Warum? Erstens sah ich, dass der Mond zunehmend war, also dem vollen Licht und Leben entgegen ging. Weiter fiel mir auf, dass der weiße Fisch in der Mitte und das kleine Schiff nach links, auf die positive Seite zeigten. Der Fisch ist als Frucht des Meeres ein altes Symbol für Fruchtbarkeit und Leben. Er ist auch eine Erscheinungsform der Seele – hier eine helle, zum Guten hinweisende.

Am Ende dieser Therapiestunde versuchte ich Eva behutsam darauf hinzuweisen, dass sich in dem Bild auch Zeichen der Hoffnung fänden. Doch zu diesem Zeitpunkt vermochte sie noch nicht darauf einzugehen. Aber ich meine, die vorsichtig angebrachte Bemerkung wirkte trotzdem nach.

8. Sandbild (Abb. 19)

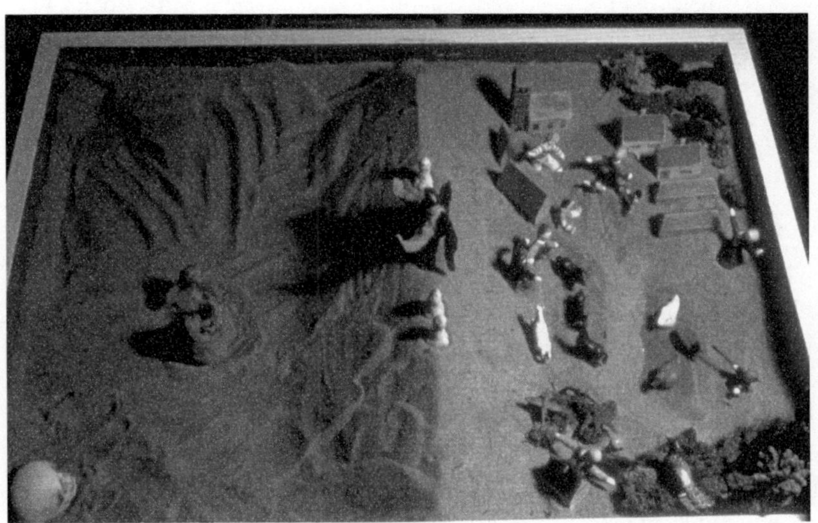

Abb. 19

Hier springt die scharfe Trennung des Bildes in zwei Hälften ins Auge. Die rechte Seite stellt die fröhliche, bewegte, farbige Außenwelt dar. Links steht Eva als zusammengekauertes, elendes Wesen im Griff des roten und des grünen Dämons, die sie »Neid« und »Hass« nannte. Von oben links bedroht sie eine schwarze Schlange[35], von unten links der Tod. Sie erfüllen Eva mit Angst und Schrecken. Sie möchte hinüber in die farbige Welt, doch der schwarze Todesengel steht am Grenzübergang und weist sie zurück. Er sagt, sie habe kein Recht auf die glückliche, farbige Welt, sie gehöre zum Reich von Angst und Tod. So erschreckend der Totenkopf und die schwarze Schlange auch sind, wir dürfen nicht vergessen, dass beide auch Symbole der Wandlung und der Wiedergeburt sein können.[36]

Auch nach dieser Stunde machte ich Eva vorsichtig darauf aufmerksam, dass das *ganze* Sandbild ein Abbild ihrer Seele sei und dass sich daher auch in ihr selbst eine heitere, lebensfrohe Seite befinde. Meine Bemerkung ließ Eva nun doch aufmerken.

Das Außerordentliche am Sandspiel ist ja gerade, dass ein Analysand an seinem eigenen Sandbild, auch wenn er es ganz unbewusst gestaltet hat, nicht vorbeisehen kann. *Er* hat die positiven oder negativen Elemente in den Sand gesetzt, *er* ist verantwortlich dafür, *er* spiegelt sich selbst im Sandkasten. Allerdings heißt »die Spiegelbilder seiner Seele sehen« noch lange nicht, sich selbst zu erkennen und zu verstehen. Aber im Laufe der analytischen Arbeit werden nach und nach immer neue Teilaspekte erleuchtet, das heißt bewusstgemacht, bis ein zusammenhängendes Seelenbild erkennbar wird.

9. Sandbild (Abb. 20)

Hier sehen wir wieder einen runden Hügel in einem schützenden Kreis. Im Zentrum liegt Eva auf die Erde genagelt. Eine Figur geht rückwärts von ihr weg. Diese hatte ihr den Dolch in den Bauch gestoßen, der nun eine klaffende, blutige Wunde ist, aus der unendlich viel Blut fließt. Hinter Eva steht jedoch schützend die Himmelskönigin vor einem grünenden Kreuz.

Als erstes löst dieses Bild beim Betrachter eine ungeheure Regung von Schmerz, Leiden und Mitgefühl aus. Auch der Außenstehende fühlt sich im Herz und im Bauch zutiefst getroffen. Dieser Blutstrom aus dem Zentrum des weiblichen Lebens lässt uns an Menstruation und Fehlgeburt denken oder an eine sehr tiefe Verletzung im Kern der weiblichen Seele. Im Schwedischen zum Beispiel heißt Gebärmutter »livmoder«, Lebensmutter, was im Kleinen Ausdruck ist für das sehr große Wesen dessen, »was

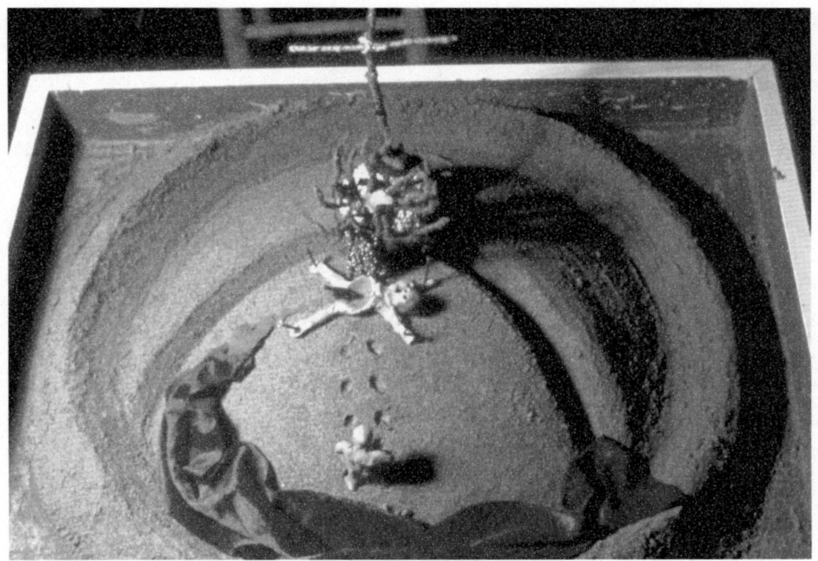

Abb. 20

Leben hervorbringt«. Dazu gehört nicht nur all das, was die Beziehung zur Mutter, Weiblichkeit, Mutterschaft, Natur umfasst, sondern auch der Bereich der Seele, das schöpferische Unbewusste. Hier vor allem war Eva zutiefst verletzt worden, und die rückwärtsschreitende Figur verkörperte alle Erlebnisse und alle Menschen, die ihr diese Verletzung zugefügt hatten.

An dieser Stelle mögen sich Leser und Leserinnen selbst Gedanken machen dazu, wo und wie wir täglich das Reich der Lebensmutter materiell oder seelisch verletzen. Wenn wir uns an das erste Bild vom Urhügel oder Mutterbauch zurückerinnern, sehen wir, dass nun der »Bauch« aufgebrochen ist und sein Leiden freigibt. Beim genauen Betrachten erkennen wir aber im inneren Kreis eine Mondsichel, es ist, wie Eva sagte, »der Mond mit der Sonne vereint«. Auch die Präsenz der Himmelskönigin vor dem grünenden Kreuz weist darauf hin, dass dieser Hügel ein Ort des Leidens, aber auch der Heilung ist.

Diese drei Bilder stehen stellvertretend für die bereits erwähnten vielen Bilder des Leidens, des seelischen Todes, der inneren Angst und Qual durch Schuldgefühle, die Eva über neun Monate darstellte. Das Grab, der Totenkopf und der Todesengel, das Gekreuzigtsein und das Bluten wie von einer übergroßen Menstruation sind alles symbolische Darstellungen für den psychischen Zustand eines Menschen, der der Dunkelheit, dem Reich der Schatten begegnet und dadurch den Tod seiner bisherigen bewussten Lebenseinstellung erlebt. Auf mehreren der hier nicht gezeigten Bilder stellte sich Eva mit zerstückeltem Körper dar. Das Motiv der Zerstückelung der bisherigen Persönlichkeit und deren Verwesung sind ein weitverbreitetes Motiv in der Mythologie, in Märchen und bei Initiationsriten.[37]

Die Zerstückelung, der Tod und die Verwesung der psychischen Wesensstruktur des Menschen wird im alchemistischen Prozess »nigredo« – Verdunkelung, Schwärzung – oder »mortificatio« – Tötung – genannt. Die Nigredo bedeutet die Begegnung des Menschen mit der Nacht, mit der persönlichen oder kollektiven, ihm bisher unbewussten Dunkelheit. Dadurch wird die bis dahin gelebte bewusste Einstellung, das Ich, derart erschüttert und aufgelöst, dass es einem seelischen Tod gleichkommt. Dann aber, am tiefsten Punkt der Dunkelheit, Ratlosigkeit und Verzweiflung erscheint in der Seele das neue Licht, so wie wir es im Kreislauf des Jahres an Weihnachten, bei der Wintersonnenwende erfahren. Außen und innen erleben wir dieselben Abläufe (siehe S. 31ff.): auf die »nigredo« folgt die »albedo«, die Weißung oder Dämmerung, im Jahreslauf der Frühling, und die »rubedo«, die Rötung, der Sonnenaufgang oder der Sommer. Das bedeutet, dass sich nach der Auflösung, dem psychischen Tod im Menschen, eine neue Bewusstseinslage, eine neue, hellere, erweiterte Seinsweise bildet.

Aus dem Gesagten geht hervor, dass die Zeit der »nigredo« für den Analysanden und den Analytiker eine sehr schwierige Zeit ist, denn sie wird begleitet von Bildern des Todes, von Todesgedanken, Todeswünschen und Selbstmordgedanken. Doch darf dieser Durchgang durch die Dunkelheit nicht aus Angst oder Schwäche (vonseiten des Analytikers!) abgemildert oder vermieden werden, denn die Konfrontation mit dem Totenschädel und das Nachdenken über Tod und Ewigkeit scheinen die Voraussetzung für eine echte Wandlung zu sein. Wie Jung sagt, ist das Wachstum des Bewusstseins nur möglich über die Todeserfahrung.[38]

Für Eva bedeutete die Zeit der »nigredo« einerseits eine gewisse Erleichterung, da sie durch die Gestaltung im Sand ihre Problematik Stück für Stück herausarbeiten konnte. Andererseits wurden dadurch psychische Inhalte konkret sichtbar, die ihr bis dahin unbewusst gewesen waren. Ihre negativen Seiten, wie etwa Neid und Hass, machten ihr schwer zu schaffen. Hauptsächlich ging es aber darum, dass sie ihre eigene Neigung zu Dunkelheit und Auflösung und ihre Todeswünsche aushalten und annehmen lernte. Auch wenn die Menschen in ihrer Umgebung diese Seite an ihr ablehnten und verurteilten, musste sie doch lernen, damit zu leben, da sie offenbar einer dieser Menschen ist, denen der Tod und die Dunkelheit ständige Begleiter sind.

10. Sandbild (Abb. 21)

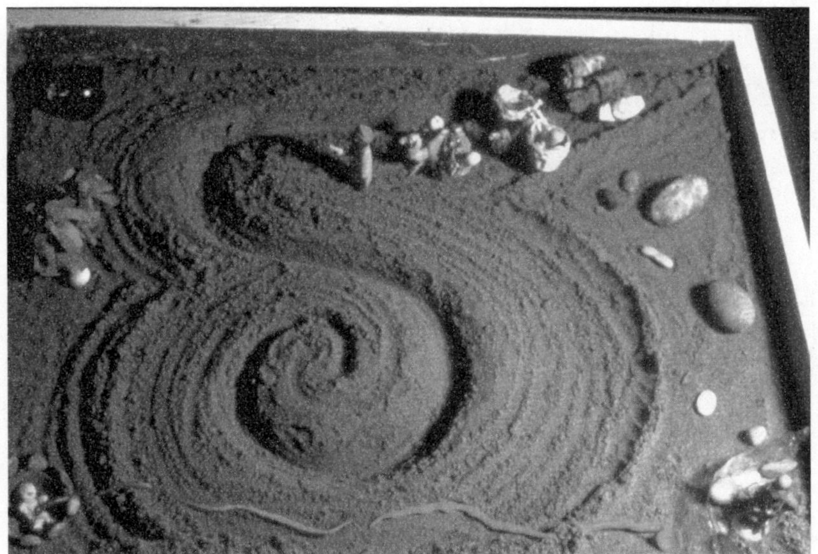

Abb. 21

Etwa vier Wochen nach dem letzten gestaltete Eva dieses Bild. Wir sehen eine mit Gütern beladene Karawane, die von einem Führer ins Zentrum einer Spirale geleitet wird. Unten links liegt eingeschlossen in einem Steinkreis Eva als kleines Kind. Ihre Nabelschnur führt hinüber zu einem zusammengebundenen Elternpaar. Dieses ist aber durch eine Glaswand getrennt vom übrigen Geschehen, auch ist die Nabelschnur abgebrochen. Das Kind hat also keine Verbindung mehr zu den Eltern, es ist verlassen und isoliert. So sah Eva ihre bewusste Situation.

Anderes sagt das unbewusste, zentrale Motiv aus. Die Spirale ist als symbolische Form verwandt mit dem Labyrinth. Besonders bei Initiationen bedeutet das Hineingehen in die Spirale und das Wiederhinausgehen den symbolischen Tod und die symbolische Wiedergeburt. Der Initiand bewegt sich beispielsweise in den Leib der Erdmutter hinein, um dort zu sterben und wiedergeboren zu werden. Daher ist die Spirale auch ein Symbol für den Uterus.[39] Der Form der Spirale mit einem deutlichen Eingang und auch Ausgang, wie wir sie hier sehen, begegnet man im Sandspiel öfters. Sie stellt dann die weiblichen Geschlechtsorgane dar und kann je nachdem Ausdruck sein für Befruchtung, Schwangerschaft oder Geburt.

In diesem Bild findet in der Tiefe des Unbewussten eine Befruchtung statt durch nahrungbringende Kräfte. Es ist ein sehr wichtiges, hoffnungsvolles Ereignis und steht im Gegensatz zu Evas bewusstem Gefühl, verlassen und abgeschnitten zu sein von der Ernährung durch die Eltern.

Zur Zeit dieses Bildes war Eva ein Jahr bei mir in Therapie gewesen. Nicht nur für sie war es ein schwieriges Jahr gewesen, sondern auch für mich, wohl vergleichbar mit dem Zug einer Karawane durch die Wüste. Sicher seinen Weg kennen und gehen, nicht verzagen, ausharren, das sind Eigenschaften, die der Führer einer Karawane braucht – und auch ein Analytiker. Mir scheint, in diesem Bild zeige sich die positive Wirkung der therapeutischen Haltung.

11. Sandbild (Abb. 22)

Dieses Bild zeigt eine belebte, heitere, grüne Welt, die aber in zwei Teile gespalten ist durch »die große Wunde«, wie Eva sagte. Diese Wunde sieht aus wie ein großes Steingrab, auf dem eine Schlange liegt.

Aus Evas Leben und den vorangegangenen Bildern kennen wir Evas Wunde: Mangel an Vertrauen ins Leben, Mangel an Selbstvertrauen, Schmerz und Trauer, weil sie sich selbst als Frau minderwertig erachtete und von den Mitmenschen verachtet und missverstanden fühlte. Doch jetzt liegt die Wunde nicht mehr offen da. Sie ist zugedeckt. Die Schlange, seit dem Altertum ein Symbol für die heilende Kraft der Natur, hat ihr Zuwachsen, ihre Vernarbung bewirkt.

Ganz am Ende der Stunde legte Eva bewusst einen Steg über die Wunde, zum Zeichen dafür, dass sie überbrückbar sei.

Die nächsten vier Bilder folgten in Abständen von vier bis fünf Wochen aufeinander.

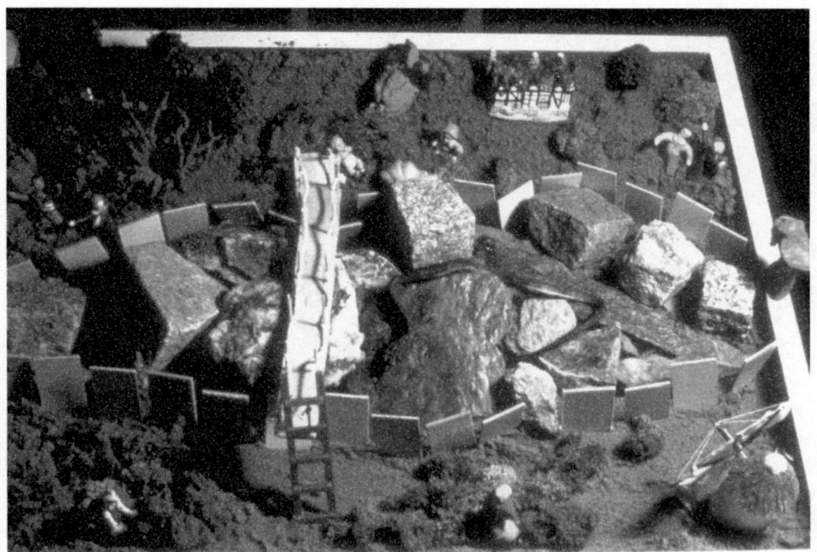

Abb. 22

12. Sandbild (Abb. 23)

Das Bild besteht aus einem oberen Teil, der die Außenwelt darstellt, und einem unteren Teil, Evas innerer Welt. Hier sehen wir ein mächtiges Feuer, das von unten her, aus der Erde, dem Körperlichen, aufsteigt. Es ist das *Feuer der Emotionen*, in dem Eva, wiederum festgenagelt wie in Abbildung 20 und abgeschlossen von der Außenwelt, einsam liegt und leidet. Es ist ein Höllenfeuer: In der linken Hälfte sehen wir einen roten Teufel, der sich, wie Eva sagte, freut über ihr Leiden. Die Menschen in der Außenwelt wenden sich ab von Evas Qual, sie ist allein mit sich selbst – oder allein mit Gott, denn am unteren Rand wacht eine große Gottesfigur über das Geschehen.

Es ist ein erschreckendes und erschütterndes Bild. Ein Mensch – Eva – im Fegefeuer. Es stellt die brennende Qual und das einsame Leiden einer Frau dar, die um eine tiefgreifende Wandlung ihrer Persönlichkeit ringt, um eine Erweiterung ihres Bewusstseins und eine Erneuerung ihrer Beziehung zu ihrem Selbst und ihrem Gottesbild.

Das Feuer bedeutet brennende Emotionalität, innere Hitze, Leiden,

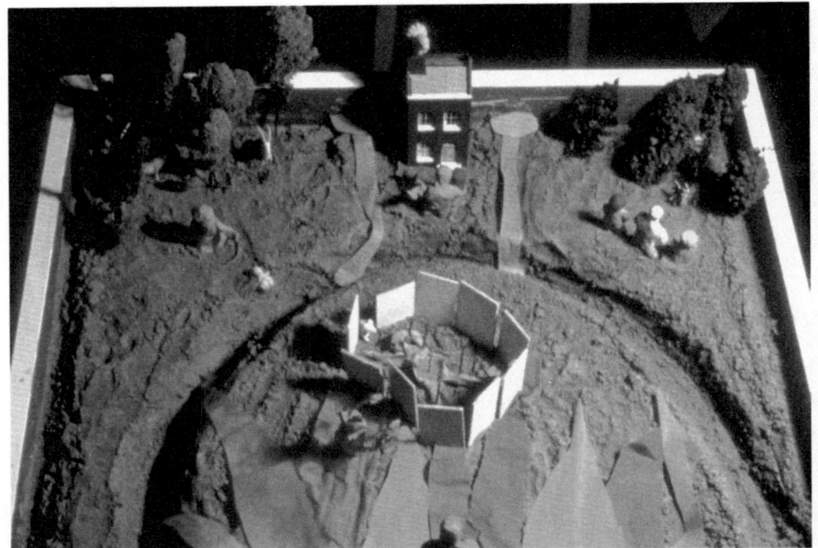

Abb. 23

Schmerz, aber auch Reinigung und Wandlung. Eva reinigte sich von ihren Todeswünschen, von Verzagtheit, Minderwertigkeitsgefühlen, Neid und Hass. Es ging mit höchster Intensität darum, ihr negativ geprägtes, schwaches Ich zu überwinden, um mit einem gestärkten, stabileren Ich eine neue Beziehung zu finden zu den ordnenden, aufbauenden und lebensfördernden Seiten ihrer Seele.

Dieser feurige, tiefgreifende Wandlungsprozess innerhalb einer Therapie ist sehr schmerzlich und schwierig für den Analysanden und auch für den Analytiker. Dieser leidet in einem gewissen Maße mit, begleitet und stärkt seinen Analysanden, der letztlich aber doch allein durchs Feuer gehen muss.

Die Verbundenheit zwischen Eva und mir wird hier angedeutet, indem die Abgrenzung um Eva oben links eine kleine Öffnung hat, durch die ein Fuchs hereinschaut. Der kleine Fuchs steht, wie Eva sagte, symbolisch für mich. Damit drückte Eva aus, dass ich, ihre Analytikerin, auch mit drin im Feuer war und erkannte, was mit ihr vorging. Der Fuchs steht wegen seiner Schlauheit, seiner guten Nase und seiner Hellsichtigkeit in der Nacht oft in Träumen und Sandbildern für den Therapeuten als Seelenführer.[40] Wegen seiner roten Farbe wird er auch in Verbindung gebracht mit dem Feuer

– und dem Teufel! Wenn also Eva hier den kleinen Fuchs in Beziehung setzte zu mir, bedeutet das, dass sie Vertrauen hatte in meine Fähigkeiten, sie durch das Höllenfeuer zu begleiten. Innerpsychisch kann es aber auch heißen, dass ihr eigener innerer »Fuchs« über ihren Prozess wachte.

13. Sandbild (Abb. 24)

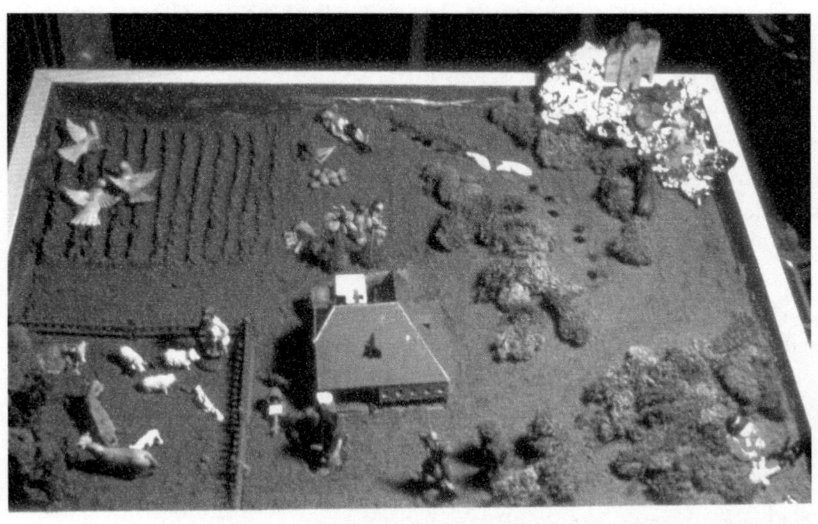

Abb. 24

Im vorangegangenen Bild war das Element Feuer dominant – Eva im Feuer der Wandlung. Hier nun sehen wir – überraschend, beinahe erlösend – eine wohltuend friedliche, ländliche Szene. Das Bild ist geprägt vom Element Erde, einer fruchtbaren *Erde*, die *grünt* und *Leben* hervorbringt.

Erinnern wir uns an das dritte Sandbild, an die kraftvolle Darstellung der Erdmutter in ihrem Haus (Abb. 14); damals wurde der Archetyp der guten Erde konstelliert. Jetzt, beinahe ein Jahr später, sehen wir die Auswirkung dieser Energien auf Evas alltägliches Leben. Dasselbe Thema, das im archetypischen Bild damals noch bewusstseinsfern dargestellt wurde, gestaltet Eva nun bewusstseinsnah, indem sie die »gute Erde« im gesunden, fruchtbaren, alltäglichen Landleben zeigt.

In der Mitte sehen wir ein großes behäbiges Bauernhaus, das unter seinem mächtigen Dach, vergleichbar einer guten Mutter, seine Bewohner beschützt und zusammenhält. Ein kleines Kind im Kinderwagen wird von einem Großelternpaar behütet. Ein Mann arbeitet mit etwas (am unteren Rand), und eine Frau füttert Kühe und Schafe. Hinter dem Haus gibt es Blumen und Feldfrüchte, und in einem kleinen Bach schwimmen zwei Fische.

Das Ganze stellt, wie unschwer zu erkennen ist, die tragende, fördernde Familiensituation dar, die Eva in ihrer Kindheit gebraucht hätte, die sich aber erst jetzt im therapeutischen Prozess geformt hatte. Ähnliches sagt das Motiv in der rechten unteren Ecke aus (raumsymbolisch im Quadrant der persönlichen Mutterbeziehung). Dort sitzt versteckt im Grünen eine runde, mütterliche Frauenfigur. Sie nährt und hegt ein helles und ein dunkles Kind. Diese kleine Gruppe bringt zum Ausdruck, dass Eva sich nun als ganzer Mensch mit ihren hellen, lichten und ihren dunklen, düsteren Seiten mütterlich angenommen fühlt – sei es, dass sie dies von ihrer Therapeutin, ihren Mitmenschen oder der »Welt« erlebte, sei es, dass sie selbst ihre beiden Seiten annehmen konnte.

Das ganze grünende, fruchtbare Bild drückt aus, dass Eva »auf die gute Erde gekommen« ist und nun wachsen kann, vergleichbar einem Samenkorn, das in fruchtbare Erde fällt, dort Wurzeln schlagen und wachsen kann. Durch das Hineingeborenwerden in die konkrete Welt, durch das Fußfassen auf der Erde, wird auch erst ein Wachstum nach oben, eine fundierte geistige Entwicklung möglich. Den Beginn dieser Entwicklung sehen wir dargestellt in der linken oberen Ecke, dem symbolischen Raum für das geistige, religiöse Leben. Aus einem frisch umgegrabenen Acker picken Tauben, alte Symbole für das Geistige, die Inspiration und den sublimierten Eros[41], ihre Nahrung. Ein hoffnungsvolles Bild für Evas zukünftige Entwicklung!

Nach den vorangegangenen Bildern des Leidens, von denen in diesem Buch ja nur wenige aus einer langen Reihe gezeigt werden, wird leicht verständlich, dass dieses Bild nicht nur für Eva, sondern auch für mich als ihre Analytikerin eine besondere Bedeutung hatte. Wie früher gesagt, gehen ja die Sandbilder als psychisch wirkende Energiequellen den im Alltag sichtbaren Entwicklungen um Monate voraus. In Evas von dauernder seelischer Instabilität und Auflösungstendenzen gekennzeichnetem Zustand schien mir dieses Bild nun anzuzeigen, dass Evas »Ich« sich verfestigte und formte. Bildlich gesprochen zeigte sich nach der langen, dunklen Zeit des

Leidens eine Neugeburt an, in eine grünende, gesunde Lebensgrundlage hinein.

Im Zusammenhang mit dieser »grünen Ebene« steht auch das Motiv in der rechten oberen Ecke. Wie Eva sagte, stellt es das Reich der Vegetationsgöttin dar. Diese steht als »die Grüne«, bekränzt mit Blumen und Blättern, vor ihrem Schloss. Eine kleine gelbe Figur tritt in ihr Reich ein.

Bekannter ist eher »der Grüne«, zum Beispiel als Vegetationsgottheit oder als Chidr, der geheimnisvolle, islamische Diener Gottes, der der »Ewig Junge« oder der »Grünende« genannt wird.[42] Grün ist im Islam eine heilige Farbe, es steht symbolisch für das Leben an sich. Dazu gehört auch der Lebensprozess des Menschen, der, wenn auch oft auf langsamen, schwierigen und zunächst unverständlichen Wegen, zur Entwicklung des in ihm angelegten Potenzials drängt. Wie Jung sagt, ist der Drang und Zwang zur Selbstverwirklichung ein Naturgesetz und daher von unüberwindlicher Kraft.[43]

Hier im Bild steht eine grüne *weibliche* Gottheit, die ich vor Jahren für das Sandspiel formte, weil mir schien, ich müsste eine Figur zur Verfügung haben, die das Wesen des grünen, vegetativen Lebens in der äußeren Natur und der inneren Natur des Menschen verkörpert. Diese grüne Ebene ist uns so selbstverständlich geworden, dass sie im Allgemeinen vernachlässigt oder sogar als »niedrig« und »ungeistig« verachtet wird. Sie ist mir aber sehr wichtig, weil sie die tragende, nährende Grundlage unseres Lebens bildet. Auch die Geistigkeit des Menschen muss in ihr wurzeln, weil der Geist sonst Gefahr läuft, sich unbezogen auf die konkreten, irdischen Grundbedingungen abzuheben, womit eine ungesunde Spaltung zwischen Geist und Körper entsteht. (Es versteht sich daher, dass gerade für Menschen, die an einer derartigen Spaltung leiden, das Sandspiel *die* therapeutische Methode ist!)

Die grüne Figur hier ist somit mit meinem Wesen und meiner Überzeugung verbunden. Die gelbe verkörpert Eva. Die beiden Figuren stehen in diesem Bild für die Übertragungssituation zwischen Eva und mir. Ohne dass es je wörtlich ausgesprochen wird, spürt ein Analysand, ob sein Analytiker in positiver Weise durchdrungen ist von der Kraft der grünenden Gottheit. Durch die tiefe und enge Verbundenheit während einer langen und intensiven Analyse wird die Kenntnis vom und das Vertrauen in die Sinnrichtigkeit des Lebensprozesses vom Analytiker wortlos, allein durch seine menschliehe Haltung, auf den Analysanden übertragen. Das Vorbild des Analytikers bewirkt im Analysanden eine Resonanz, eine Gleichschwingung, die im gegebenen Fall heilend wirkt.

14. Sandbild (Abb. 25)

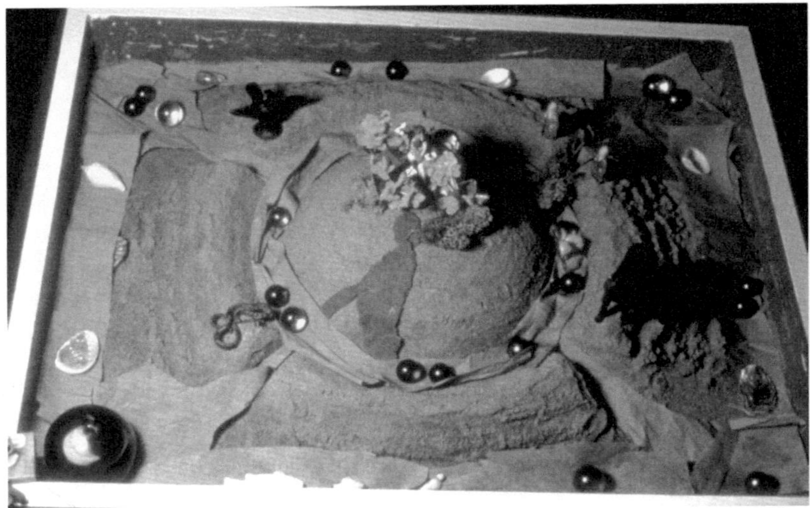

Abb. 25

Hier begegnen wir wieder dem Motiv der Resonanz. Auf der linken unteren Ecke des Kastens sitzt eine blaue, Harfe spielende Meerfrau. Sie schwingt zusammen mit der zentralen, von Blumen umgebenen Frauenfigur, die für Evas »Ich« steht. Musik und Blumen symbolisieren das tiefe Gefühl der Lösung, der Erlösung und der echten Trauer, das Eva, wie sie sagte, nach der langen angespannten Zeit des Leidens erfüllt. Sie weint und weint, sodass ihre ganze Seelenlandschaft vom Wasser der Tränen überflutet wird. Der Graben um den zentralen Hügel wird aufgefüllt, und der äußere Wall, der Eva schützte, aber auch von der Umwelt isolierte, wird aufgebrochen. Es scheint, als ob Eva die alten Persönlichkeitsstrukturen auflösen und von sich abwaschen wollte. Es ist ein innerer Reinigungsprozess, gleichsam ein Eintauchen in die eigenen Wasser der Erneuerung.

15. Sandbild (Abb. 26)

Dieses Bild zeigt die einfache, aber konzentrierte Darstellung eines bedeutsamen Geschehens. Aus der äußeren Struktur der Vierheit, der Grundord-

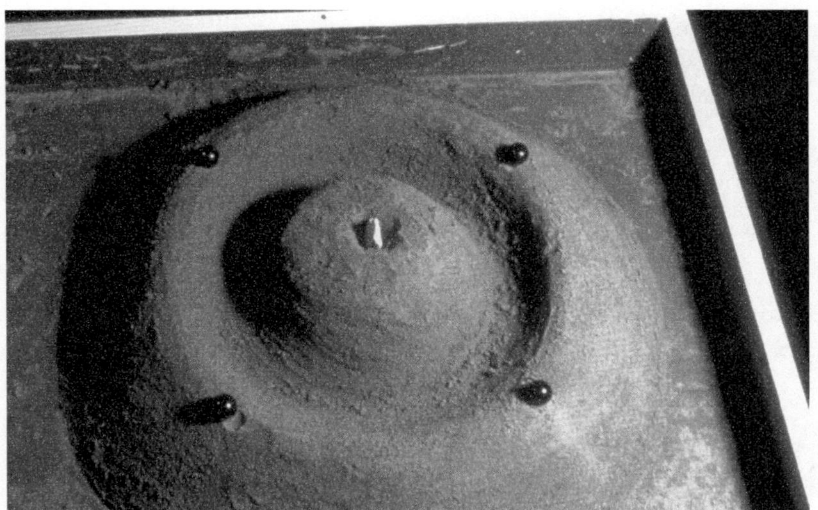

Abb. 26

nung der psychischen Orientiertheit[44], steigt aus der Tiefe der Mitte als Quintessenz der weiße Seelenfisch auf. Wir kennen ihn aus Abbildung 18, wo er im Zusammenhang stand mit Evas eigenem Grab. Nach einem monatelangen psychischen Wandlungsprozess erscheint er nun wieder, als Symbol für Evas neugeborene Seele.

16. Sandbild (Abb. 27)

Nun strahlt die Sonne! Dieses letzte Bild in der Reihe ist von einer ganz besonderen Schönheit und Aussagekraft. Es erinnert an den Urhügel, das spontane Mandala des ersten Bildes (Abb. 12), aber durch das zentrale Motiv der Sonne auch an das eindrückliche Urbild der Sonne (Abb. 13). Wir sehen ein vollkommen zentriertes, diesmal bewusst gestaltetes Mandala. Von der erhöhten Sonne gehen, wie Wellen im Wasser, verschiedene konzentrische Kreise aus.

Eva sagte dazu:

> »Die Sonne symbolisiert das Licht und die Kraft des göttlichen Bewusstseins. Davon gehen Strahlen aus, wie Hände, die die Welt hin bis zu den

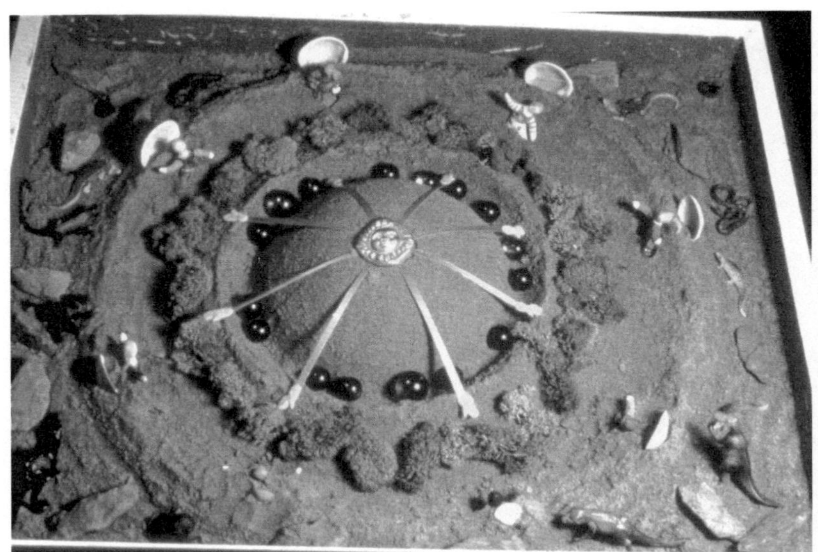

Abb. 27

> Menschen berühren. Die Kugeln stellen die noch ungeformte, frei fließende Energie zwischen der Sonne und der Welt dar.«

(Eva kannte die keltischen Vorstellungen von der Fluss- oder Wasserwelt als der feinstofflichen, bewegten Energie nicht. Jedoch habe ich auch oft in den Sandbildern anderer Analysanden diese Glaskugeln gesehen als Ausdruck für noch nicht geformte, potenzielle Energien.) Weiter sagte Eva:

> »Der grüne Kreis stellt die Erde dar. Dann berühren die Strahlen die Menschen: Frauen und Männer. Die Muscheln hinter den Menschen sind ihre Schutzschilde gegen den äußersten Kreis, das verschlingende Unbewusste, dargestellt durch Schlangen, Krokodile und archaische Ungeheuer. Vom linken unteren Rand her wachsen die Menschen im Gegenuhrzeigersinn langsam aus der Erde heraus. Mit ihnen wächst ihr Schutzschild. Die Hände der Sonne als Strahlen des göttlichen Bewusstseins berühren die Menschen. Mit dem wachsenden Bewusstsein der Menschen wächst auch ihr Schutzschild gegen die Ängste und das Grauen der ›Nacht‹ bzw. gegen die Ängste, die den Menschen aus ihrer eigenen Unbewusstheit erwachsen.«

Evas sinnvoller Kommentar spricht für sich selbst. Doch wenn wir das Sandbild genau betrachten, fällt uns noch ein bedeutsames Detail auf: Die Muscheln hinter den Menschen wirken wie Reflektoren. Dadurch werden die Strahlen der Sonne, des göttlichen Bewusstseins, zurückgeworfen. Sie sind aber gewandelt worden durch die Menschen. Jedes menschliche Individuum wandelt die göttliche Energie in persönlicher Weise und strahlt sie an ihren Ursprung zurück. Es entsteht eine Wechselbeziehung zwischen Gott und den Menschen, oder anders ausgedrückt: Die Energien der Urbilder wirken auf die Menschen ein, und die dadurch gewandelten Menschen wirken wiederum zurück auf die Gestalt der Urbilder. Da aber die großen archetypischen Energiefelder, besonders das dominante Gottesbild einer Kultur, nicht nur für den Einzelnen, sondern vor allem auch für das Kollektiv prägend sind, besteht nicht nur eine energetische Wechselbeziehung zwischen dem Einzelnen und den Urbildern, eben wie etwa dem Gottesbild, sondern auch zwischen den Urbildern und dem Kollektiv. *Aus dieser Sicht hat die schöpferische Imagination und die damit verbundene Bewusstseinserweiterung des einzelnen Menschen eine große Bedeutung. Denn sie trägt* – im Guten wie im Schlechten – *zur Weltschöpfung und zur kollektiven Bewusstseinsbildung bei.* Ausschlaggebend für die positive oder negative Auswirkung ist dabei die persönliche ethische Verantwortlichkeit jedes einzelnen Menschen.

Auf der innerpsychischen Ebene finden wir wieder das Prinzip der Resonanz, hier der Resonanz zwischen der übergeordneten Ganzheit, Evas Selbst, und Evas gewachsenem und noch wachsendem Ich-Bewusstsein. Die acht Figuren im Bild stellen die verschiedenen Stadien des Wachstums von Evas bewusster Persönlichkeit dar.

Die Zahl Acht mag in diesem Bild als statisches Ordnungsprinzip bedeutsam sein, mehr noch sehe ich sie als Neubeginn nach Ablauf einer vollendeten Zeitspanne. Acht steht für den achten Schöpfungstag, das heißt für die mit der Geburt Christi neu beginnende Schöpfung.[45] Hier symbolisiert sie einen Neubeginn, Evas Wiedergeburt in eine gefestigte und bewusstere Seinsweise.

Dieses zusammenfassende und ausstrahlende Sandbild war nicht das letzte, aber es markierte sozusagen den Zusammenschluss von Evas unbewusstem Prozess im Sandspiel und ihrem bewussten Leben. Damit begann der zweite, verbale Teil in Evas therapeutischem Prozess: die bewusste Auseinandersetzung mit sich selbst, ihrer Umwelt und ihrem Gottesbild. Nach einigen Monaten legte sie aus eigenem Entschluss Medikamente und

Alkohol beiseite und wandte sich mehr und mehr ihrer Familie und ihrer Ausbildung zu.

Abschließend fasse ich noch einmal die Schritte in Evas Entwicklungsprozess zusammen, im Vergleich zu den einzelnen Stufen des psychologisch gesehenen alchemistischen Prozesses. Dabei folge ich Jungs Text aus *Psychologie und Alchemie:*

> »Die Schwärze, ›nigredo‹, ist als Anfangszustand entweder von Anfang an vorhanden oder durch Zerteilung der Elemente erzeugt. Ist der zerteilte Zustand vorausgesetzt, wie das gelegentlich vorkommt, dann wird eine Vereinigung der Gegensätze durchgeführt unter dem Gleichnis der Vereinigung des Männlichen und des Weiblichen (conjunetio). Dann tritt der Tod des Vereinigungsproduktes ein (mortificatio) mit der entsprechenden Schwärzung. Aus der ›nigredo‹ führt die Abwaschung (ablutio) direkt zur Weißung, oder die beim Tod entwichene Seele wird dem toten Körper wieder vereinigt zur Belebung desselben. Damit ist das erste Hauptziel des Prozesses, nämlich die ›albedo‹ erreicht, welche von vielen schon so hoch gepriesen wird, als ob das Ziel überhaupt erreicht wäre. Es ist der Silber- oder Mondzustand, welcher aber noch bis zum Sonnenzustand gesteigert werden soll. Die ›albedo‹ ist gewissermaßen die Dämmerung; aber erst die ›rubedo‹ ist der Sonnenaufgang.«[46]

Bei Eva war die »nigredo« als Anfangszustand vorhanden. In der langen, dunklen Zeit ihrer Depression erlebte sie sich selbst zerteilt und aufgelöst. Nach Beginn der therapeutischen Arbeit am Sandkasten konstellierte sich auf der archetypischen Ebene eine erste Vereinigung der Gegensätze (siehe Abb. 16 und Abb. 17), die in der Darstellung des gekreuzigten Christus gipfelte. Auf der Basis der vereinten Kräfte erfolgte dann über Monate der Durchgang durch die »nigredo« und »mortificatio«, nämlich die Begegnung Evas mit ihrer Dunkelheit und ihrem Leiden, was den Tod und die Auflösung ihrer bisherigen Persönlichkeit zur Folge hatte. In der tiefsten Dunkelheit trat die Wende ein zum Aufstieg in die Heilung, zur Neugeburt (siehe Abb. 21). In der Folge musste Evas neugeborenes Ich gewissermaßen durch das Feuer gehen, um sich zu verfestigen und Fuß zu fassen in der fruchtbaren, mütterlichen Erde (siehe Abb. 23 und Abb. 24). Abbildung 25 stellt die reinigende und lösende Kraft der Tränen dar, alle Überreste des alten Ich werden durch die echt empfundene Trauer abgewaschen. Die »ablutio« im alchemistischen Prozess wird manchmal auch

»baptisma« genannt, was auf die reinigende Kraft des Wassers in der Taufe hinweist. Das heraufsteigende Licht in der Dämmerung, der »albedo« oder Weißung, symbolisiert der aufsteigende weiße Seelenfisch in Abbildung 26, dem wir zum ersten Mal im siebten Sandbild (Abb. 18) begegneten. Damals stellte er das in Evas unbewusster Seele verborgene Wissen dar, dass letztlich die positiven Kräfte stärker sein würden als die negativen. Die »rubedo«, den Sonnenaufgang, können wir im letzten Sandbild (Abb. 27) miterleben. Der Sonnenaufgang ist Sinnbild für »den neuen Tag« in Evas Leben, für eine neue bewusste Lebensweise. Auch stellt das Bild eine zweite »conjunctio« dar, diesmal eine Vereinigung der Gegensätze von Bewusstem und Unbewusstem, aber auch von Ich und Selbst.

Doch wie ich früher sagte, bedeuteten die Energien aus dem durchlebten Prozess für Eva nicht das Ende der therapeutischen Arbeit. Damit war erst die große Wunde der frühen narzisstischen Störung geheilt. Die Heilung dieser Verletzung in den frühesten und am schwersten erreichbaren Schichten von Evas Persönlichkeit war eine unbedingte Voraussetzung für ihre spätere Konfrontation mit sich selbst und der Umwelt. Um ein Bild aus der Natur zu verwenden: Dieser lang dauernde Prozess, der von Eva und mir, ihrer Therapeutin, große Geduld und Durchhaltevermögen verlangte, war erst die Arbeit an der Wurzel. Doch wissen wir, dass sich die schönsten Anlagen in einer Pflanze nicht entwickeln können ohne gesunde Wurzeln. Auch Evas gestalterische und geistige Fähigkeiten, die aus ihren Sandbildern sehr deutlich werden, hätten ohne die Heilung ihrer narzisstischen Verwundung nur geringe Entfaltungsmöglichkeiten gehabt. Dieses Bild aus der Pflanzenwelt für den psychischen Heilungsprozess wird aber dem wirklichen Geschehen nur teilweise gerecht. Es bleibt ganz im Naturhaften, wohingegen ein therapeutischer Prozess ein Kultivierungsvorgang, eine *bewusste* Zusammenarbeit von Analytiker und Analysand ist. Auch wenn, wie in Evas Fall, die erste Phase des heilenden Sandspielprozesses vorwiegend nonverbal und für den Analysanden unbewusst verläuft, bekräftigt dieser aber doch seinen bewussten Wunsch und Willen zur Heilung, indem er durch die regelmäßige Konfrontation mit seinem Unbewussten in der schöpferischen Gestaltung am Sandkasten aktiv an seiner Heilung arbeitet. Dem Analytiker hingegen muss selbstverständlich bewusst sein, was im Analysanden vorgeht, doch besteht seine Kunst darin, dass er nur so viel von seinem Wissen ausspricht, wie unbedingt notwendig ist. Weil die analytische Arbeit den Naturvorgang des Wachsens wohl in sich enthält, grundsätzlich aber ein Kultivierungsprozess ist, komme ich noch einmal auf das früher entworfene Bild vom Bau des Seelenhauses zurück, in dem ich den Analytiker mit dem Bauführer verglich. Er ist nicht der Architekt des seelischen Hauses, das ist die innere, anordnende Instanz des Analysanden. Der Bauführer hingegen, also der Analytiker, muss die Pläne dieser inneren Instanz verstehen, er muss dafür sorgen, dass alles richtig ausgeführt wird, und er muss auch eingreifen, wenn Fehler gemacht werden. Er leistet also mit seinem Wissen und Können einen wesentlichen Beitrag zum Aufbau der seelischen Behausung seines Analysanden.

Der im Sandspiel durchlebte Prozess Evas entspricht nun vor allem dem Bau der Fundamente ihres Seelenhauses. Er vollzog sich weitgehend unter der Erde, im Unbewussten, das heißt in den dem Bewusstsein nicht oder nur sehr schwer zugänglichen Schichten der frühesten Kindheit. Über der Erde – in Evas Alltagsleben – ahnte man, dass unter der Erde etwas vorging, doch wurde davon nur sehr langsam etwas sichtbar, denn die Sandbilder nehmen die Entwicklung eines Menschen um Monate, wenn nicht Jahre voraus. Die »Untergrundarbeit« im Sand ist aber absolut notwendig, weil wegweisend und kräftespendend für die spätere bewusste Arbeit an sich selbst. So war es auch in Evas Fall. Der langsame Aufbau des über der Erde sichtbaren Seelenhauses, also von Evas bewusster Persönlichkeit, vollzog sich in der nachfolgenden verbalen Analyse, aber auf dem Fundament des vorangegangenen, vorwiegend unbewusst durchlebten Sandspielprozesses.

9 Maria – Der Heilungsprozess eines Kindes

Nach dem eindrücklichen, aber auch schwierigen Weg zur Heilung einer erwachsenen Frau möchte ich nun die ersten Bilder aus der Therapie mit einem Kind vorstellen. Es geht mir in diesem Fall nicht so sehr um die ausführliche Darstellung des ganzen Therapieverlaufes, den ich früher an anderem Orte vollständig beschrieben habe[47], sondern um die in Marias Bildern besonders deutlich erkennbaren Bewegungen der psychischen Energie. Ich wüsste nicht, wo sonst die Bewegungen in die Höhe und in die Tiefe und die Regression und die Progression der Energien besser verfolgt werden könnten als im dreidimensional bearbeitbaren Sand.

Ganz allgemein eignet sich die Methode des Sandspiels ausgezeichnet für die Arbeit mit Kindern, weil diese meist noch eine ungebrochene Freude am spielerischen Gestalten haben und durch ihr natürliches Verständnis für die Symbolsprache der verwendeten Figuren die äußere Realität und ihre innere Welt »spielend« in Einklang bringen können.

Meistens verlaufen Sandspieltherapien mit Kindern ebenso intensiv wie mit Erwachsenen, sind aber doch weniger kompliziert und langdauernd, weil die Ursachen der kindlichen Störungen nicht so viele Jahre zurückliegen und noch weniger überlagert sind von sekundären Problemen als bei Erwachsenen.

Maria war sieben Jahre alt und kam im Sommer ihres ersten Schuljahres zu mir in Therapie. Sie war das erste Kind in der Familie, ein eigenwilliges und aktives Kind, ihren Altersgenossen intellektuell voraus, körperlich ganz gesund. Jedoch war sie seit einiger Zeit zu Hause sehr aggressiv, war oft in Opposition und hatte Schwierigkeiten, sich auszudrücken. Sie fand sich selbst hässlich und mochte sich nicht. Besonders große Mühe hatte sie mit der sozialen Anpassung, auch hatte sie Angst vor Wasser und vor allem Neuen, wie etwa vor dem Schulweg und der Pause. Zusammenfassend kann man sagen, dass der Mangel an liebendem Bezug zu sich selbst und der Mangel an Urvertrauen in sich selbst und in die Welt auf eine Urbeziehungsstörung hinwies, die sich jetzt, beim Übergang von der Kleinkinderwelt zur Welt der Schule, störend und entwicklungshemmend bemerkbar machte.

Die Schwierigkeit in Marias Familie lag hauptsächlich in der Überbewertung des Männlichen, des rationalen Denkens und der zielstrebigen intellektuellen Leistung. Die weiblichen Werte wie Instinktsicherheit und eine vertrauensvolle Beziehung zum eigenen körperlichen und seelischen Leben waren dadurch schwach entwickelt, was besonders Marias Mutter beim Übergang von einer intellektuellen, akademischen Ausbildung zur Mutterschaft große Schwierigkeiten bereitete. Maria war als erstes Kind besonders stark von dieser Unsicherheit ihrer Mutter betroffen. Um so eindrücklicher war es zu verfolgen, wie die Wandlung und Erstarkung ihrer Persönlichkeit durch die Therapie auf die ganze Familie zurückwirkte und dort eine große Veränderung und positive Entwicklung auslöste.

Nach einer sorgfältigen Besprechung der bisherigen Entwicklung des Kindes, seinen Schwierigkeiten und dem familiären Hintergrund mit den Eltern wurde vereinbart, dass sie jede Woche eine Stunde zu mir kommen solle. Es wurde ihr freigestellt, ob sie im Sand spielen wollte oder nicht, aber als sie in der ersten Stunde in den Therapieraum kam, ging sie, wie getrieben von etwas, sofort zum Sandkasten und den Regalen mit den Figuren. Dort ergriff sie ein großes hölzernes Känguruh und ein grausiges Krokodil. Dieses verfolgte nun das Känguruh kreuz und quer durch den Sandkasten. Maria sagte, *das böse Krokodil wolle das liebe Känguruh auffressen*. Danach gestaltete sie das erste Sandbild.

Was sagt uns dieses Initialmotiv? Wir haben es mit zwei krassen Gegensätzen zu tun, wobei der böse Teil den lieben Teil verschlingen will. Der liebe Teil, *das Känguruh*, ist sicher eines der verbreitetsten tiergestaltigen Symbole für das Enthaltensein des kleinen Kindes in der schützenden, wärmenden und nährenden Mütterlichkeit, die für das Kind am Anfang so lebenswichtig ist. Es drückt für die Kinder aber nicht nur das körperliche, sondern auch das seelische Getragenwerden durch die Mutter aus, die warme Gefühlsbeziehung einer positiv erlebten Mutter-Kind-Urbeziehung.

Die positiv erlebte Urbeziehung zur Mutter (oder unter Umständen auch zum Vater) und das Enthaltensein des Kindes in ihr bilden nicht nur die Grundlage seiner Beziehung zu seinem Körper, sondern sie sind auch Grundlage des zwischenmenschlichen Miteinanderseins, das heißt aller emotionalen Bezogenheit auf den Mitmenschen. Von der Urbeziehung ist auch die Entwicklung eines gesunden Ich und eine gesunde Beziehung dieses Ich zu »seinem« Unbewussten und damit zum Selbst abhängig.[48]

Wir sehen, wie wichtig die geglückte Urbeziehung ist und damit ihr Symbol, das Känguruh. In ihr erlebt das Kind das Gefühl des Ur-vertrauens, das eine sichere Basis für seinen Start ins Leben bildet. Leben heißt aber Auseinandersetzung, dramatisches Erleben des eigenen Körpers, der eigenen Seele, der Familie, der Schule, der »großen Welt« mit allen Freuden und Leiden, Hoffnungen und Ängsten. Je nachdem dominiert das Vorwärtsgehen, die Entwicklung und der Drang zur Selbstverwirklichung oder aber das Zurückweichen, die Angst, die Ohnmacht und Hilflosigkeit gegenüber der furchterregenden dunklen Seite des Lebens. Beide Seiten erlebt das Kind immer wieder, die geglückte Urbeziehung aber ist ein Schutz für das Kind gegen das Festgehaltenwerden in der Dunkelheit. Sie gibt dem Kind, und später auch dem Erwachsenen, immer wieder die Kraft, die Zeiten der Dunkelheit als Zeiten der inneren Wandlung zu erleben und als Durchgang zu einer neuen Lebensmöglichkeit.

Man darf aber nicht vergessen, dass das Verbleiben in der *Mutter-Kind-Einheit* entwicklungsmäßig seine bestimmte Zeit hat, nach einem gewissen Alter aber ein Zurückweichen vor dem Leben bedeutet. Dann wird die anfängliche Geborgenheit im Mütterlichen zum Gefängnis, in dem das Kind in seiner Entwicklung zurückgehalten wird. Der Grund dafür, dass das Kind nicht auf natürliche Weise vorwärtsgehen und »den Beutel des Känguruhs« verlassen kann, liegt meistens in einer von Mutter und Kind als ungenügend erlebten Phase der engen, liebenden und im wahren Sinne lebenspendenden Urbeziehung zwischen Mutter und Kind. Die Mutter kann dann ihr Kind nicht freigeben für einen neuen Lebensabschnitt, und das Kind wird von seinem körperlichen Entwicklungsstand her gestoßen, die Mutterwelt zu verlassen, kann dies aber nicht, weil es diese Mutterwelt ja noch gar nicht in genügendem Maße durchlebt und als Kraftquelle integriert hat.

Maria schien sich zur Zeit des Therapiebeginns mit dem Jungen im Känguruhbeutel zu identifizieren, fühlte sich aber verfolgt von einer großen, bedrohlichen Kraft, dem »bösen Krokodil«.

Vom Krokodil wissen selbst Kinder, dass es im Wasser oder Sumpf lebt. Dort lauert es auf seine Beute und zieht sie unter Wasser, wodurch sie getötet wird. Das Krokodil kann also gleichgesetzt werden mit dem verschlingenden, todbringenden Aspekt des Wassers, den, wie wir wissen, Maria sehr fürchtete.

Im Wasser nimmt das Leben seinen Anfang, dort kann es aber auch wieder ein Ende nehmen. Der Mensch wird aus dem Fruchtwasser im mütterlichen Uterus geboren, kann aber, einmal ein atmendes Wesen geworden, nicht mehr ganz ins Wasser zurückkehren. Nur im Bade oder im ursprünglichen Taufritual kann er wieder eintauchen ins Element seines Anfangs und wieder heraussteigen als ein symbolisch Wiedergeborener.

Im übertragenen Sinn ist das Wasser *das* Symbol für das Meer der unbewussten, ungeformten, man könnte auch sagen, ungeborenen Kräfte. Das vorübergehende Eintauchen ins Wasser kann für den Menschen eine Belebung durch neue Energien bedeuten. Das Versinken darin aber eine Regression in einen unbewussten, formlosen Zustand, was einer Gegenbewegung zur Bewusstseinsentwicklung gleichkommt.

Maria zeigte mir durch ihr kurzes Spiel, dass sie wirklich in Not war und große Angst hatte. Aus ihrer Geschichte wusste ich, dass sie einerseits an ihrer unerfüllten Urbeziehung litt und daher kein Vertrauen und keine Kraft hatte, um vorwärts zu gehen in ihrer Entwicklung. Andererseits drückte ihr Spiel aus, dass sie bedroht und gejagt wurde vom Krokodil, nämlich von einer drohenden Regression in einen unbewussten Zustand. Das hätte für sie eine psychische oder physische Krankheit bedeutet.

Die Möglichkeit zur Hilfe und Heilung in einer Psychotherapie liegt nun darin, dass das Kind im geschützten Raum der therapeutischen Atmosphäre symbolisch zurückgehen kann ins Urwasser des mütterlichen Uterus und von dort her noch einmal die lebenswichtige Urbeziehung, diesmal mit dem Therapeuten, durchleben kann. Das gelingt aber nur, wenn der Therapeut das Kind echt annimmt und getreulich schützend und führend durch die Regression und den nachfolgenden Wiederaufbau der Persönlichkeit begleitet.

Betrachten wir nun, was Maria in ihrem ersten Sandbild darstellt, und vergessen wir nicht, dass das Spiel für ein Kind nicht »nur ein Spiel«, sondern wirkliches Erleben ist.

1. Sandbild (Abb. 28)

Das Bild erscheint auf den ersten Blick etwas ungeordnet, aber die reiche symbolische Gestaltung drückt eine starke Imaginationskraft und ein intensives emotionales Leben aus.

Als Lebewesen sehen wir keine Menschen, nur Tiere; das Bild gehört

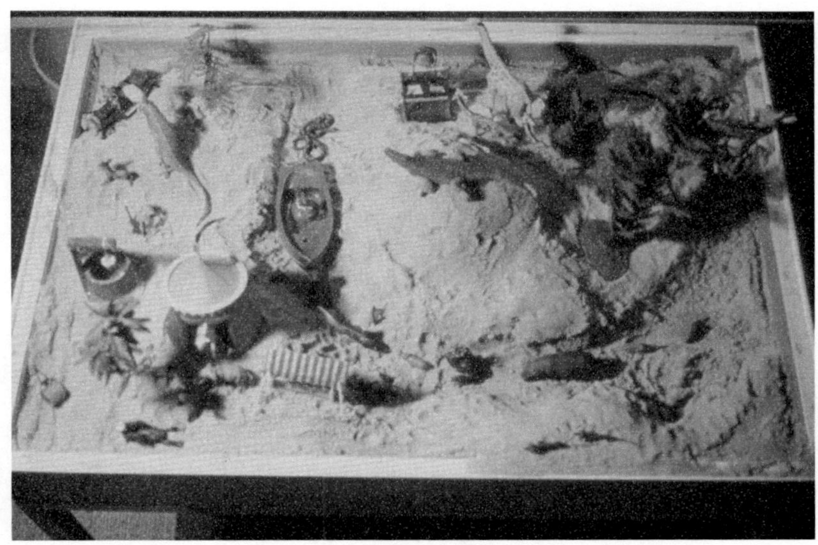

Abb. 28

also in die animalische Stufe der kindlichen Entwicklung, in der das Kind unbewusst oder vorbewusst in der Welt des Körperlichen, der Instinkte, Triebe und Emotionen lebt. Die Tiere stellen verschiedene aktive, sich bewegende Aspekte dieser Welt dar. Die Pflanzen hingegen sind fest verwurzelt in der Erde, sie verkörpern die vegetative Stufe der kindlichen Entwicklung und umfassen etwa das erste Lebensjahr.

Im Zentrum des Bildes erhebt sich ein runder Hügel, wie eine erste Erhebung aus der Ebene des unbewussten Lebens. Der Hügel erinnert an ein Bild aus der Natur, wenn die Erde sich wölbt, um aufzubrechen und einen herausdrängenden Keimling freizugeben. Dieser Keimling ist vergleichbar dem wachsenden Ich des Kindes, das im Laufe seiner Entwicklung herauswächst aus der Mutter Erde, der Dunkelheit des unbewussten Zustandes, in die Welt des Lichtes, wo es sehend wird.

Durch dieses Aufbrechen der Erde wird eine Öffnung nach oben, eine Verbindung zum Licht, zum Himmel hergestellt. Der Übergang von einer Daseinsform in eine andere wird ermöglicht. Die Verbindung zwischen Himmel und Erde kann ausgedrückt werden in einem Berg, der den Menschen dem Himmel näher bringt, durch eine Leiter, einen Baum oder die Weltsäule.[49] Diese Weltsäule ist immer »in der Mitte«, im Nabel der Welt, sie ist auch das Zentrum der persönlichen Welt, wie groß oder wie klein diese Welt des einzelnen Individuums auch sein mag. Jedes Sandbild stellt die individuelle Welt des weltschaffenden Menschen dar. Somit steht auch hier im Bild Marias der Berg für ihre persönliche Weltachse, ihre Verbindung zwischen Himmel und Erde. Darauf sitzt nun aber das Krokodil – eine Bedrohung für alles, was ans Licht kommen möchte. Das würde heißen, das Krokodil als verschlingender Aspekt des Unbewussten verhindert Marias Wachstum nach oben, die Entwicklung eines differenzierenden Bewusstseins.

Links um den Krokodilhügel führt ein schmaler Wassergraben, der in der rechten unteren Ecke in einen kleinen Teich mündet. In diesem Graben fährt ein großes *grünes* Schiff, von hinten getrieben von einer gefährlichen Schlange. Im Schiff steht ein Marienkäfer mit einem Schirmchen. Es ist die einzige Figur im Bild, die irgend etwas Menschliches an sich hat. Sie steht über den anderen Tieren. Maria verwendete sie beinahe in jedem der folgenden Sandbilder wieder. Maria fand, der kleine Käfer sei sie selbst; er hat demnach eine ganz zentrale Bedeutung. Betrachten wir das Schiff, in dem der kleine Käfer fährt, Schiffe, Wagen, Schlitten (siehe auch Abb. 29) haben die Funktion, eine Person oder eine Sache von einem Ort zum andern zu bringen. In den Kulten verschiedener Religionen wurde das Gottesbild in diesen Gefährten herumgeführt. Immer wird damit eine Bewegung, ein Übergang, ein Übergangsritus ausgedrückt.[50] Ein Übergangsritus par excellence ist natürlich der von einer Altersklasse in die andere, in Marias Fall von der Kinderwelt in die bewusstere Welt des Schulkindes. Dieser Übergang ist einer der schwierigsten und zugleich wichtigsten in der Entwicklung eines Menschen, weil er aus dem »natürlichen«, unbewusst *animalischen*, im Körperlichen verhafteten Dasein hinüberführt in ein höheres Leben, das zugleich ein *religiöses, geistiges* und *kulturelles* Leben ist, das erst den Sinn des *menschlichen* Lebens ausmacht.

So darf man wohl das breite, grüne Schiff als den Ausdruck dieser noch ganz im »Natürlichen« verhafteten Seinsweise Marias ansehen. Darin ist der Käfer, Symbol für Marias vorbewusstes Ich, nun getrieben von der Schlange, auf der Fahrt zurück in den kleinen Teich, der mit seinem Wasser die Fische und Küken umfängt, wie eine Mutter ihre Kinder. Er steht für die Ursituation des Enthaltenseins im mütterlichen Uterus. Dies bedeutet für Maria eine Regression in einen früheren Zustand, in die Mutter-Kind-Einheit, die sie innerlich in der therapeutischen Situation noch einmal nacherleben muss.

Jedes Sandbild ist eine vielschichtige Gestaltung und bringt verschiedene seelische Befindlichkeiten und Energiebewegungen *gleichzeitig* zum Ausdruck. Die beiden Hauptbewegungen in diesem ersten Bild sind die Wachstumsbewegung nach oben, die aber blockiert wird durch das Krokodil, und die Regressionsbewegung zurück in die Situation der Mutter-Kind-Einheit. Offensichtlich wusste Maria unbewusst, dass sie zuerst das notwendige (das die innere Not-wendende!) Urvertrauen gewinnen musste, bevor ihr geistiges Wachstum einsetzen konnte.

2. Sandbild (Abb. 29)

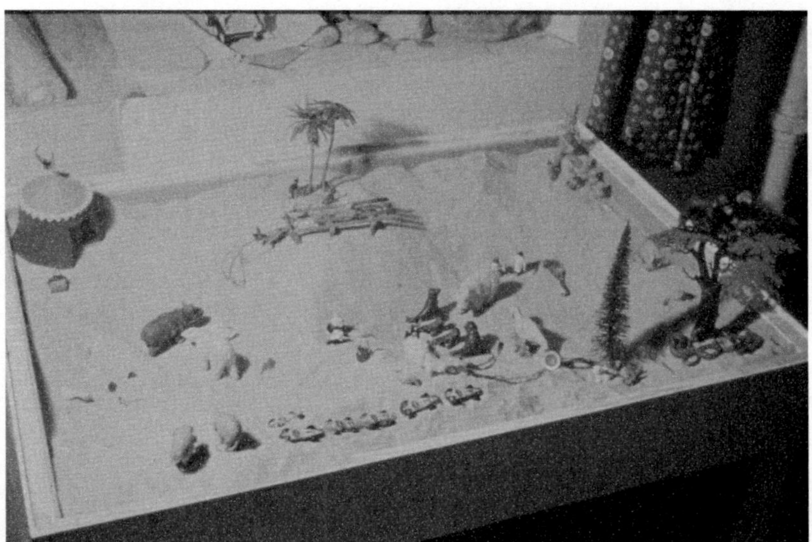

Abb. 29

Nach einer Woche gestaltete Maria das zweite Bild. Es wirkt offen, hell, übersichtlich, als ob sich Marias Problematik klar ausbreiten würde. Auffallend ist am unteren Rand die durch hinzukommende Tiere und kleine Autos markierte Bewegung von links nach der Mitte. Aus dem Unbewussten fließt Energie in die zentrale Mulde, wo sich auch der kleine Käfer befindet. In der Mulde sind helle und dunkle Tiere versammelt, einige sind auch in sich weiß-schwarz. Dies zeigt den Beginn einer inneren Differenzierung in die Gegensätze Hell-Dunkel, Gut-Böse an, die für die Entwicklung eines unterscheidenden Bewusstseins notwendig ist.

Im Gegensatz dazu steht das Geschehen auf dem kleinen Hügel in der oberen Mitte des Bildes. Dort sitzen unter Palmen kleine Hasen, und davor sitzt eine gelbe Maus auf einem Schlitten, der von einem Esel nach links, also weg vom zentralen Geschehen, gezogen wird.

Der Esel scheint für Maria ein wichtiges Tier zu sein, wir begegneten ihm schon im ersten Bild am linken Rand und werden ihn in den folgenden Bildern wieder sehen. Man darf wohl sagen, der Esel sei der mindergeachtete Bruder des Pferdes. Wer sich kein Pferd leisten kann, hat doch wenigstens einen Esel, dem er alle Lasten auflädt und den er für sich arbeiten lässt. Der Esel ist zäh und ausdauernd, aber auch eigensinnig und störrisch. Das ist seine Art, sich gegen schlechte Behandlung zu wehren. Vielleicht glauben Kinder, er sei dumm, oft genug hören sie doch das Schimpfwort »dummer Esel«. Mehr noch aber bemitleiden sie ihn, weil er unter der schlechten Behandlung durch die Menschen leidet. Ganz sicher identifizieren sich Kinder mit dem Esel, weil sie oft wegen ihrer Unwissenheit oder vermeintlichen Dummheit auch unter den Erwachsenen leiden, und es tröstet sie dann, wenn sie in Kinderbüchern lesen, wie der arme Esel von seinem bedauernswerten Dasein erlöst wurde und irgendwo in liebevolle Pflege kam.

Tröstlich ist für sie auch die Beziehung des Esels zum Göttlichen, zu Christus. Er liegt bei dessen Geburt neben der Krippe, trägt später Christus als Kind und als Erwachsenen – das sehen die Kinder in Bilderbüchern und Bilderbibeln. Kinder sind noch nahe bei Gott, sie haben ein einfaches und richtiges Gefühl für das Göttliche – wenn es ihnen nicht verdorben worden ist! So glaube ich, dass sich die Kinder identifizieren mit dem Esel, der in der Welt leiden muss, aber nahe bei Gott ist. Man kann auch sagen, dass der Esel ganz allgemein das Erleiden und Aushalten der eigenen Schattenseiten bedeutet, die dann aber zur Erlösung, zur Ganzwerdung führen.

Besonders wichtig war für Maria die Figur des Esels in der Geschichte von Pinocchio[51], der zuerst ein Hampelmann, nur ein beseeltes Stück Holz war und dann durch viele Abenteuer hindurch ein richtiger Knabe wurde, der lesen und schreiben konnte, also wissend war. Zwölf Esel ziehen dort den Wagen, der Pinocchio ins Kinderland bringt, »wo die Kinder nichts lernen müssen, immer nur spielen können«. Auch Pinocchio wollte immer nur spielen und lachen, und so wurde er selber ein Eselein, worüber er dann aber *sehr traurig* war. Diese Trauer bewegte ihn dazu, lernen zu wollen, wodurch er aus seinem Eselszustand wieder erlöst wurde.

Da sich Maria sehr mit der Geschichte vom Pinocchio identifizierte, darf man sagen, dass der Esel in diesem Sandbild für die Wesensseite Marias steht, die sich nicht entwickeln, sondern ein unwissendes Kleinkind bleiben wollte. Damit blieb sie aber auf der animalischen Entwicklungsstufe stehen, worunter wiederum Marias ganze Persönlichkeit sehr litt. Gerade dieses Leiden aber wurde zur Triebkraft für ihre Weiterentwicklung.

Der Esel zieht also den Schlitten mit der kleinen Maus, die ich als Marias kindliche Seele deute[52], weg aus dem Zentrum nach links ins Unbewusste. Wir finden in diesem Sandbild gleichzeitig eine regressive Bewegung der seelischen Energie aus der Mitte nach links und auch einen Zustrom von bewusstseinsbildenden Kräften von links zur Mitte.

3. Sandbild (Abb. 30)

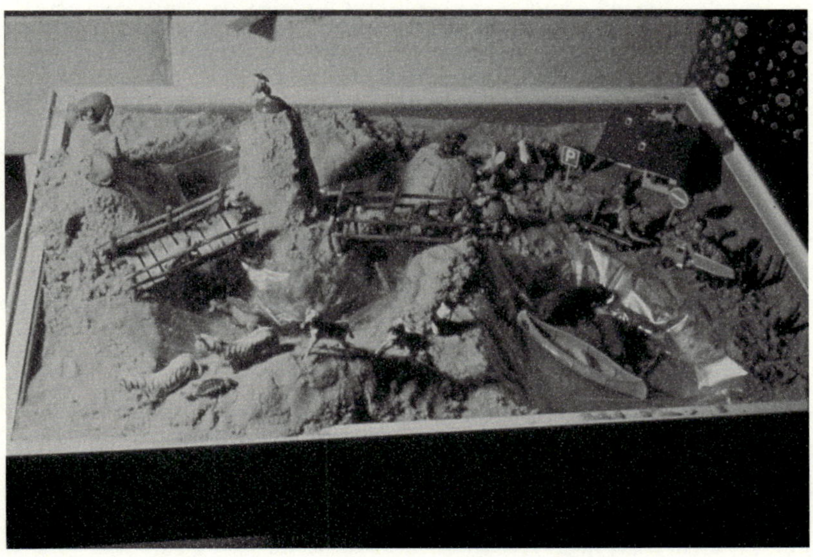

Abb. 30

Wieder nach einer Woche gestaltete Maria das dritte Bild. Hier fallen große Bewegungen in die Höhe und in die Tiefe auf. Das Bild wirkt aufgewühlt und emotional geladen. Auffallend ragt der hohe, steile Berg aus dem Wasser, in dem Fische und Krokodile schwimmen. Zuoberst auf dem Berg steht in unsicherer Position der Käfer. Er hat sich wohl verstiegen und kann nicht mehr hinunter. Wohl führen zwei Brücken zum Berg, aber kein Weg hinauf. Das kleine Ich Marias scheint durch seine Verstiegenheit isoliert und in Not geraten zu sein. Es befindet sich in einer Lage, die Erich Neumanns Begriff des kindlichen Not-Ich plastisch illustriert:

> »Das negativierte Not-Ich des Kindes ist der Ausdruck eines Vertriebenseins in ein pathologisch verstärktes Ich, das sich auf sich selber stellen muß, ohne seiner Natur und Entwicklungsstufe nach dieser Aufgabe gewachsen zu sein. Hinter seiner gewaltsamen Selbstbehauptung steht immer Angst, Verlassenheit und eine Vertrauenslosigkeit, welche den gesamten Bezirk dessen beinhaltet, was normalerweise von der Urbeziehung umfaßt wird, die Beziehung zum Du, zur Welt, zur eigenen Tiefenschicht, zum Selbst.«[53]

Als Gegenbewegung zu dieser Notlage von Marias gegenwärtigem Ich erscheint in der Tiefe des runden Teiches ein gelber Fisch in einem *blauen* Schiff. Wenn wir uns an den kleinen Käfer im grünen Schiff des ersten Bildes, das zurückfuhr in den mütterlichen Teich, erinnern, so ist nun in diesem Teich etwas Neues entstanden, wohl durch die geistig-mütterliche Zuwendung der Therapeutin. Der kleine Fisch scheint wie ein Vorbote, ein Keim zu einer neuen Persönlichkeit Marias, der nun in einem geistigen (blau als die Farbe des Himmels, des Geistigen)[54] Schiff fährt.

4. Sandbild (Abb. 31)

In diesem Bild fallen vor allem die vier Brücken auf, die zum Teil von außen über den Rand des Sandkastens zum zentralen Berg hinführen. Sie stehen symbolisch für den Zustrom von Energien von außen her, etwa aus der Gegenübertragung des Therapeuten auf den Patienten. Wenn dieser dem Kind positive Gefühle entgegenbringt und Positives von ihm erwartet, kann dies ein Erblühen seines Wesens und seiner Gaben bewirken; es wirkt dann wie eine Brücke, über die das Kind zu sich selbst kommen kann. Bezogen auf Maria war das sicher der Fall. Ich hatte Maria lieb gewonnen, was sie bestimmt spürte, obschon sie scheinbar keine Notiz nahm von mir, sondern sich ganz auf ihr Sandspiel konzentrierte.

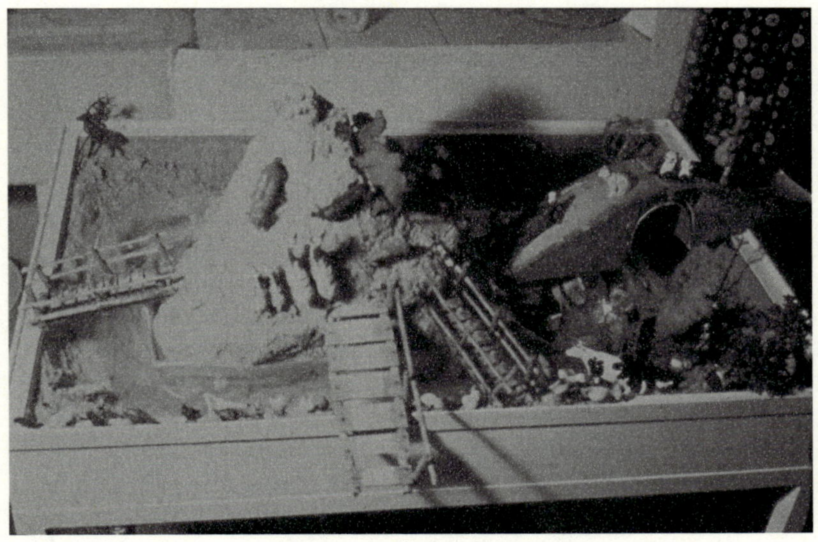

Abb. 31

Von rechts kommen lauter Tiere, zu denen Maria eine warme, liebevolle Beziehung hatte, also positive Kräfte. Auch auf dem Berg finden wir aufsteigende, positive Kräfte, dargestellt durch Zebras, Kamele und Steinböcke. Aber trotz des Zustroms dieser helfenden Energien litt Maria immer noch an der unerfüllten Einbeziehung, ihre Angst und Unruhe hielt an, und ihr keimhaftes Ich drohte immer noch zurückzusinken in einen unbewussten Zustand.

Dieser Zeitpunkt, wo sich die neue Persönlichkeit des Analysanden im Keime zeigt, aber noch nicht stark genug ist, um sich sicher zu entwickeln, ist sehr heikel und muss mit besonderer Sorgfalt behandelt werden. Jung ging in *Die Psychologie der Übertragung* auf diesen kritischen Zustand in der Analyse ein, wo das Bewusstsein des Analysanden ständig im Unbewussten zu versinken droht. In dieser Desorientiertheit drohe die wertvolle Substanz, die Seele (des Analysanden) zu entweichen. »Letzteres ist ein Paradox, das aus Feuer und Wasser (Gegensätzen) besteht, eben der Mercurius, der als ›cervus fugitivus‹ (flüchtiger Hirsch) stets auf Flucht bedacht ist, das heißt die Integration ins Bewußtsein scheut.«[55]

Die wertvolle Substanz der Seele ist wie ein flüchtiger Hirsch stets auf Flucht bedacht, das heißt, sie scheut die Integration ins Bewusstsein.

Diese Feststellung gibt den erleuchtenden Hinweis auf das sehr eigenartige und ganz unkindliche Motiv der beiden Hirsche in Marias Sandbild. Rechts unten und links oben stehen je ein Hirsch, die beide durch danebenstehende Lampen als Lichtfiguren gekennzeichnet sind. Der linke obere Hirsch scheint das Bild verlassen zu wollen, er kann als »flüchtiger Hirsch« bezeichnet werden. Auch aus der Stellung der Hirsche im Raum des Sandkastens können wir entnehmen, dass in Marias Psyche eine Bewegung in Richtung auf eine geistige Entwicklung im Gange war (siehe Deutungsschema S. 79). Diese Bewegung von rechts unten nach links oben hat aber kein Ziel, sondern verläuft außerhalb des Sandkastens im leeren Raum. Offenbar bestand die Gefahr, dass der Hirsch als Symbol für das Licht einer höheren Bewusstseinsstufe Marias Welt wieder verlassen könnte. Es bestand mit anderen Worten Gefahr, dass Marias neu aufkeimendes Ich-Bewusstsein nicht stark genug sein und weiterhin das »Krokodil« ihre Entwicklung blockieren würde.

Das Sandbild zeigte demnach an, dass der Zustrom von positiven Energien aus der Gegenübertragung, also von mir als Therapeutin zu Maria, besonders sorgfältig aufrechterhalten werden musste, um ihr werdendes Ich zu schützen und zu stärken.

5. und 6. Sandbild (Abb. 32 und Abb. 33)

Wieder nach je einer Woche gestaltete Maria das fünfte und sechste Bild, die so eng zusammengehören, dass ich sie zusammen interpretieren möchte.

Von rechts her im fünften Bild bis zum linken Rand im sechsten Bild zieht sich eine große Bewegung der Energien, die sich immer wieder in einen neuen archetypischen Themenkreis ergießen, diesen sozusagen umfließen und aus den erfüllten Runden weiterströmen zum nächsten Kreis, bis hin zum Rad, das in den Sand eingegraben ist, eine noch tiefere, unbewusstere Stufe darstellend. Wenn man nun davon ausgeht, dass das Rad nicht nur am meisten links liegt, sondern auch am tiefsten Punkt der beiden Bilder, so kann man sich vorstellen, dass die Energien sich nicht in der Ebene verschieben, sondern wie das Wasser eines Brunnens sich von einem höheren Niveau, von einem höheren Becken, in verschiedene tieferliegende Becken ergießen. Dabei stellt sich jedes Becken wie eine runde Schale dar oder wie eine Entwicklungsstufe des Kindes, in der sich die Energien sammeln, bis sie gefüllt ist, und dann überfließen in die nächst

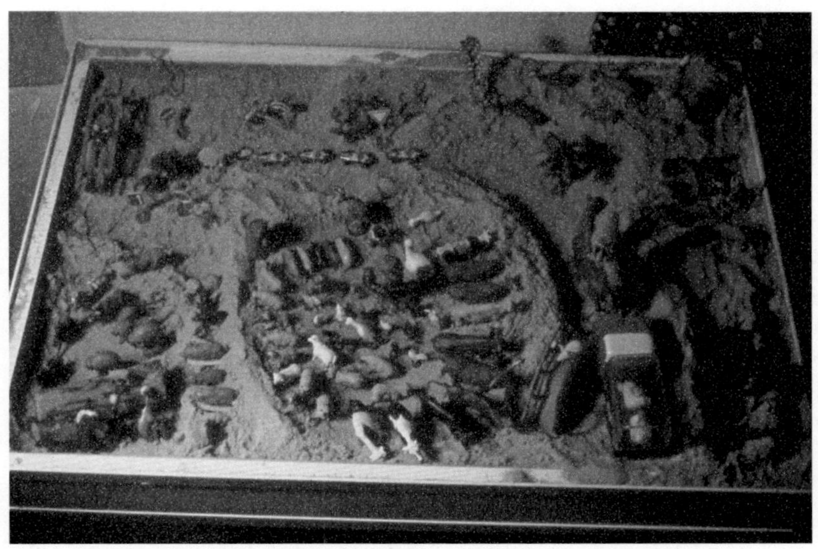

Abb. 32 (oben) und Abb. 33 (unten)

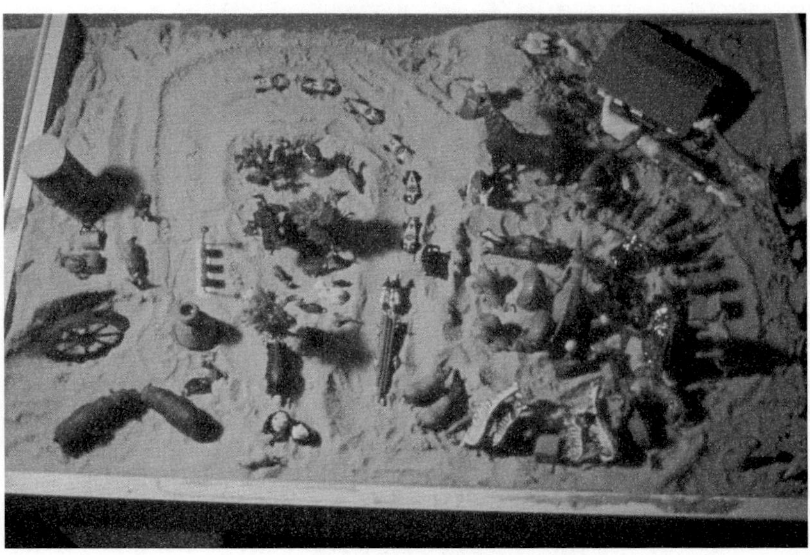

tieferliegende. Die Energien durchlaufen also die Entwicklungsstufen des Kindes rückläufig bis zum Uranfang.

Wenn man umgekehrt am tiefsten Punkt, dem Rad, beginnt, ist es ein Aufstieg von Ebene zu Ebene, wie wir es aus verschiedenen Schöpfungsmythen kennen, beispielsweise der Hopi-Indianer, wo sich die Entwicklung der menschlichen Kultur im Aufstieg durch verschiedene Weltebenen darstellt.

Der zentrale Kreis im fünften Bild ist wie eine flache Mulde gestaltet und voll ausgefüllt mit Haustieren, die alle zur Ernährung und Erwärmung des Menschen beitragen – ein erfülltes Bild der nährenden, wärmenden, guten Mütterlichkeit, ein erfüllter Aspekt des positiven Mutterarchetyps, in den auch der kleine Käfer eingeschlossen ist. Ins Zentrum des Kreises setzte Maria eine große Eule mit ihrer Tochter, wobei sie mir zu verstehen gab, dass ich die Muttereule sei und sie die Tochter. In diesem Kreis erfüllte und manifestierte sich nun die für Maria so lebenswichtige Urbeziehung der Mutter-Kind-Einheit!

Aus diesem Kreis fließen die Energien weiter nach links in einen angeschnittenen Kreis. Hier dressiert ein Männlein wilde Tiere. Das Dressieren von wilden Kräften hat bei einem Kind sicher mit der Erziehung zu tun. Interessanterweise gestaltete Maria gerade nach diesem »Dressurzirkus« rechts unten, in der schattigsten Ecke des Bildes, eine Grube, in die sie eine Wildsau stellte. Maria sagte ganz offen, dass sie sich zu Hause manchmal wie eine Wildsau aufführe. Dann wüte und schreie sie und möchte alles kaputtschlagen.

Die Gegenüberstellung von Erziehung als Dressur und wütender Wildsau zeigt ganz deutlich, dass bei der Umformung des Kindes aus einem Naturwesen in ein angepasstes, »kultiviertes« Glied der Gesellschaft die Wildsau, das heißt wilde, zerstörerische Emotionalität sozusagen als Nebenerscheinung entsteht. Liebsein, Anständigsein, Rhythmus und Lebensart der Erwachsenen annehmen, das alles verdrängt »böse« Wesensseiten und wilde, ungebärdige Emotionalität, die dann aber wie in Marias Fall plötzlich aus der Verdrängung hervorbrechen und die Ruhe in der Familie durcheinanderbringen.

Gehen wir weiter zum Kreis rechts im sechsten Bild. Hier vereinigen sich die Gegensätze von dressierten Tieren und Wildtieren. In der Mitte stehen eine silberne und eine goldene Muttergottesfigur. Zusammen erfüllt sich in diesem Kreis der Aspekt der »Großen Mutter« als Herrin der Tiere, als Herrin des *animalischen* Lebens – und die Energien fließen weiter einem neuen Kreis zu.

Hier sehen wir unter Bäumen kleine, der fruchtbaren Erde zugehörige

Tiere, Hasen und Hühner. In diesem Kreis des *vegetativen* Lebens[56] stehen der kleine Käfer, Marias weibliches Ich, und ein Männlein, wohl ihre männliche Seite, vereint zusammen. Aus diesem vegetativen Bereich fließen die Energien weiter, das heißt, zwei Esel führen dahin, wo die Gegensätze männlich-weiblich in abstrakter Form dargestellt sind. Links steht ein aufgestellter Pfahl, ein phallisches, männliches Symbol. Rechts finden wir einen Tonkrug und ein Wasserloch. Der Tonkrug ist von seiner Uterusform her ein Symbol für das Urweibliche, und das Wasserloch ist *die* Grundbedingung für das Entstehen von Leben. Vom Standpunkt des Menschen auf der Erde aus symbolisieren das Wasserloch und der Pfahl das Herauskommen des Menschen aus dem mütterlichen Urwasser auf die Erde, den Ort des konkreten Seins, das Hinaufsteigen in die väterliche Welt des Geistes, den Himmel, und die rückläufige Bewegung des Heruntersteigens auf die Erde und das Wiedereintauchen ins Wasser. Dort beginnt der Kreislauf von neuem, darum ist das Wiedereintauchen nicht ein Tod, sondern eine Wiedergeburt.[57] Dieser ewige Kreislauf des Werdens und Vergehens wird dargestellt im Rad, das hier im Sand steht und hinunterreicht auf den Wasser darstellenden Boden des Sandkastens wie ein Wasserrad, das immer neues Wasser hinaufschöpft zur Befruchtung der Felder. Dieses Bild ist vergleichbar der menschlichen Psyche, die immer wieder neue Inhalte aus dem Unbewussten schöpft und ans Licht bringt.

Wie können wir aber verstehen, dass gerade zwei *Esel* zum Rad hinführen? Im Hinblick auf das früher über die Symbolik des Esels Ausgeführte kann man sagen, dass das Rad sich dreht und der Bewusstwerdungsprozess in Gang bleibt, solange der Mensch unter seiner Unbewusstheit und Unwissenheit, eben seinem Esel, leidet und nach Bewusstwerdung seines Selbst strebt. Hier, wie im zweiten Sandbild, ist das Leiden an der eigenen Unbewusstheit, symbolisiert durch den Esel, die führende Kraft in Marias Entwicklungsprozess.

Maria war sich all dieser Zusammenhänge nicht bewusst, aber sie war in ihrem Urwasser angelangt und konnte von da aus wieder vorwärtsgehen und ihre Persönlichkeit neu aufbauen.

7. Sandbild (Abb. 34)

Wir sehen einen großartigen Zug von Kühen und Pferden, der in einer weiten, dynamischen Pendelbewegung von rechts unten nach links und

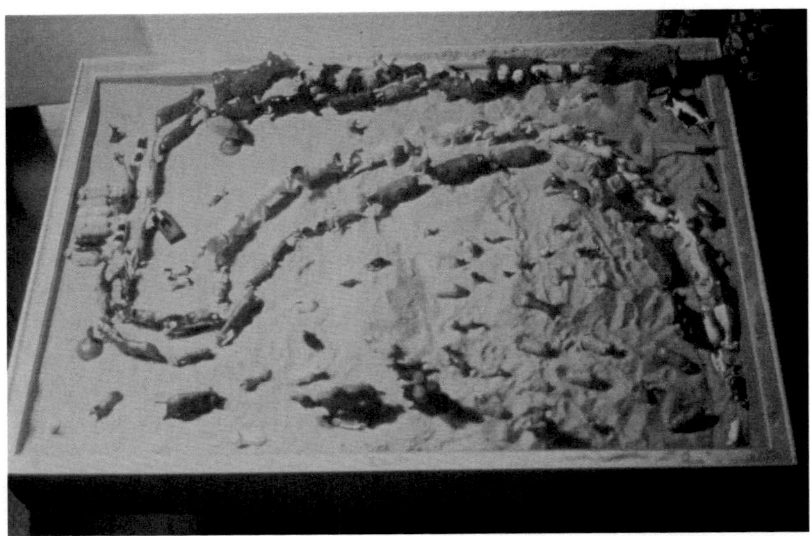

Abb. 34

wieder zurück nach rechts oben schwingt. Raumsymbolisch gesehen fließt die Bewegung vom Bereich des Mütterlichen rechts unten nach links in die Innenwelt, dort wendet sie und fließt, vorbei am Käfer, wieder nach rechts in den Bereich der Familie und der weiteren Umwelt. Noch einmal schwingt also die Energie zurück, um dann in einer großen Progressionsbewegung vorwärts zu gehen. Die Kühe symbolisieren das nährende, wärmende Mütterliche; mir scheint, sie stehen in Beziehung zum Kreis der »Guten Mutter« im fünften Bild. Die Pferde drücken Vitalität und Dynamik aus, sie stehen in Beziehung zum Kreis des »animalischen Lebens« im sechsten Bild. Beide Kreise waren erfüllt von geballter *potenzieller Energie*, hier lösen sie sich auf in die *gerichtete Energie* der großen Vorwärtsbewegung, die Maria den Übergang in die neue Lebensstufe ermöglicht.

Wenn wir noch einmal überblicken, welche heilende Entwicklung Maria im Gestalten ihrer sieben ersten Bilder durchlebte, erkennen wir, dass sie von einem *inneren*, sinnrichtig anordnenden Wissen gelenkt wurde. Durch diese innere Führung, durch die seelisch-geistige Zuwendung meinerseits, als ihrer Therapeutin, und im »freien und geschützten Raum« der Therapie konnte Maria die Blockierung ihrer Energien überwinden und in weiteren 33 Stunden ein gesundes Ich und eine gefestigte Persönlichkeit entwickeln.

Dem Kind die notwendige Zuwendung und Vertrauen geben und den freien und geschützten Raum schaffen heißt meines Erachtens, dass der Therapeut sich dem Kind vollkommen offen, ohne vorgefasste Meinung über den Therapieverlauf und ohne Zeit- und Leistungsdruck zuwenden können muss, sodass das Kind sich vertrauensvoll und angstfrei öffnen kann. Er muss die Intimität des Geschehens, auch der hin- und herwebenden Übertragung und Gegenübertragung, wahren und schützen und *nicht* nach außen tragen. Er muss einerseits auf die Selbstheilungstendenz in der Seele des Kindes vertrauen, andererseits aber den Prozess des Kindes aufmerksam verfolgen und erkennen, was vorgeht, um notfalls eingreifen zu können. Wenn diese Voraussetzungen geschaffen sind, dann wird der therapeutische Raum im übertragenen und der Sandkasten im konkreten Sinn zum »hermetischen Gefäß«, zum Gefäß der seelisch-geistigen Erneuerung und Wiedergeburt.

Im zweiten Teil der Therapie mit Maria konnte dann das »hermetische Gefäß« allmählich geöffnet werden. In der Auseinandersetzung mit mir konnte Maria ihre gewandelte Persönlichkeit nach und nach erproben und stärken. In der dritten Phase lösten sich dann auch ihre starken Gefühle für mich, als ihrer geistigen Mutter, langsam auf. Instinktiv suchte sie in den letzten Stunden den Weg in den Garten, in die Natur, und ich lenkte ihre Gefühle für mich auf diese »größere Mutter« über. Dadurch wurde das Gefäß unseres gemeinsamen Wirkens ganz geöffnet, und Maria und ich verabschiedeten uns voneinander.

10 Elisabeth – Ein Transformationsprozess des Weiblichen

Als Elisabeth zu mir in Analyse kam, war sie um die 40 Jahre alt, glücklich verheiratet, Mutter von drei Kindern zwischen zehn und 16 Jahren. Sie hatte vor einiger Zeit ein Studium begonnen und stand jetzt vor den ersten Prüfungen. Ihre Schwierigkeit war zu diesem Zeitpunkt folgende: Einerseits wünschte sie zutiefst, dieses Studium durchzuziehen im Hinblick auf eine neue berufliche Tätigkeit. Gefühlsmäßig war sie überzeugt, dass sie die Fähigkeiten für das Studium und die Berufsausübung hatte. Doch gleichzeitig fürchtete sie, sie könnte die Prüfungen nicht bestehen und überhaupt grundsätzlich zu »dumm« sein für ein Studium. Auch fühlte sie sich gegenüber ihren Kindern und ihrem Mann schuldig, weil sie wegen ihrer intensiven Studien nicht mehr die allgegenwärtige Hausfrau sein konnte und zudem durch ihre wachsende Bildung und Selbstständigkeit ihren Partner in seiner gewohnten Rolle als wissender Mann und Familienvorstand verunsicherte und in innere Schwierigkeiten brachte. Hin- und hergerissen zwischen ihrem Drang nach Entwicklung, der sie vorwärtstrieb, und ihren Ängsten und Schuldgefühlen, die sie zurückhielten, fühlte sie sich gänzlich blockiert und wollte nun versuchen, durch das Sandspiel und die analytische Arbeit mit mir Klarheit zu gewinnen über die verschiedenen auseinanderstrebenden Kräfte in sich.

Wie weit die intellektuellen, denkerischen Fähigkeiten Elisabeths reichten, konnte ich natürlich am Anfang der Analyse nicht richtig beurteilen, aber ich stellte bald fest, dass sie eine differenzierte, präzise Wahrnehmung hatte und sehr bald einen feinen Instinkt und ein gutes Gefühl für sich selbst und die Umwelt entwickelte. Diese Ausgangslage ist für einen therapeutischen Prozess günstig, aber, zumindest in meiner Praxis, relativ selten.

Elisabeth stammt aus einer Handwerkerfamilie in einem kleinen Städtchen in der Schweiz. Die Beziehung zu ihrer Mutter war liebevoll und gut und gab Elisabeth ein natürliches, gesundes Vertrauen ins Leben und in ihr eigenes Muttersein mit. Zu ihrem Vater hatte sie insofern ein weniger gutes Verhältnis, als er sie in ihren geistigen Interessen kaum unterstützte oder gar förderte. Auch in der Schule wurden ihre geistigen Fähigkeiten verkannt. Elisabeth wurde als schulisch nicht normal einstufbar betrachtet. Die Gründe dafür möchte ich hier nicht erwähnen. Es zeigte sich aber bald, dass diese Beurteilung – für Elisabeth war es eher eine Verurteilung – nicht richtig war, denn sie war ein durchaus intelligentes Mädchen und schloss ihre Ausbildung als Lehrerin erfolgreich ab. Anschließend und auch noch einige Jahre nach ihrer Heirat arbeitete sie in diesem Beruf. Als ihre eigenen Kinder die Schule, teilweise schon die Mittelschule besuchten, hatte sie den Wunsch, noch eine Ausbildung in einem anderen Beruf zu machen, den sie zeitlich und fachlich individueller gestalten konnte.

In dieser Situation der langsamen Ablösung von der Familie und der Neugestaltung ihrer beruflichen Tätigkeiten befinden sich in der heutigen Zeit viele Frauen, und ich möchte betonen, dass diese Frauen, genau wie Elisabeth, keine intellektuellen Blaustrümpfe sind. Elisabeth ist und war eine sehr liebevolle, gemütvolle Frau und Mutter, doch hatte sie das legitime Bedürfnis, ihre geistigen Fähigkeiten weiterzuentwickeln, sich zu bilden und aus dem doch recht engen Familienkreis herauszukommen und teilzuhaben an einem weiteren Kreis des kulturellen Lebens. Es muss aber gesagt werden, dass die Doppelbelastung für eine Frau mit einer lebhaften Familie und einem Beruf oder Studium sehr groß ist, es sei denn, sie hat die Möglichkeit, eine Haushaltshilfe anzustellen. Auch weiß ich aus eigener Erfahrung, dass das Leben als Hausfrau und Mutter, auf das zwar viel geschimpft wird, doch geschützter und bequemer ist als die Auseinandersetzung mit dem Leistungsdruck und den intellektuellen Anforderungen einer Universität oder des Berufslebens. Warum nehmen aber so viele Frauen diese Doppelbelastung auf sich? Von den Frauen, die mir beruflich oder privat begegnet sind, hat dies sehr selten eine aus reinem Ehrgeiz oder zum Zeitvertreib getan. Für die allermeisten ist es ein tiefes innerliches Bedürfnis. Es ist nicht gut, sondern rächt sich, wenn man den Körper vernachlässigt oder das Gemüt verkümmern lässt; ebenso hat es negative Folgen, wenn ein Mensch seinen Geist nicht aktiv arbeitend gebraucht. Wenn eine Frau das menschliche Grundbedürfnis der geistigen Arbeit unterdrückt oder vernachlässigt, wird sie selbst unzufrieden, aggressiv gegen ihre Umwelt oder gar depressiv. Es besteht dann auch die Gefahr, dass sie die geistige Arbeit anderer kritisiert und mit negativen Bemerkungen entwertet oder auch, dass sie ihr eigenes Bedürfnis unbewusst auf andere verschiebt und vielleicht ihren Mann oder ihre Kinder zu geistigen Höchstleistungen antreibt. Wir werden gewissen Aspekten dieser Problematik auch in den nachfolgenden Bildern Elisabeths begegnen.

Wie Elisabeth selbst sagte, handelt es sich bei ihrem Prozess um den Übergang von einem weiblichen Archetyp zu einem anderen. Das heißt mithilfe ihrer Sandbilder und durch sehr viel bewusstes Betrachten und Bedenken ihrer Lebensweise fand sie ein neues, umfassenderes weibliches Leitbild für ihr Leben. Dieser Prozess verlief insofern nicht nonverbal, als Elisabeth das Bedürfnis hatte, sich Klarheit zu verschaffen über die Bedeutung der einzelnen Figuren und ihr Zusammenwirken. Dies geschah aber nicht auf intellektuelle Weise, sondern immer bezogen auf ihr tägliches Leben.

Der Prozess dauerte neun Monate. Während dieser Zeit gestaltete Elisabeth zwölf Sandbilder, wovon ich hier nicht alle zeigen kann. In den dazwischenliegenden Stunden sprachen wir über die vorangegangenen Bilder, die aufkommenden Träume und Elisabeths intensive seelische Bearbeitung des Ganzen. Am Ende besprachen wir die Sandbilder noch einmal sorgfältig, um die daraus gewonnene Wandlung der Persönlichkeit zu festigen.

Diese Wandlung wurde deshalb in der relativ kurzen Zeit möglich, weil Elisabeth die einzelnen Figuren, die sie zuerst mehr oder weniger unbewusst verwendete, immer vorwiegend als Teilaspekte ihrer selbst annahm und nicht versuchte, die Verantwortung für diese Kräfte auf ihre Umwelt abzuschieben. Durch intensive Zwiesprache und Auseinandersetzung mit den einzelnen Figuren erlangte sie Bewusstheit über die in ihr wirkenden Kräfte. In dieser Hinsicht ist dieser Sandspielprozess gleichzusetzen mit einer aktiven Imagination, die in der Jung'schen Psychologie oft verwendet wird (siehe Glossar).

In Abbildung 35 finden sich die wichtigsten Figuren, die in den Sandbildern immer wieder vorkommen und die ich zusammengestellt habe, damit der Leser sich eine deutlichere Vorstellung von ihnen machen kann.

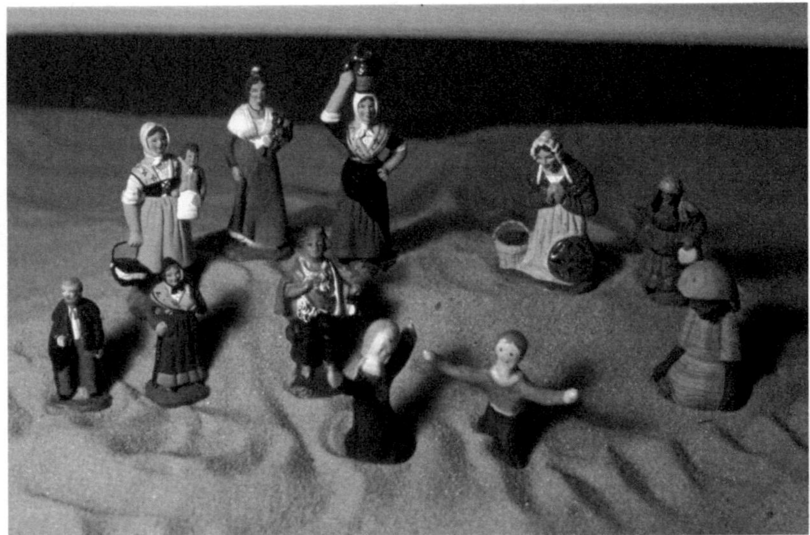

Abb. 35: Wichtige Figuren aus Elisabeths Sandbildern

1. Sandbild (Abb. 36)

Der Gesamteindruck des Bildes ist geordnet und übersichtlich. Der halbfeuchte Sanduntergrund ist wenig bearbeitet, nur ein Graben trennt die obere rechte Ecke vom übrigen Bild, und ein Kreis umschließt eine schwarze Spinne. Im Übrigen liegt das Gewicht auf den Figuren, wir sehen Bäume, Häuser, wenige Tiere und Alltagsmenschen. Die verschiedenen Gruppierungen stellen verständliche Szenen aus dem Alltagsleben dar, deshalb erscheint mir das Bild relativ bewusstseinsnah. Die beiden auffallenden zentralen Motive sind die eingekreiste, schwarze Spinne und die Mutterfigur mit dem Kind, die sich anschickt, über die Brücke an einen anderen Ort zu gehen. Die Hauptbewegung im Bild führt von links unten nach rechts oben, was, schematisch ausgedrückt, im Allgemeinen einer Entwicklung aus einer naturhaften Unbewusstheit in eine kultivierte Bewusstheit entspricht. Elisabeth identifizierte sich mit der Mutterfigur und sagte in dieser Stunde, sie fühle, dass ihr inneres Leitbild als Frau sich verändere und sie an einem Übergang stehe.

Betrachten wir zuerst die Welt, aus der die Mutterfigur kommt. In der

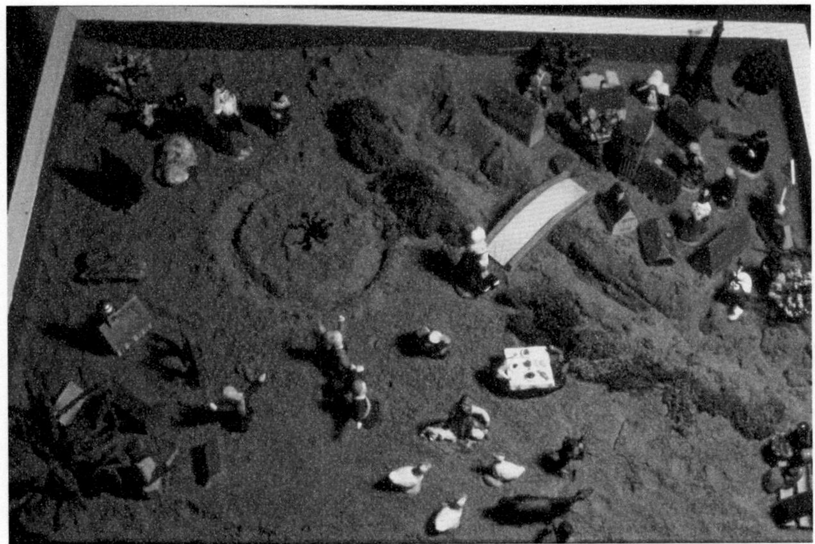

Abb. 36

unteren Bildhälfte sehen wir links ein kleines Dorf, fröhlich tanzende Frauen, ein ländliches Mädchen, das Hühner füttert, und einen Mann und eine Frau, die zusammen am Esstisch sitzen. Dieser Bildteil drückt sicher Elisabeths zufriedenes, fröhliches Familienleben in einer ländlich-dörflichen Umgebung aus. Die tanzenden Frauen bewegen sich wie die Mutter auf die Brücke zu, Elisabeth scheint innerlich bewegt zu sein und sich auf den Übergang in eine andere Welt zu freuen.

In der oberen linken Ecke sehen wir vor einem blühenden Baum die selbstbewusst aufgerichtete Figur der Wasserträgerin und neben ihr eine alte Frau. Die beiden scheinen hier zu warten, gleichsam bereitzustehen, um ins Geschehen einzutreten. Der blühende Baum sagt uns, dass die beiden von aufblühender, frühlingshafter Hoffnung umgeben sind. In der Tat war es auch Frühling, als Elisabeth dieses Bild gestaltete, und sie war von der Hoffnung erfüllt, dass ihr Leben sich verändern und sie aufblühen würde. Doch die Bedeutung der Figuren war ihr damals noch nicht klar. Die Wasserträgerin hatte sie gewählt, weil sie von ihrer aufrechten Haltung berührt wurde und weil diese, wie sie sagte, im Besitze des Lebenswassers sei. Später sagte Elisabeth, diese Wasserträgerin stelle für sie den Inbegriff der selbstständigen, selbstbewussten Frau dar. Diese Wesensseite sei in ihr nie entwickelt oder überhaupt zugelassen worden. Sie selbst hätte sie auch immer zurückgedrängt, weil sie glaubte, eine selbstbewusste Frau würde in egoistischer Weise Kräfte auf sich selbst verwenden, wohingegen eine gute Mutter alle ihre Kräfte in den Dienst ihres Mannes und ihrer Kinder stellen müsse.

Interessanterweise wird die Wasserträgerin hier von einer alten Frau auf die Bühne von Elisabeths Weltbild geführt. Diese alte Frau bezeichnete Elisabeth später als das uralte, innere Wissen einer Frau, das sie zur ganzheitlichen Entwicklung führt und ihr zeigt, dass das Leben einer Frau nicht nur darauf beschränkt ist, eine gute Ehefrau und Mutter zu sein, sondern auch andere Wesensseiten, eben etwa die individuelle geistige, zu entwickeln sind. Elisabeth meinte später, diese innere Figur der alten, weisen Frau habe ihr genau im richtigen Zeitpunkt die notwendige selbstbewusste Haltung gezeigt und nahegebracht, die sie so dringend brauchte, um die Prüfungen erfolgreich zu bestehen.

Doch verlassen wir die beiden Figuren, denn vorerst stehen sie erst wartend im Bild. Wir wissen zum jetzigen Zeitpunkt nur durch ihre Position in der linken oberen Ecke, dass sie etwas zu tun haben werden mit Elisabeths geistiger Entwicklung.

Wenden wir uns der schwarzen Spinne zu, die, wie Elisabeth sagte, eingeschlossen und abgesondert wurde zum Schutze der anderen Figuren, weil die Gefahr bestand, dass die Spinne alles andere vergiften könnte. Die schwarze Spinne symbolisierte für sie die Schattenseite der guten Mutter, vor allem deren negative Seite, die den Fortschritt und die Entwicklung ihres Kindes verhindern will, die ihr Kind aus egoistischen Gründen, aus Unbewusstheit oder, was besonders gefährlich ist, aus wohlmeinender Fürsorge zurückhalten und gefangenhalten will. Einerseits sah Elisabeth das Wesen dieser Spinne in einer sehr einflussreichen Persönlichkeit in ihrer Umgebung, die vorgab, Elisabeth wohlgesinnt zu sein. In dieses Wohlwollen flocht diese Person aber immer wieder die Überzeugung ein, dass Elisabeth nie ein Studium mit den dazugehörenden Prüfungen bestehen werde.

Andererseits sah Elisabeth die Spinne auch in ihrer eigenen Angst vor dem Studium und in ihrem Minderwertigkeitskomplex, der ihr immer wieder einreden wollte:

> »Ach, wozu willst du denn studieren? Wieso brauchst du überhaupt einen neuen Beruf? Du hast ja deinen Mann, der für dich sorgt (aber dir auch sagt,

> wie du die Welt zu sehen hast!) und deine lieben Kinder, die dich so nötig brauchen. Sei doch zufrieden mit dem, was du hast usw. usw.«

Diese Reden des Minderwertigkeitskomplexes sind sehr gefährlich, denn sie enthalten immer ein Körnchen Wahrheit. Im Allgemeinen aber sind sie teuflisch, weil sie die Wahrheit verdrehen und »wohlgemeinte«, »liebe« Argumente dazu benützen, die eigene Angst und Trägheit zu überdecken.

Das tönt dann etwa so:

> »Ach, Elisabeth, nimm doch die zeitraubende Anstrengung des Studiums nicht auf dich, es ist doch viel besser, wenn dein Mann und deine Kinder eine ausgeruhte Frau und Mutter haben!«

Das Teuflische an dieser Stimme ist eben, dass eine »Nur«-Hausfrau und Mutter nie ausgeruht ist, weil sie ihr Nur-Hausfrau-Sein dauernd mit noch mehr Fürsorge und noch mehr Dienst an der Familie rechtfertigen muss.

Allerdings werden wir später sehen, dass die teuflische Spinne als Schattenseite der »guten Mutter« auch noch andere Aspekte des Weiblichen gefangenhält, die sich für Elisabeth sehr wertvoll erweisen werden. In diesem Bild musste sie aber vorerst vorsichtshalber eingekreist werden. Durch diesen Kreis wird sie jedoch gerade auch betont, und wir sehen deutlich, dass die Spannung zwischen der Figur der »guten Mutter« und der Spinne, als deren Schattenseite, das zentrale Problem darstellt.

Betrachten wir noch die rechte obere Ecke. Diese Agglomeration von Menschen und Häusern bedeutete für Elisabeth Paris als Weltstadt der Kultur. Wir wollen festhalten, dass dort unter anderem eine Nonne und ein Pfarrer als Ausdruck des Religiösen, eine Zigeunerin (mit gelbem Kopftuch) und eine sehr *schöne* Frau (mit weißem Schultertuch) zu finden sind. Diesen Figuren werden wir später in der einen oder anderen Form wieder begegnen.

Das Motiv der Stadt Paris erschien hier im Sandbild, da Elisabeth in der äußeren Realität vor einer Reise in diese Stadt stand. Sie erwartete diese Reise freudig gespannt, weil sie damit zum ersten Mal aus ihrem Familienkreis herauskam und als freie, selbstständige Frau eine Reise antreten konnte. Sie versprach sich eine sehr große Bereicherung und viele neue Impulse aus der Kultur und Kunst in dieser Stadt.

Zusammenfassend interpretiere ich das Bild folgendermaßen: Elisabeth steht an einem Übergang, vor einer inneren Reise. Ihr Ich ist noch mehrheitlich identifiziert mit der Rolle der guten Mutter. Solange Elisabeth unter der Dominanz des positiven Aspekts des Mutterarchetyps lebt, ist ihr Leben vorwiegend liebend und sorgend auf ihre Kinder und ihren Mann ausgerichtet. Die Schattenseite der guten Mutter, der negative Aspekt des Mutterarchetyps, erscheint bewusst abgesondert und gleichzeitig betont in der Form der schwarzen Spinne. Wir werden beobachten müssen, welche Aspekte dieser Schatten in den folgenden Bildern enthält.

Die Figur der Wasserträgerin als Leitbild für die selbstständige, selbstbewusste Frau gehört zu einem *anderen* archetypischen Kreis des Weiblichen. Sie steht in der linken oberen Ecke bereit, aus der nach meiner Erfahrung meistens die ausschlaggebenden geistigen Impulse kommen, blickt aber aufs Zentrum. So darf man annehmen, sie werde, geführt von der alten, weisen Frau, zur zentralen Leitfigur für Elisabeths geistige Entwicklung.

Das nächste Bild, das hier nicht abgebildet ist, gestaltete Elisabeth nach ihrer Reise nach Paris. Ich beschreibe daraus zwei Elemente, die für das Verständnis der folgenden Bilder wichtig sind:

Die Wasserträgerin bekam eine Gefährtin, die *schöne* Frau im hellblauen Kleid. Sie trägt einen Blumenstrauß im Arm, und als zusätzliches Attribut gab Elisabeth ihr ein Buch als Symbol für das Wissen. Diese Frau bezeichnete Elisabeth als die Wesensseite einer Frau, die in der traditionellen Ehe und Mutterschaft so oft verkümmert, nämlich die erotisch und geistig aktive Seite der Frau. Aus dieser schönen und würdevollen Figur geht hervor, dass Elisabeth unter einer erotischen Frau nicht eine leichtlebige oder zweideutige verstand. Darum ging es ihr nicht, sondern um eine grundsätzliche Offenheit für menschliche und geistige Begegnungen auch außerhalb des oft einengenden Familienkreises.

Für viele Frauen bedeutet Treue zu ihrem Partner auch Treue zu dessen Ansichten und Vorstellungen. Dadurch wird aber der Horizont dieser Frauen in jeder Hinsicht enorm eingeschränkt, und durch diese Gleichschaltung der Gedanken und Lebensgewohnheiten wird auch keine Anregung und Erneuerung innerhalb der Paarbeziehung mehr möglich. Eros meint aber etwas ganz anderes. Eros, der Liebesgott, wird meistens mit Pfeil und Bogen dargestellt, und man sagt, keiner sei gegen seine Pfeile gefeit. Er will die Menschen mit seinen Pfeilen treffen, aufwecken. Er will die Menschen verbinden, Begegnungen herbeiführen, Beziehungen anknüpfen, Liebe entfachen, damit sich die Menschen einander zuwenden und im gegenseitigen Austausch lebendig bleiben und sich erneuern. Jede echte Begegnung eines Menschen mit einem anderen Menschen, dem Werk eines

Menschen oder der Natur bedeutet eine Überschreitung seiner persönlichen, engen Grenzen, eine Herausforderung und die Möglichkeit, den eigenen Horizont zu erweitern. Die Begegnung mit dem ganz Unbekannten, dem ganz Anderen, bewirkt auch immer ein tief numinoses Erlebnis. Sie kann zur Erfahrung des Göttlichen werden und den Menschen von Grund auf erneuern. Aus diesem Grunde hat das Erscheinen der »schönen und erotischen Frau« für Elisabeth eine große Bedeutung. Durch das Erleben dieser Seite in sich selbst besteht für sie die Möglichkeit, herauszukommen aus ihrer Zurückgezogenheit und ihrem Minderwertigkeitsgefühl, und sich der Begegnung mit dem Anderen zu stellen. Zu diesem »Anderen« gehörte offensichtlich auch das Wissen, denn diese Frau ist im Besitze des Buches. Wir sehen, dass auch die erotisch-geistige Seite der Frau zum Kreis des neu aufscheinenden Archetyps gehört.

Die andere kleine Szene in diesem Bild zeigt ein liebes, unschuldiges Landmädchen, das von verschiedenen Reitern, unter anderem von einem Ritter mit geschlossenem Visier, angegriffen wird. Diese Situation beschäftigte Elisabeth sehr. Sie fragte sich Folgendes: »Welche aggressive, kriegerische Seite, die ihr Gesicht nicht zeigt, greift dieses gute, einfache Mädchen an?« Ich riet ihr, in einer Imagination zu versuchen, dem Ritter das Visier zu öffnen, damit sie sein Gesicht erkennen könne. Dies tat Elisabeth in der Zwischenzeit bis zur nächsten Analysestunde und kam zu folgender Einsicht: Der Ritter trug ihr eigenes zorniges Gesicht. Er war der Ausdruck ihrer Wut und ihrer Aggression gegen ihre eigene naive, mädchenhafte Haltung, die nicht sehen wollte, was im Schatten der guten, lieben Mutter verborgen war. Diese Wut war auch mit einem großen Teil Frustration vermischt. Frustration darüber, dass sie allzu lange Zeit ihre persönliche geistige Entwicklung verdrängt und ihre Energie in einem Maße für ihre Familie verwendet hatte, das unnötig gewesen war für deren gutes Gedeihen – ja vielleicht in Form von Überbemutterung sogar schädlich.

Ich machte sie darauf aufmerksam, dass diese Wut, die aus der Einsicht ins eigene Wesen entsteht, sehr gesund sein kann, und dass in den Reitern und im Ritter eine dynamische und kämpferische Energie vorhanden sei, die sie besser nicht gegen sich selbst richten, sondern in Form von Entschlossenheit und Durchsetzungsvermögen in Auseinandersetzung mit der Spinne verwenden solle.

Hier möchte ich erwähnen, dass es auch viel klüger ist, Eros – die schöne Frau – im Sinne von Einfühlungsvermögen in der Auseinandersetzung mit der negativen Seite des Mutterarchetyps einzusetzen, anstelle von Macht.

Macht erzeugt Gegenmacht, und die Gegenmacht der negativen Mutter ist überwältigend zerstörerisch.

2. Sandbild (Abb. 37)

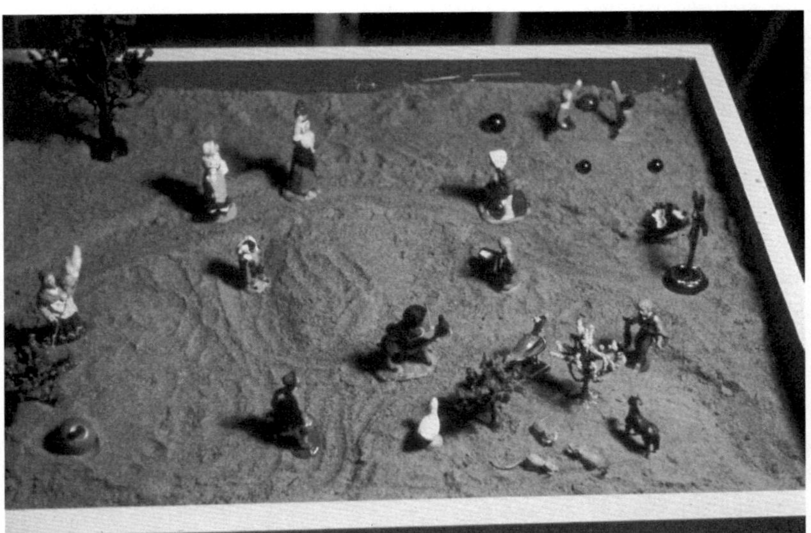

Abb. 37

Die dominante Bewegung in diesem Sandbild führt von links nach rechts, von der Figur der Spinnerin am linken Rand zum Kruzifix am rechten Rand. Diese Bewegung von links nach rechts deutet im Allgemeinen auf eine Bewusstwerdung und eine positive Entwicklung in der äußeren Welt hin. Auf diesem Weg gehen die Mutter und die Wasserträgerin gemeinsam, und sie begegnen der knienden Frau, die Elisabeth »die Demütige« nannte. Gerade unterhalb der Demütigen sehen wir die Zigeunerin. Im ersten Bild stand sie im Zentrum der Stadt Paris. Hier ist sie im Besitz des Buches, dem Symbol für das Wissen.

Betrachten wir zuerst die Spinnerin: Diese Figur erscheint in den Sandspielprozessen von Frauen oft im entscheidenden Moment der Bewusstwerdung über sich selbst. Die Spinnerin ist ein uraltes Symbol für die arbeitende Frau, genauer gesagt für die Frau, die aus einem Naturprodukt einen Faden spinnt, der wiederverwendet wird zum Weben. Das Gewebe ist dann nicht mehr ein Naturprodukt, sondern ein Kulturprodukt. Die Spinnerin ist also eine Urform der weiblichen Kulturschaffenden. Wenn sie im Sandspiel auftritt, bedeutet dies, dass in der sandspielenden Person ein Kultivierungsprozess, eine Bewusstwerdung im Gange ist.

Wir sagen aber auch, dass die Spinnerin unseren Lebensfaden spinnt und unser Schicksal webt. Wir kennen aus der nordischen Mythologie die gewaltige weibliche Dreigestalt der Nornen, die den Schicksalsfaden spinnen. Von ihnen heißt es:

> »In der frühesten der goldenen Zeit wußten die Götter nichts von den Nornen. Damals lebten die Himmlischen in seeliger Unschuld, dachten nicht an die Vergänglichkeit noch an die Macht des Geschickes. Aber als sie sich mit Sünde befleckten, kamen aus dem Riesenland drei gewaltige Schwestern. Sie heißen: Urd, die Herrin des Vergangenen; Wer-dandi, die um das Seiende und Werdende weiß; Skuld, die kennt, was einst sein soll. Da endete die Zeit des Nichtwissens. Denn diese drei Frauen haben von den Riesen die Schicksale aller Götter und Menschen erfahren.«[58]

Mit dem Auftreten der spinnenden Schicksalsgöttin ist es also vorbei mit dem Nichtwissen und der seligen Unschuld. Vergangenheit, Gegenwart und Zukunft, der Fluss der Zeit und damit auch die Vergänglichkeit des Menschen, der Tod, treten ins Bewusstsein. Aus dem vorigen Bild wissen wir, dass für Elisabeth die Zeit des unschuldigen, naiven Mädchendaseins vorbei war – auch eine verheiratete Frau und Mutter kann noch in der naiven, unbewussten Haltung eines Mädchens leben – und sie sich Rechenschaft ablegen musste über den Sinn ihres Lebens. Damit verbunden war auch die Frage nach ihrem Gottesbild, deshalb sind die handelnden Figuren im Bilde »ausgespannt« zwischen der Spinnerin und dem gekreuzigten Christus.

Unser christliches Bild des gekreuzigten Gottessohnes ist ein Bild des leidenden Gottes. Kinder verwenden im Sandspiel als Darstellung ihres Gottesbildes selten den Kruzifixus, eher eine Buddhafigur, ein Jesuskind oder einen Engel. Sie haben eine Scheu vor dem leidenden oder toten Gott. Für Elisabeth hingegen war gerade der leidende Aspekt des Gekreuzigten von Bedeutung. Sie sah den Gekreuzigten, die Demütige und die Zigeunerin im Zusammenhang mit der schwarzen Spinne. Wie ist das zu verstehen?

Die Einsicht hinter das Visier des Ritters hatte in Form von Wut und Frustration eine große Menge Energie freigegeben. Diese half nun Elisabeth, das Problem der Spinne anzugehen. Halb bewusst, halb unbewusst bewegte sie den ganzen Komplex in sich hin und her, und zuletzt erkannte sie, dass hinter der Spinne ihr Gottesbild stand, das heißt ihre bis dahin nicht hinterfragte religiöse Erziehung.

Elisabeth sagte dazu Folgendes: Sie sei im Geiste einer Auslegung der christlichen Religion erzogen worden, die der Frau grundsätzlich eine dienende, helfende Rolle zuweise. Berufe wie Krankenschwester, Sekretärin, Kindergärtnerin, allerhöchstens Grundschullehrerin hätte man für ein Mädchen passend gefunden. Auch als Frau und Mutter hätte sie dienend, helfend, gütig und allzeit beanspruchbar sein müssen. Wäre sie einmal aus dieser Rolle gefallen, hätte man ihr vorgeworfen, sie sei böse, egoistisch, unweiblich. Um diesem kollektiven Bild des Weiblichen zu genügen, habe sie diese Haltung der »Demütigen« angenommen.

Werfen wir kurz einen Blick auf die im Sandspiel verwendete Figur: Sie kniet in einer demütigen Haltung auf dem Boden, hat die Hände gefaltet, sie betet oder bittet um etwas. Die Haare, die persönliche Zierde einer Frau, sind unter einer Haube verborgen, der Kopf und der Blick sind gesenkt, sie kann nicht mehr sehen als das kleine Fleckchen Erde vor ihren Knien. Lange, frei herabfallende Haare waren jahrhundertelang das Zeichen des freien Mädchens. Die Haube wurde zum Zeichen für die verheiratete Frau, zugleich auch zum Sinnbild der ehelichen Abhängigkeit und Unfreiheit.[59] Neben sich hat sie ein Brot und einen Korb voll Obst.

In dem Brot und dem Früchtekorb der »Demütigen« sah Elisabeth die Pflicht der Frau, immer zu geben, immer zu helfen, immer zu sorgen für die Mitmenschen. Elisabeth meinte auch, dass sowohl die Kirche als auch viele Männer (und Frauen!) die Frauen in dieser Rolle zu halten suchen, weil es einerseits schön und angenehm sei, immer eine allgegenwärtige, allgütige Mutter zur Verfügung zu haben, und andererseits der demütig gesenkte Blick verhindere, dass eine Frau mehr sehe von der Welt, als erwünscht sei. Auch sei der leidende Christus unser Vorbild dafür, dass Leiden zum Menschen gehöre und wir nicht das Recht hätten, uns dagegen aufzulehnen.

Viele Leser und Leserinnen mögen widersprechen und sagen, diese falsch verstandene Rolle der Frauen sei doch längst überholt. Bestimmt sollte das so sein, es wird ja so viel über dieses Thema gesprochen und geschrieben. In der Praxis ist es aber nicht so. Sehr viele Frauen und Männer halten, vielleicht nicht im Kopf, aber doch im Herzen, immer noch daran fest, dass eine richtige Frau und vor allem eine gute Mutter immer verfügbar, aufopfernd und lieb sein soll. Es ist klar, dass dies eine unmenschliche Anforderung ist, aber sie wird gestellt.

Der Vorwurf, egoistisch zu sein, wiegt heutzutage nicht mehr so schwer, aber der Vorwurf, unweiblich oder gar böse zu sein, wenn eine Frau den Kopf hebt und neben ihrem Muttersein auch andere Bedürfnisse hat, trifft die meisten Frauen tief. Auch Elisabeth war davon betroffen, aber wie sie betonte, mehr durch ihre Selbstvorwürfe als durch solche von Außenstehenden.

Die Auseinandersetzung mit negativen Kräften in sich selbst ist eine schwierige Aufgabe, die viel Ehrlichkeit, Mut und Differenziertheit braucht. Es geht ja nicht darum, diese kurzerhand zu eliminieren. Eingefahrene Verhaltensstrukturen lassen sich nicht im Handumdrehen verändern. Zuerst muss ihre Wirkungsweise überhaupt erkannt und bewusstgemacht werden. Dann muss in aufmerksamer Selbstbeobachtung vermieden werden, immer wieder in die alten Verhaltensweisen zurückzufallen. Nach der Einsicht in das eigene Wesen kommt die tägliche, mühsame Arbeit an sich selbst. Ich glaube nicht an Wunder, die mit einem Schlage die seelische Struktur eines Menschen verändern.

Elisabeth hätte zum Beispiel mit der Ablehnung dieser anerzogenen, falsch verstandenen Demut auch ihre Aufgabe als Hausfrau und Mutter verwerfen können. Das wollte sie aber nicht, weil ihr die liebevolle Beziehung zu ihrem Mann und ihren Kindern ein echtes Bedürfnis war. Aus diesem Grund bedeutete für sie die Figur der Wasserträgerin eine Stärkung in ihrer positiv empfundenen Mütterlichkeit. Eine Frau kann ja auch mit stolz erhobenem Kopf, im Gefühl des eigenen Wertes Frau und Mutter sein – ganz besonders, wenn sie durch innere und äußere Anerkennung ihrer persönlichen Arbeit und Interessen im Gleichgewicht ist!

Stärkung kam Elisabeth im Laufe der Zeit auch durch eine andere Figur zu, nämlich durch die Zigeunerin (das Wort Zigeunerin ist bewusst gewählt, da es um die in einem metaphorischen Sinne mit dem Begriff verknüpfte Vorstellung geht), die in diesem Sandbild das Wissen besaß. Die weiblichen Qualitäten, die wir modernen Frauen gern auf die Zigeunerinnen projizieren (die Zigeunerin erscheint sehr oft in den Sandspieltherapien), wurden schon vor langer Zeit durch die einseitige Bevorzugung der von falscher Demut geprägten Weiblichkeit ins Unbewusste zurückgedrängt. Dort führen sie im Schatten ein verkümmertes Dasein. *Auch aus diesen* Sandbildern geht das deutlich hervor. Der Schatten der allzeit guten Mutter, hier verkörpert durch die Spinne, gab erst durch Elisabeths

Entschlossenheit seine Inhalte frei, nämlich die negative Demütige und die wissende, daher positive Zigeunerin.

Das Wesen der Zigeunerin steht in naher Beziehung zum Wesen der Hexe, das ja gerade in unserer Zeit wieder enorm belebt und in einer Fülle von Literatur beschrieben wird. Für den rational denkenden Menschen haben Zigeunerinnen und Hexen dunkle, unheimliche, aber doch faszinierende Züge. Ihre Kenntnisse von den heilenden oder vergiftenden Kräften in der Natur, von den Geheimnissen um Leben und Tod oder von den großen, unsichtbaren Kräften der Menschen sind den meisten modernen Frauen verlorengegangen. Doch dieses große, alte Wissen ist im Unbewussten immer noch da und beschäftigt die Menschen, Frauen und Männer. Wie wir wissen, gab es weiße und schwarze Hexen, gab es weiße und schwarze Magie, das heißt, diese Kräfte können zum Guten gebraucht werden wie zum Schlechten. Daher ist es wichtig, dass sie nicht auf Hexen und Zigeuner projiziert bleiben, sondern in uns selbst erkannt und bewusstgemacht werden und wir so in verantwortlicher Weise damit umgehen können. Notwendig zur Beherrschung dieser Kräfte sind, wie ich schon in der Einführung zum Sandspiel erwähnt habe, die Verfeinerung der Sinne und der Intuition, die Differenzierung und bewusste Beachtung der Instinktwelt, des Körperbewusstseins und des bildhaften Vorstellungsvermögens und die Kenntnis und sorgfältige Beobachtung der inneren und äußeren Natur.

Elisabeth hatte viele dieser Fähigkeiten schon in sich, sie musste sie nur aus ihrem Schattendasein hervorholen und ihnen den richtigen Stellenwert geben in ihrem Leben. Die Integration der durch die Zigeunerin verkörperten Energien bedeutete für sie eine weitere Stärkung ihrer Persönlichkeit.

Bevor wir zum nächsten Bild übergehen, beachten wir den runden, roten Apfel in der linken Ecke. Oftmals erscheinen in der linken oberen oder unteren Ecke einzelne Symbole, die eine kommende Entwicklung anzeigen, das heißt im Unbewussten konstelliert sich ein Themenkreis, der aber erst nach einer gewissen Zeit zur Gestaltung kommt.

3. Sandbild (Abb. 38)

Dieses Sandbild ist ganz besonders schön und strahlt große Kraft aus. Die vier Ecken sind betont mit kräftigen und blühenden Bäumen. In der zentralen, runden Sandmulde liegen fünf leuchtend rote Äpfel. Darum herum

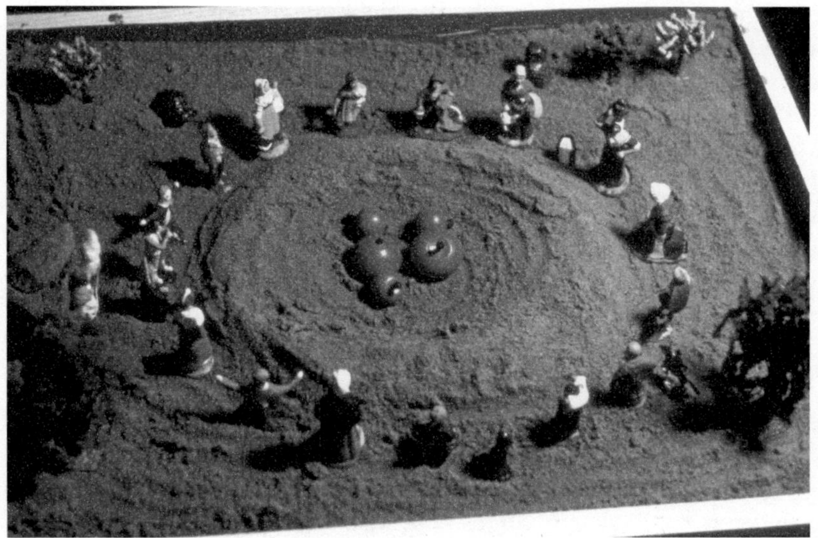

Abb. 38

stehen im Kreis alle uns bisher bekannten weiblichen Figuren und darüber hinaus einige männliche. Alle wirken verbunden, geeint, konzentriert auf die roten Äpfel. Alle scheinen im Hinblick auf das Zentrum zusammenzuwirken.

Links neben dem Kreis steht die Spinnerin. Hat sie diese Vereinigung aller Kräfte bewirkt?

Wenn man die männlichen Figuren betrachtet, findet man einen Lichtträger, einen Flötenspieler, einen Hirten und einen tanzenden jungen Mann. Im ganzen Kreis finden wir keine Herrscherfigur und keinen Krieger. In der Sprache der Analytischen Psychologie würden diese männlichen Figuren Elisabeths männliche Seite, ihren Animus darstellen. Hier zeigt sich dieser sehr positiv, als Erleuchtung, Bewegtheit und Begeisterung. Alle Figuren strahlen Frieden aus, Freude, Kraft und Leben. Dieselbe gesunde, lebendige Ausstrahlung geht auch von den fünf Äpfeln in der Mitte aus. Rote oder goldene Äpfel waren immer schon Symbole für Fruchtbarkeit und Liebe. Wenn wir einem anderen Menschen einen glänzenden, roten Apfel reichen, schwingt immer Sympathie oder ein Hauch von Erotik mit, der bedeutet: »Ich mag dich!« Diese roten Äpfel werden in meiner Praxis vorwiegend von Frauen verwendet, die sich glücklich und fruchtbar fühlen, die aufblühen in ihrer Beziehungs- und Liebesfähigkeit. Auch sind es fünf Äpfel, und die Zahl Fünf ist zusammen mit dem Pentagramm, dem fünfzackigen Stern, ein altes Symbol für die großen Liebesgöttinnen Isis, Ischtar, Aphrodite und Venus (das Pentagramm bezieht sich auf die Umlaufbahn des Planeten Venus).[60] Die Fünfzahl verstärkt also noch die Liebessymbolik der Äpfel. Aber auch ohne etwas über Symbolik zu wissen, sprechen uns diese Äpfel an über ihre Farbe und Form. Sie verkörpern Vitalität, Liebe, Sexualität, Dynamik, Sinnlichkeit und Freude. Auch Elisabeth wusste nicht so viel über die Symbolik der einzelnen Figuren. Für sie stellte dieses Bild den Augenblick dar, an dem sich alle ihre Kräfte in den Dienst von Eros stellten, in den Dienst von Liebe und verbindender Bezogenheit.

4. Sandbild (Abb. 39)

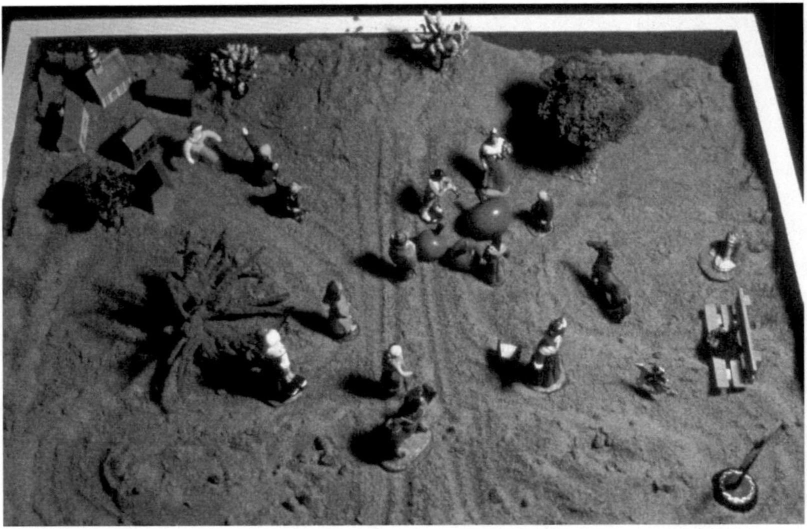

Abb. 39

Hier finden wir das Motiv der Äpfel wieder, umgeben von vier Menschen. Es wirkt wie eine Verkleinerung des großen, archetypischen Motivs im vorangegangenen Sandbild. Wenn wir die feinen Linien im Sanduntergrund genau betrachten, erkennen wir die schematische Darstellung eines Menschen mit gespreizten Beinen und erhobenen Armen. In der oberen

Mitte sehen wir eine rundliche Erhebung, die den Kopf andeuten könnte. So betrachtet befindet sich die kleine Gruppe von vier Menschen um die Äpfel an der Stelle des Herzens, und alle anderen Figuren sind auf diese hinorientiert. Elisabeth hatte das Sandbild unbewusst gestaltet. Als ich sie am Ende der Stunde darauf aufmerksam machte, dass ich im Sand einen menschlichen Körper sähe, und dass sich alle Kräfte im Bild auf die Herzgegend konzentrierten, sagte sie: »Ja, ich fühle in mir eine neue Kraft und Zuversicht.«

Dieses Bild interpretiere ich folgendermaßen: Im vorigen Sandbild konstellierte sich in Elisabeth die große archetypische Kraft des verbindenden Eros. In dem auf ein Zentrum ausgerichteten Kreis manifestiert sich auch die ordnende und zentrierende Kraft des Selbst, was für einen Menschen immer ein bewegendes, numinoses Erlebnis ist. Sandbilder dieser Art wirken lange nach und werden zu einer inneren Quelle von Ruhe und Kraft. Dieses Erlebnis hatte sich bei Elisabeth in ihrem Herzen niedergeschlagen und gab ihr das Gefühl von Ganzheit und Kraft. Sie konnte ihre anfängliche Zerrissenheit überwinden und nun mit ruhiger Zuversicht den Prüfungen entgegensehen.

Die vier Figuren um die Äpfel sind in sich auch bedeutungsvoll. Es ist die *schöne* Frau, ein Flötenspieler, die alte weise Frau und ein alter weiser Mann. In dieser Vierheit vereinigen sich die Gegensätze von männlich und weiblich, von jung und alt. Es ist in sich eine Ganzheit. Der Flötenspieler bringt durch seine Musik eine besondere Schwingung und Belebung hinzu, denn der Ton bzw. die Musik stellt die Verbindung zwischen Himmel und Erde, Gott und den Menschen her.[61] Diese Verbindung zwischen Gott und den Menschen wird lebendig durch die Schwingungen des Herzens – das Gefühl. Das subjektive Gefühl steht im Dienste des Ich und stellt die Beziehung zum Selbst her. Es ist wie der Stab, der uns Sicherheit gibt und Richtung weist auf der Wanderschaft zur inneren Ganzheit.

5. Sandbild (Abb. 40)

Da fällt uns vielleicht als erstes das neu hinzugekommene Element des Wassers auf. Ein kleiner Wasserarm kommt von unten her ins Bild. Im übrigen gruppieren sich die Figuren in einem großen Oval um zwei Zentren, rechts um einen großen, schönen Baum – Elisabeth nannte ihn den Lebensbaum – links um einen länglichen Stein, sie legte ihn hin als Mani-

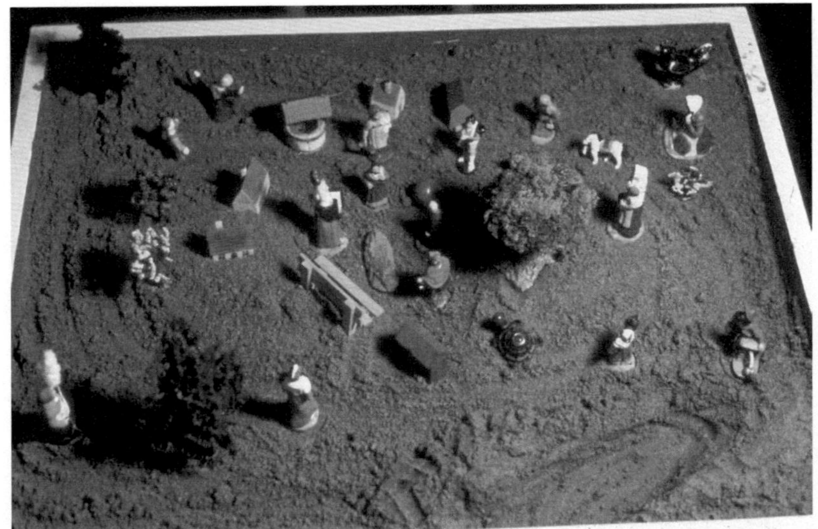

Abb. 40

festation oder Bekräftigung ihrer Personlichkeit. Um den Stein stehen im Kreise die Wasserträgerin mit dem Buch, die alte Weise, ein roter Apfel, der alte Mann, ein Lichtträger und eine leere Bank. Für wen steht sie bereit? Für die schöne Frau oder den oder die »Unbekannte«?

Beim Baum sehen wir den Flötenspieler, die Zigeunerin, ein kleines weißes Pferd, die Mutter und ganz rechts wieder die Demütige, die als auffallende Begleitfigur einen Hahn neben sich hat. Der Hahn hat meistens eine besondere Bedeutung: Er kräht, wenn der Tag anbricht. Er begrüßt das wiederkommende Tageslicht, die Helligkeit, die alle Dinge sichtbar und erkennbar macht. Vielleicht zeigt er uns an, dass das Wesen der »Demütigen« noch mehr erhellt werden muss.

Wichtig scheint mir an diesem Bild das Wasser und die kleine Figur mit rotem Rock, gerade über dem Wasser. Es ist eine zweite Wasserträgerin, nur viel kleiner als die erste Figur. Sie trägt das Wasser aus dem Wasserarm zu den Menschen.

Wir erinnern uns, dass Elisabeth zur ersten Wasserträgerin sagte, sie sei für sie der Inbegriff der selbstbewussten Frau und dazu im Besitze des Lebenswassers. Diese große Wasserträgerin ist eine archetypische Gestalt, ein unpersönliches Leitbild in Elisabeths Psyche. Die kleine Wasserträgerin hingegen steht, wie sie sagte, für Elisabeth selbst. Sie ist jetzt auch im Besitze des Lebenswassers: Wasser, Lebenswasser, fließendes Wasser ist das Symbol für die fließende, bewegte und bewegende, den Menschen belebende Energie der Seele. Die Quelle ist das Unbewusste, aus der immer neue Lebensenergie geschöpft werden kann. Elisabeth hat die Quelle ihrer Lebenskraft in sich selbst gefunden, und wir verstehen jetzt, warum die Wasserträgerin selbstbewusst ist. Sie ist es, *weil* sie im Besitze des *Lebenswassers* ist! Sie ist sich der Kraft ihres Selbst bewusst und schöpft daraus ihre Lebensenergie.

6. Sandbild (Abb. 41)

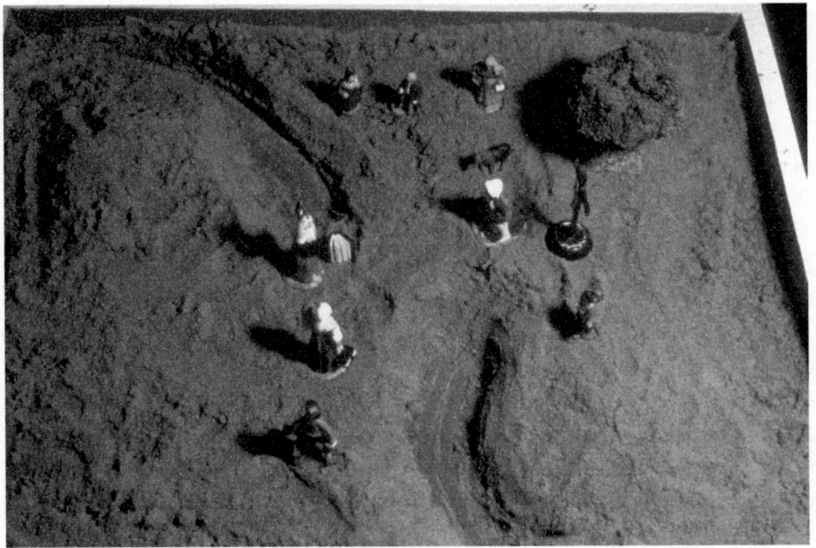

Abb. 41

Wir sehen, dass Elisabeth sogar zwei Energiequellen besitzt. Ein Wasserarm kommt von unten, aus dem Bereich der Erde, der materiellen Welt, zu der auch der Körper gehört, die andere kommt von oben, aus dem Himmel, dem Bereich des Übergeordneten, des Archetypischen. Man könnte auch sagen, die eine Energiequelle komme aus der Erde, dem Bereich der Materie, und die andere vom Himmel, dem Reich des Geistes. Damit würden wir aber der üblichen Polarisation verfallen, der Trennung von Geist und Materie. Ich sage lieber, der Geist der Erde und der Geist des Himmels nähern sich einander an, sie suchen eine Verbindung.

Am Orte der möglichen Vereinigung stehen sich die Wasserträgerin und die Demütige gegenüber. Sie suchen noch einmal eine Begegnung. Die anderen Figuren stehen gleichsam diskret etwas zurück, konzentrieren sich aber gespannt auf die Begegnung. Wir beachten, dass neben der Demütigen ein Esel steht. Die Symbolik des Esels habe ich bereits früher (siehe S. 126f.) eingehend behandelt. Hier steht er, bezogen auf die demütige Wesensseite in Elisabeth, für das Erleiden und Aushalten der eigenen Schattenseite, für das Leiden am Verhaftetsein im Materiellen, Körperlichen, denn nach intensivem Nachdenken und Nachfühlen sah Elisabeth in der knienden Figur nicht mehr nur die falsche Demut, sondern das echte Leiden, ihr eigenes Leiden an ihrer Unwissenheit und Unbewusstheit. Wir sehen hier, genau wie bei Maria, dass die Unbewusstheit für einen Menschen zum Leiden werden kann, zu einer echten Not, die ihrerseits dann aber eine Bewusstseinsentwicklung in Gang setzen kann. Hier in diesem Bild kniet nun die eine Wesensseite Elisabeths in ihrer Not und bittet die andere Seite, die Wasserträgerin, um Hilfe, denn diese kennt die Quellen des Wissens, sie kann das Unbewusste bewusst machen. Wie können wir dieses Zusammenspiel der einzelnen Figuren nun auf Elisabeths praktisches Leben bezogen verstehen?

Zuerst musste sie ihr Leiden an ihrem Minderwertigkeitskomplex, an ihrem zu engen Bewusstsein erkennen und ernst nehmen. Dann musste sie sehen, dass ihr Gefühl der Minderwertigkeit weder aus religiösen oder gesellschaftlichen Gründen, noch weil sie eine Frau ist, unabänderlich war. Hierbei war dann die selbstbewusste Haltung der Wasserträgerin, der schönen Frau und der Zigeunerin sehr hilfreich. Natürlich wurden die einzelnen Figuren, wenn sie im Sand erschienen, auch von mir als innere Einstellungen Elisabeths unterstützt. Man könnte sich nun vorstellen, dass das wachsende Selbstbewusstsein sich auch zu Größenfantasien hätte entwickeln können. Dafür bestand keine Gefahr! Ganz allgemein kann man wohl sagen, ein Studium, insbesondere Prüfungsvorbereitungen, sind neben der Versorgung einer Familie so mühsam zu bewältigen, dass dabei die Bäume kaum in den Himmel wachsen. Für das Gelingen sind dann der Wille, die Durchhaltekraft und vor allem die persönlichen Möglichkeiten eines Menschen ausschlaggebend. Wie ich schon früher sagte, wird aus einer Sonnenblume nie eine Rose und aus einem kleinen, zarten Veilchen nie eine große, starke Eiche. Diese Einsicht in ihre eigenen Fähigkeiten und Begrenzungen drückte sich für Elisabeth im nächsten Bild in einer neu dazukommenden Figur aus.

7. Sandbild (Abb. 42)

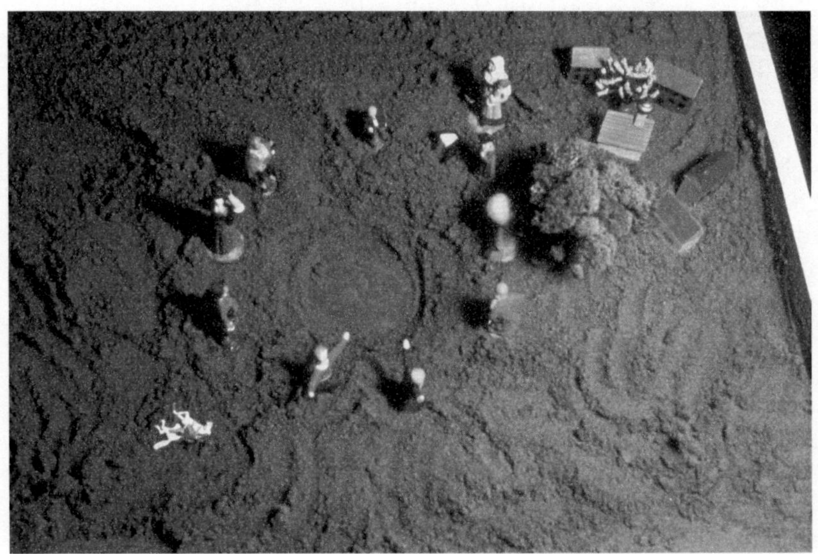

Abb. 42

Hier haben sich die beiden Wasser vereinigt und bilden einen einzigen runden See, der wie eine Öffnung daliegt, zu jener anderen Wirklichkeit, der Wirklichkeit der Seele. Wir erinnern uns, dass die Wasserwelt, die Welt der fließenden, bewegten seelischen Energie die Verbindung herstellt zwischen der Welt des Absoluten, der Welt der Archetypen und der materiellen Welt. In diesem Zwischenreich zwischen Geist und Materie liegt das seelische Reich der Imagination oder, wie die Analytische Psychologie auch sagt, das Reich der archetypischen Bilder. Diese inneren Bilder sind angereichert mit seelischer Energie und werden so zur Quelle der Kraft für den Menschen.

In diesem Sandbild stehen im Kreis um das Wasser neun Figuren. Es sind weniger als im dritten Bild (siehe Abb. 38), aber jede hat für Elisabeth eine persönliche Bedeutung. Die vielen Figuren im dritten Bild symbolisierten mehr die große Quantität der Energie, die wenigen, aber bedeutungsvollen Figuren hier hingegen deren differenzierte Qualität.

Das alte, weise Paar steht für die uralte Weisheit, die in bedeutungsvollen Zeiten aus dem Unbewussten zu uns spricht; die Wasserträgerin mit den beiden Lichtträgern für die helle, klare, selbstbewusste Seite Elisabeths; das tanzende Paar, wie sie selbst sehr schön sagte, für das gefühlsmäßige Zusammenschwingen ihrer männlichen und weiblichen Seite und die Zigeunerin für die naturbezogene, den dunkeln Kräften des Unbewussten nahe Seite in ihr. Zuletzt finden wir die einfache, kniende afrikanische Holzfigur rechts im Kreis. Nachdem sie deren Bedeutung lange in sich bewegt hatte, verkörperte sie für Elisabeth die echte Demut vor dem Dasein und die echte weibliche Hingabe an das Leben. Darunter verstand Elisabeth das demütige Annehmen des eigenen Schicksals, nicht aus einem anerzogenen Minderwertigkeitsgefühl, sondern aus der objektiven Einschätzung ihrer eigenen Fähigkeiten heraus. Mit dieser Figur verband sie auch die Erfahrung, dass die Seele unbewusst weit mehr weiß als der Verstand und sich auf verschlungenen Wegen, deren Sinn wir oft nicht gleich verstehen können, entwickelt. Von dieser verinnerlichten, knienden Figur scheint mir ein unsichtbarer Faden zur Spinnerin zu führen.

Der um den runden See geschlossene Kreis von Figuren stellt zu diesem Zeitpunkt Elisabeths seelische Ganzheit dar. Sie scheint aus der danebenstehenden Mutterfigur herausgewachsen zu sein. Wir sehen, dass Elisabeths Mütterlichkeit weder verlorenging noch verdrängt wurde, aber sie hat sich gewandelt in eine viel umfassendere, differenzierte Weiblichkeit. Für dieses *Mutterschaft, Eros* und *Geistigkeit* – auch in der beruflichen Arbeit – umfassende weibliche Leitbild kann ich kein vorhandenes mythologisches Bild finden. Es scheint mir der im 20. Jahrhundert sich neu formierende Archetyp der modernen Frau zu sein.

Elisabeths weibliches Selbstverständnis ging von einer früheren Form in eine andere, neue Form über. Aus diesem Grunde nenne ich, im Gegensatz zu einem heilenden Prozess, diesen formverändernden Prozess im Sandspiel einen Transformationsprozess.

Ich möchte noch einen Gedanken zur Mutterfigur formulieren, die nun außerhalb des Kreises steht. Mir scheint, sie verkörpere nicht nur Elisabeths eigene Mütterlichkeit. Sie steht hier neben dem kräftigen Lebensbaum und dem blühenden, kleinen Dorf, sodass wohl die ganze Gruppe zusammen gesehen werden darf als Elisabeths gesunde, blühende Ausgangssituation, die glücklich erlebte Urbeziehung zu ihrer Mutter, die als Quelle der Kraft den ganzen Wandlungsprozess begleitete. Wenn wir uns an Eva erinnern, wie leidvoll und schwerig es für sie war, ihr Leben anzunehmen und leben zu lernen, dann können wir ermessen, welch wertvolles Potenzial Elisabeth von Anfang an mitbrachte. Auf dieser Basis und durch ihren großen Arbeitseinsatz im Studium und in der analytischen Arbeit konnte sie auch die frühe Verletzung in ihrem Selbstwertgefühl durch die Verurteilung als schulisch nicht normal einstufbares Kind überwinden. Bildung und Selbsterkenntnis kann sich ein Mensch durch innere und äußere Arbeit erwerben, und auf diese Weise kann er – wir erinnern uns an die Spinnerin – aktiv an seiner Entwicklung und Kultivierung spinnen.

Es scheint mir wichtig festzuhalten, dass durch intensive innere und äußere Arbeit nicht nur ein Minderwertigkeitsgefühl im Geistigen überwunden, sondern auch die fehlende geistige Unterstützung durch den Vater kompensiert werden kann. Der Vater hat ja die wichtige Aufgabe, sein Kind zu stärken und zu führen in der Konfrontation mit der von männlichen Werten geprägten Seite der Arbeits- und Geisteswelt. Wenn der Vater in dieser Hinsicht gefehlt hat, kann vorübergehend der Analytiker oder die Analytikerin diese Funktion übernehmen.

Diese Auseinandersetzung mit und die Integration von männlichen Werten muss eine Frau aber durchaus nicht männlich oder blaustrümpfig machen. In Elisabeths Bildern sehen wir immer wieder das tanzende Paar als Ausdruck für »das gefühlsmäßige Zusammenschwingen ihrer männlichen und weiblichen Seite«. Diese schwingende, erotisch bezogene Haltung dem Männlichen gegenüber konnte sie von dem Zeitpunkt an einnehmen, als ihr weibliches Selbstbewusstsein zu blühen anfing. Könnte man sich nicht denken, dass der schöne rote Apfel auf dem zweiten Bild (siehe Abb. 37) das gefühlsmäßige Zusammenschwingen des tanzenden Paares eingeleitet hat?

Ganz zuletzt möchte ich noch auf den kleinen Reiter auf einem weißen Pferd hinweisen, der im letzten Sandbild aus der linken unteren Ecke kommt. Irrtümlicherweise liegt er, doch richtig sollte er zur Mitte hinreiten. Der kleine Reiter steht wohl für Elisabeth selbst, und wir ahnen, dass ihr Bewusstwerdungsprozess mit diesem Bild nicht zu Ende ist. Das weiße Pferd als Symbol für eine helle geistige und religiöse Kraft[62] trägt sie weiter auf ihrem Weg.

Der hier gezeigte Sandspielprozess war nach neun Monaten beendet. Elisabeth arbeitete in einer verbalen Analyse weiter. Sie bestand ihre Prüfungen und führte ihr Studium zu Ende.

Noch einmal möchte ich betonen, dass sich Elisabeth während der neun Monate sehr intensiv mit sich selbst und mit mir als Analytikerin auseinandergesetzt hat. Davon kann dem Leser recht wenig vermittelt werden. Aber die wichtigsten Stationen, in denen sich Elisabeth mit dem Unbewussten konfrontiert hat, sind in den hier besprochenen und gezeigten sieben Bildern festgehalten.

11 Anna – Das Zusammenspiel von Sandbildern, Träumen und gemalten Bildern

Als ich Anna zum ersten Mal in meiner Praxis erwartete, stand ich am Fenster und sah eine junge, hübsche Frau um die Ecke biegen. Doch ihre Haltung war gebeugt, als wenn sie schwer beladen wäre, und ihre Kleidung ganz in gedämpften Farben, Grau, Beige und dunklem Blau gehalten. Sie hatte mich einige Wochen vor unserer ersten Stunde angerufen und mir erzählt, sie habe schon einige Jahre Gesprächstherapie hinter sich, habe auch vor einigen Monaten eine Maltherapie begonnen, das alles habe ihr aber nicht geholfen, mit ihren schweren Depressionen fertigzuwerden. Dann habe sie mein Buch über die Sandspieltherapie gelesen und wolle nun versuchen, über diese Methode an ihre Probleme heranzukommen.

Als mir Anna dann gegenübersaß, war ich zuerst einmal berührt von ihrem tieftraurigen, verlorenen Blick. Sie schien wie abwesend, irgendwo schwebend, nicht ganz von dieser Welt. Sie war 38 Jahre alt, verheiratet und hatte Kinder. Aufgewachsen war sie in einer ländlichen, einfachen Gegend der Schweiz, die keineswegs dem üblichen Bild der reichen Schweiz entspricht, sondern ein verschlossener, armer, karger Ort, der wenig geistige Anregung bietet, dessen Einwohner aber konservative religiöse Werte vertreten. Ihre Eltern sind einfache Menschen und konnten der Tochter nicht das an seelisch-geistiger Unterstützung und Förderung geben, was sie von ihrem Wesen her gebraucht hätte. Das wurde mir sehr schnell klar, denn bei ihrer ganzen Verlorenheit und Traurigkeit erlebte ich Anna von Anfang an als sehr intelligent und künstlerisch begabt und vor allem als außerordentlich wissensdurstig.

Anna erzählte mir, wie sehr sie unter dem Mangel an schulischer und auch künstlerischer Bildungsmöglichkeit gelitten hatte. Dadurch blieb, wie ich es sehe, ein ganz wesentlicher Teil ihres Wesens unerkannt und deshalb auch ungefördert. Die in ihr angelegten Talente konnten sich nicht entwickeln, sondern »verdrehten« sich in eine schwere Depression. Mit 19

Jahren versuchte sie sich das Leben zu nehmen, was ihr auch beinahe gelungen wäre. Sie lag fünf Tage im Koma. In dieser Zeit muss sie aber verstanden haben, wie ein Arzt sagte, sie könne nach dem Aufwachen vielleicht geistig behindert sein. Das bedeutete nach ihrer Rückkehr ins bewusste Leben natürlich eine zusätzliche, schwere Belastung für sie. Ich werde in der Beschreibung ihres therapeutischen Prozesses wieder darauf zurückkommen.

Nach diesem Ereignis wurde sie Lehrerin für geistig behinderte Kinder, heiratete später und bekam Kinder, die sie sehr liebt und auch fördert. Ich denke, dass auch das Fundament ihrer Ehe immer sehr stark und gesund war. Schwierig war jedoch für beide Ehepartner, dass Anna wegen ihrer Minderwertigkeitsgefühle als Frau – sie erlebte sich ja zutiefst als halbwertiges Wesen – ihren eigenen Körper und damit auch die Sexualität weitgehend ablehnte.

Hier muss ich einen wichtigen Aspekt des ganzen Therapieprozesses vorwegnehmen: Wegen ihrer Ablehnung von Sexualität, Leidenschaft und Körperlichkeit lehnte Anna auch die Farbe Rot ab. Dies erzählte sie mir aber erst gegen Ende ihrer Therapie bei mir, als wir den ganzen Ablauf der Sandbilder und gemalten Bilder wieder durcharbeiteten.

Ich hingegen liebe Rot und trage sehr oft rote Kleider oder rote Schuhe. Also hat Anna mich über die ganze Zeit unserer Zusammenarbeit oft in Rot gesehen. Wie sie damit umging und wie sie über die wachsende positive Beziehung zu mir letzten Endes auch Rot mit allen damit verbundenen Emotionen annehmen konnte, werden wir in der nachfolgenden Beschreibung sehen. Interessant ist aber, dass Anna noch vor unserem ersten Zusammentreffen, also zwischen ihrem ersten Telefonat mit mir und der ersten Therapiestunde, ein Bild malte, das ein Segelschiff auf dunklem, schwarzblauem, sehr bewegtem Meer zeigt. Das Schiff fährt nach links. Ebenfalls links, wenig über dem Wasser sieht man eine Sonne, die untergeht. Das Schiff fährt also in die Nacht und in einen Sturm hinein. Es fährt in die Innenwelt, vielleicht auch in die Vergangenheit. Dieses Bild zeigt bereits, dass Annas Seelenschiff in eine schwierige, dunkle Phase hineinfährt. Mitten auf dem Schiff steht aber eine aufrechte Figur mit ausgebreiteten Armen, in rotem Kleid. Hatte diese Figur unbewusst mit mir zu tun, oder verwies sie bereits auf eine zukünftige »rote« Anna? In der ersten Sitzung erzählte mir Anna folgenden Traum:

> Sie befindet sich mit ihren Kindern in einem Dorf in den Bergen. Man erwartet ein Erdbeben. Alle gehen ins Freie. Es beginnt sehr

stark zu regnen, und die Kinder beklagen sich. Anna sagt ihren Kindern, es komme jetzt darauf an, dass man diese Situation einfach durchstehen müsse. Obwohl ihr die anderen Dorfbewohner wegen der drohenden Gefahr abraten, geht sie noch zweimal zurück ins Haus – einmal um Kleider einzupacken, das andere Mal, um die Lieblingsspielsachen der Kinder zu holen.

Ein Erdbeben in den Bergen kann sehr gefährlich sein. Wenn der Boden unter den Füßen wankt und die Steine von den Bergen fallen, sind Anna und ihre Kinder in großer Gefahr. Der Traum zeigte also in eine ähnliche Richtung wie das Bild – eine schwierige, die Grundfesten erschütternde Zeit sollte ihr bevorstehen. Ich fühlte mich einerseits gewarnt, dass die Therapie mit Anna schwierig werden würde, andererseits empfand ich die Tatsache, dass Anna im Traum trotz der unmittelbar drohenden Gefahr Kleider und die Lieblingsspielsachen ihrer Kinder holte, als sehr positiv. Anna verlor im Traum nicht den Kopf, sondern verhielt sich selbst in dieser großen Gefahr liebevoll bezogen auf ihre Kinder.

Wir können die Kinder auf der Objektstufe als ihre realen Kinder ansehen, dann würde der Traum darauf hinweisen, dass Anna auch während einer schwierigen Therapie ihre Kinder nicht vernachlässigen würde. Man kann die Kinder aber auch auf der Subjektstufe, nämlich als ihre innere Kindseite deuten. Die Spielsachen, an denen ihr so viel lag, könnten sich dann auf die Spielsachen im Sandspielraum beziehen. Diese würden sie durch das Erdbeben hindurch begleiten, das heißt, diese waren offensichtlich wichtig in der bevorstehenden Zeit der Gefahr.

Nachdem wir den Traum kurz besprochen hatten, gestaltete Anna ihr erstes Sandbild.

1. Sandbild (Abb. 43)

Sie hatte keine Scheu vor der Berührung des Sandes, mischte den Sand kräftig mit Wasser und begann ohne zu zögern mit dem Gestalten. Ganz offensichtlich machte ihr handwerkliche Arbeit Freude. Im Gegensatz zu ihrem träumerischen, verlorenen Blick beim Sprechen war sie am Sandkasten ganz dabei, ihre Hände griffen kräftig und bestimmt zu.

Auffallend ist die Teilung des Sandbildes in eine linke, ruhigere, wenig »bevölkerte« Seite und eine rechte, obere Seite – von Annas Standpunkt

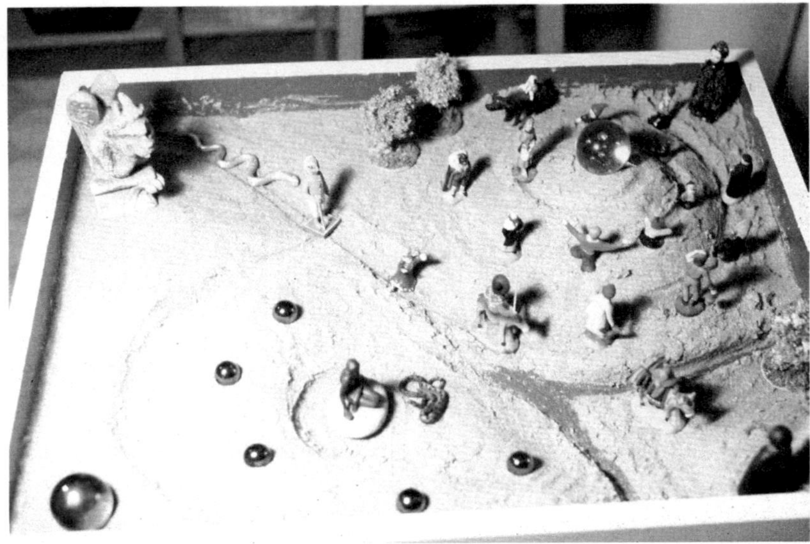

Abb. 43

aus gesehen ist es die rechte, hintere Ecke des Sandkastens –, wo viele Menschen spiralförmig einen Hügel hinaufgehen. Oben auf dem Hügel steht eine Glaskugel, in der sich die farbigen menschlichen Figuren spiegeln. Sogar in der Fotografie kann man noch erkennen, dass die Kugel die Farben der Figuren in sich vereint und zum Gefäß für alle Farben, für das Leben der Menschen auf dieser Seite des Kastens wird. Hinter dem Hügel, in der rechten oberen Ecke steht die »Sternenfrau«, eine Figur, die ich als Prinzip der seelisch-geistigen Mutterschaft einmal selbst gebastelt hatte. Wir kennen sie aus Evas viertem Sandbild (siehe Abb. 15).

Ihr gegenüber in der linken unteren Ecke sehen wir eine große, grüne Glaskugel, die ich immer gerne in einem Sandbild sehe. Eine Glaskugel symbolisiert eine noch undifferenzierte, archetypische Kraft, hier die Kraft des Grünens, des Wachstums, des Lebens – ein positives Element.

Außerdem sehen wir, dass fünf Metallkugeln die Figur der bekannten dänischen Meerjungfrau, die versunken oder gebannt auf eine vor ihr liegende Schlange schaut, umgeben. Zu dieser linken Seite des Kastens sagte Anna, das sei ihre innere, einsame, depressive Welt. Die rechte Seite hingegen stelle die lebendige, fröhliche Außenwelt dar, »zu der sie nie gehören werde!«

In diese Kommentare konnte ich mich gut einfühlen. Den einsamen, verlorenen Blick der »Meerjungfrau« konnte ich in Annas Augen sehen, die aktive, frohe Welt, zu der Anna meinte, nie gehören zu können, brachte ich spontan mit Annas kreativen Händen in Verbindung. Offenbar bestand zwischen diesen beiden »Welten« eine Spaltung.

Aber dann sehen wir, dass sich rechts unten eine kleine, dritte »Welt« zwischen die beiden gegensätzlichen Welten schiebt. Sie könnte das verbindende Dritte sein, das aus der Spannung zwischen der rechten und der linken Seite entsteht. Oder ist sie das Ergebnis dessen, was in der linken oberen Ecke geschieht?

Betrachten wir die beiden gegenüberliegenden Ecken im Bild. Rechts unten steht die »Erdmutter, die ein Kind in sich trägt« (diese Figur kennen wir aus Evas drittem Sandbild, siehe Abb. 14), neben ihr steht (nicht mehr im Bild sichtbar) ein indianischer Backofen, von der Form her ein erdiger Uterus. Eine Frau auf einem Esel bringt Brennholz herbei, was sehr sinnvoll ist, denn das Feuer im Backofen muss am Leben erhalten werden.

Interessant an dieser Figurenkonstellation ist, dass ich von meiner Sitzposition aus in einer Linie die »Erdmutter« mit dem Backofen, die Frau auf dem Esel, dann weiter hinten die blonde Frau in blauem Kleid, die genau in der Mitte des Sandbildes steht, den alten weisen Mann mit den großen Augen und einem Wanderstab, die silberne Schlange und in der linken oberen Ecke den das ganze Bild dominierenden Dämon sah. Anna nannte ihn den »Teufel« oder den »Trickster«.

Diese Figur, eine Mischung von Tier, Teufel und Engel habe ich in Chartres gekauft, dem bekannten Wallfahrtsort in Frankreich. Es ist die Miniatur einer der Figuren, die am Turm der Kathedrale »wachen« und das Böse abwehren sollen. Anna war von diesem Teufel fasziniert, sie verwendete ihn in allen Sandbildern bis zu dem Zeitpunkt, ab dem diese deutlich weniger archetypische, unbewusste, sondern persönlichere, bewusstere Inhalte ausdrückten.

Dieser Übergang wurde durch ein eigenartiges Ereignis begleitet oder möglicherweise direkt eingeleitet: Am Anfang der Stunde wollte Anna die Figur vom Gestell nehmen, dabei fiel diese herunter und zerbrach. Wir waren beide überrascht und fragten uns, was das zu bedeuten hätte. Im Moment wussten wir keine Antwort. Als wir aber viel später die ganze Serie von Annas Sandbildern, gemalten Bildern und Träumen wieder durcharbeiteten, half uns dieses Ereignis, die Bedeutung dieser rätselhaften Figur zu erkennen – sofern man »bewusst erkennen« sagen kann, denn wir sahen, dass der »Teufel-Trickster« unter anderem das Unbewusste an sich symbolisierte.

In seinem Aufsatz »Zur Psychologie der Tricksterfigur«[63] schreibt Jung über den Trickster: »Er ist ein Vorläufer des Heilbringers und, wie dieser, Gott, Mensch und Tier. Er ist ebenso unter- wie übermenschlich, ein göttlich-tierisches Wesen, dessen durchgehendste und eindrucksvollste Eigenschaft die Unbewusstheit ist.« Im selben Aufsatz bringt Jung den Trickster in Zusammenhang mit Mercurius, von dem er wiederum in seinem Aufsatz »Der Geist Mercurius«[64] sagt: »Er ist der Prozeß der Wandlung des Unteren, Physischen in das Obere Geistige, und vice versa ... Er stellt einerseits das Selbst, andererseits den Individuationsprozeß und, vermöge der Grenzenlosigkeit seiner Bestimmungen, auch das kollektive Unbewußte dar.«

Wir haben es also mit einer im Unbewussten wirkenden Kraft zu tun, die auf Wandlung und Entwicklung, auf Individuation hindrängt. Diese Kraft ist es – im Bilde dargestellt als die sich bewegenden Schlange –, die den weisen Seher, die junge Frau und später die vielfältigen Menschen in der für Anna, wie sie sagte, unzugänglichen, äußeren Welt in Bewegung bringt. Die Teufel-Trickster-Figur stellt also diejenige Kraft dar, die eine Veränderung will, nämlich eine Hinbewegung zu demjenigen Seelenteil, der für Annas Bewusstsein unzugänglich schien. Hinter diesem Geschehen stehen zwei Figuren, der eher männliche, dämonische »Teufel« als die stoßende Kraft und die weibliche, geistige »Sternenfrau« als beschützende Göttin.

Es besteht aber noch ein anderes Kraftfeld: durch die Spannung zwischen dem Trickster und der Erdmutter mit dem Backofen, dem Uterus.

Durch langjährige Beobachtung habe ich gelernt, dass Figuren, die in der Richtung des Analytikers, hier der Analytikerin, in den Sand gestellt werden, auch etwas mit dieser zu tun haben. In den meisten Fällen symbolisieren sie Aspekte, die vom Analysanden auf diese projiziert werden. Es sind unausgesprochene, aber klare Botschaften an mich als Analytikerin, deshalb beobachte ich immer sehr genau, was in meiner Blickrichtung steht.

So sagte ich mir in dieser Situation:

> »Ich muss mich verhalten wie eine Mutter, die ihr Kind (Anna) austrägt. Ich muss das Feuer, das heißt das Verständnis, die Zuwendung, die Liebe unterhalten, damit der seelische Prozess Annas sich weiterentwickeln kann. Ich muss aber auch den Trickster im Auge behalten, vor allem die Spannung aushalten, die von ihm ausgeht, denn er ist kein harmloser Geselle.«

Man könnte jetzt sagen, das sei doch die allgemein wünschenswerte Haltung, die ein Analytiker einnehmen muss: zu schützen, mütterliche Zuwendung zu geben und gleichzeitig das Unbewusste und den Individuationsprozess des Analysanden im Auge zu behalten. Aber wenn wir uns daran erinnern, dass Annas Schiff in die stürmische Dunkelheit fuhr und dass ein gefährliches Erdbeben bevorstand, dann musste ich bei aller liebevollen Zuwendung doch auf der Hut sein. Liebevolle Mütterlichkeit kann nämlich auch blind machen, das heißt, man kann dabei die Möglichkeit eines Abgleitens in eine noch tiefere Depression, einer Suizidgefahr oder einer Psychose übersehen.

Anna kam alle 14 Tage zu mir für eine anderthalbstündige Sitzung. Sie wohnte recht weit von Zürich entfernt, liebte aber die lange Bahnfahrt, einerseits weil sie dabei gerne und viel las, auch die Werke C. G. Jungs, andererseits weil das Fahren im Zug bei ihr einen traumähnlichen, irrealen Zustand bewirkte. Im Zug musste sie sich nicht der konkreten Welt stellen, sondern konnte diese hinter den Fensterscheiben an sich vorbeiziehen lassen.

Sie gestaltete nicht in jeder Stunde ein Sandbild, denn sie hatte sehr viel aus ihrem Leben zu erzählen. Hier ist vor allem wichtig zu wissen, dass sie in der Dämmerung große Ängste durchlitt, ganz besonders im Herbst machte ihr die früh eintretende Dunkelheit schwer zu schaffen. Dann überkam sie eine Weltuntergangsstimmung.

Zwischen den Therapiestunden malte Anna zu Hause viele großformatige, farbige Bilder. Leider können nur wenige Beispiele hier abgebildet werden. Anna hatte aber eine große Begabung, vor allem über die Farben in ihren Bildern gefühlsmäßige Stimmungen auszudrücken. Überhaupt gaben mir ihre gemalten Bilder einen unmittelbareren Einblick in ihre persönliche seelische Befindlichkeit als die Sandbilder. Diese zeigten bis zum Moment, als die Tricksterfigur zerbrach, eine eher archetypische Symbolik. Man kann sagen, dass die Sandbilder aus einer tieferen, unbewussteren Ebene der Psyche und des Körpers aufstiegen, die gemalten Bilder hingegen vorwiegend die emotionale Befindlichkeit wiedergaben.

2. Sandbild (Abb. 44)

Anna gestaltete mit dem feuchten, gut formbaren Sand als erstes einen Hügel direkt vor sich, wie einen zweiten Bauch aus Sand. Darauf setzte sie

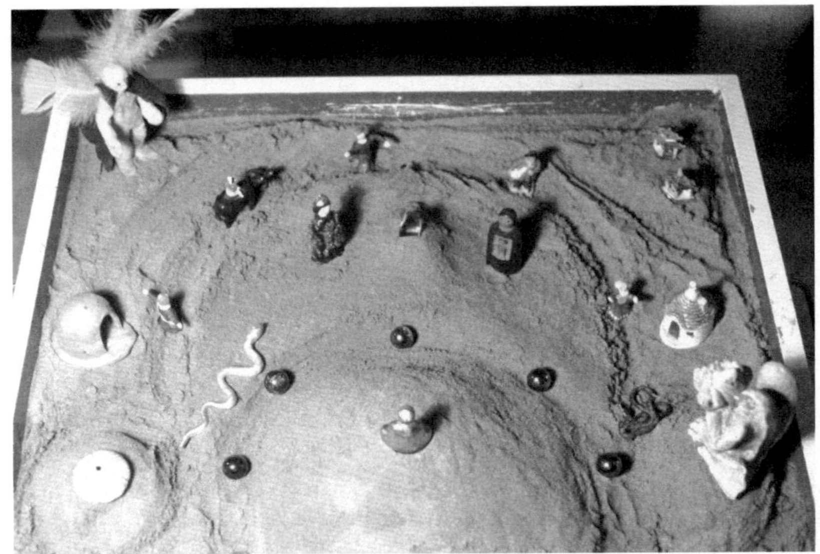

Abb. 44

eine Buddhafigur – die ihr in jenem Moment vertraute Gottesfigur. Dann baute sie das Bild in konzentrischen Halbkreisen um diese Buddhafigur herum auf. In der Mitte sehen wir im Gleichgewicht die beiden Mutterfiguren wie bei einer Waage. Unten rechts sitzt wieder der Teufel-Trickster. Ihm gegenüber in der Diagonale stellte sie den »Federmann« hin, eine Figur mit rotem Mantel und gelbem Federschmuck, den Jahre vorher eine andere Analysandin gemacht hatte als Symbol für Inspiration, Begeisterung und Kreativität. Anna sah in ihm ähnliche, aber zusätzlich auch schamanistische Züge und meinte, er und der Trickster würden sich in Schach halten, sie würden sich im Gleichgewicht halten.

Das ganze Bild hat wirklich etwas von einer Waage. Der Federmann ist, wie der Teufel-Trickster, kein Mensch, sondern eine übermenschliche Größe. Ich denke, die beiden symbolisieren einen luftigen, bewussten und einen erdigen, unbewussten Geist.

Anna sprach in der Stunde sehr viel von Gott. Sie drückte ein starkes Bedürfnis nach Sicherheit und Gleichgewicht aus und wünschte, »in Gott zu sein« und »eins zu sein mit einer kosmischen Ordnung«.

Ich war besorgt über dieses Bild, denn es schien mir am Anfang einer Therapie und in Anbetracht der erwähnten Anzeichen einer Gefahr zu ruhig, zu ausgewogen. Ich sah es als kompensatorisch für Annas effektiven Zustand der Unausgeglichenheit, Unsicherheit und Verlorenheit. Anna wünschte für sich Sicherheit und Gleichgewicht und stellte diese im Sand dar, gerade weil sie diese nicht hatte. Die Besorgnis behielt ich aber für mich, denn dafür reichte mein Verständnis Ihrer Motive noch nicht weit genug. Sie gestaltete für sich ein Bild als innere Kraftquelle, weil sie diese brauchte. Wofür sie diese Kraft brauchte, konnte ich noch nicht wissen, nur sehr vage ahnen. Sie musste die Spannung des Nichtwissens unbewusst, ich musste sie bewusst aushalten.

3. Sandbild (Abb. 45)

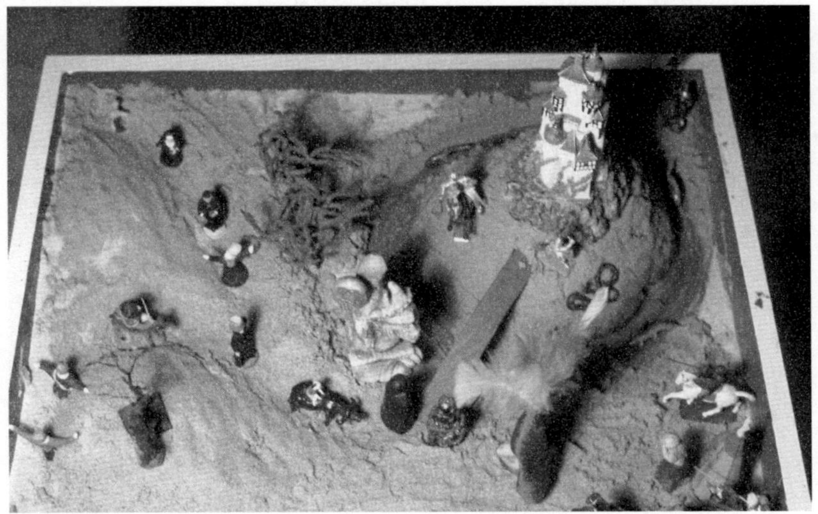

Abb. 45

Beim folgenden Bild fällt die Insel in der rechten, oberen Ecke auf. Auf der Insel steht ein Märchenschloss oder eine Burg, daneben zwei Ritter und die bekannte, zusammengerollte Schlange. Die Schlange, in dieser Form ein Symbol für ruhende Energie, sahen wir im ersten Bild vor der traurigen, einsamen Meerjungfrau liegen. War das nun das Schloss der in sich gekehrten, stillen Meerjungfrau? Eine Brücke führt vom Land zur Insel, am Brückenkopf stehen beide weiblichen Figuren sowie der Teufel und der

Federmann. Anna sagte, sie hätte ein Gefühl von Abschied, Rückzug, Weggehen. Sie möchte auswandern nach Neuseeland. Dann sagte sie, sie müsse sich mit dem »Geist in der Burg« auseinandersetzen, sie müsse ihr geistiges Potenzial entwickeln, sie müsse über Gott nachdenken. Um dies zu verstehen, muss ich ergänzen, dass Anna die protestantische, christliche Religiosität mit dem Bild des leidenden, gekreuzigten Gottes als sehr streng, körper- und sinnenfeindlich erlebt hatte.

Die Burg auf der Insel erscheint wie ein doppeltes alchemistisches Gefäß, in welches sich Anna psychisch zurückziehen musste, um ganz nach innen in die Tiefe ihrer Seele zu schauen. Die vier archetypischen Figuren scheinen sie zu schützen oder vielleicht auch zu bewachen, damit sie im Gefäß bleibt und nicht vor ihrem eigenen Leiden wegläuft.

Ein wichtiges Detail ist noch erwähnenswert: Hinter der Burg steht die Figur der Jeanne d'Arc. Für Anna symbolisierte diese ganz besondere Frauenfigur in der Rüstung und mit der Fahne in der Hand die Treue zur eigenen inneren Stimme. So wie Jeanne der Botschaft des Engels, der ihr erschienen war, folgte, an den französischen Hof zog, den König von ihrer Sendung überzeugte und dann das französische Heer zum Sieg gegen die Engländer führte, so hatte auch Anna etwas Kämpferisches an sich: Auch sie kämpfte für ihre innere Stimme, die ihr offenbar sagte, nicht lockerzulassen, sondern tiefer und tiefer zu suchen nach dem Kern ihrer Depression und letztlich nach ihrer »Sendung«. Nach diesem Sandbild malte Anna Bilder, auf welchen man sah, wie sie in einer dunkeln Höhle etwas suchte. Sie suchte mit einer Lampe, fand aber »nur« einzelne Steinchen.

In der gleichen Zeit hatte sie einen schrecklichen Traum von unendlich vielen zerstückelten Körpern, Leichenteilen, die entlang einer langen Straße lagen. Ich hatte nicht wirklich Angst um Anna, aber ich spürte doch eine zunehmende Spannung in mir, etwa von der Art, wie Anna ihr Gefühl vor dem Erdbeben beschrieben hatte. Dann hatte sie einen weiteren Traum:

> Anna ist im Spital. Ihre Tochter ist krank. Sie weiß zwar, dass das Kind nicht so krank ist, wie die Ärzte meinen. Aber der Arzt nimmt Bezug auf ein anderes Kind Annas, das schon gestorben ist. Zuerst erinnert sie sich nicht daran, doch dann kommt ein vages Bild in ihr auf, wie sie ein sterbendes Kind in den Armen hielt, ein Mädchen. Sie erinnert sich jetzt an die furchtbare Verzweiflung, die aufkam, als es seinen letzten Atemzug getan hat. Die Erinnerung ist so schrecklich,

dass sie sie gleich wieder vergessen will. Sie ist erschüttert darüber, wie groß damals der Schock gewesen sein muss, dass sie den Tod ihres Kindes bis zur völligen Vergessenheit verdrängen musste.

Da das gestorbene Kind natürlich kein reales Kind war, deckte der Traum ein Geheimnis auf, das Anna völlig verdrängt hatte. Es war der Tod ihrer eigenen jungen Weiblichkeit.

Drei Tage später malte Anna das folgende Bild (Abb. 51). Das Bild ist ganz in gedämpften, kühlen Farben gehalten; Weiß, Grau, Schwarz und kühles Mittelblau, beim Betrachten fröstelt man. Eine Frau mit weißem, blutlosem Gesicht scheint zu schlafen. Oder ist es das bleiche Gesicht

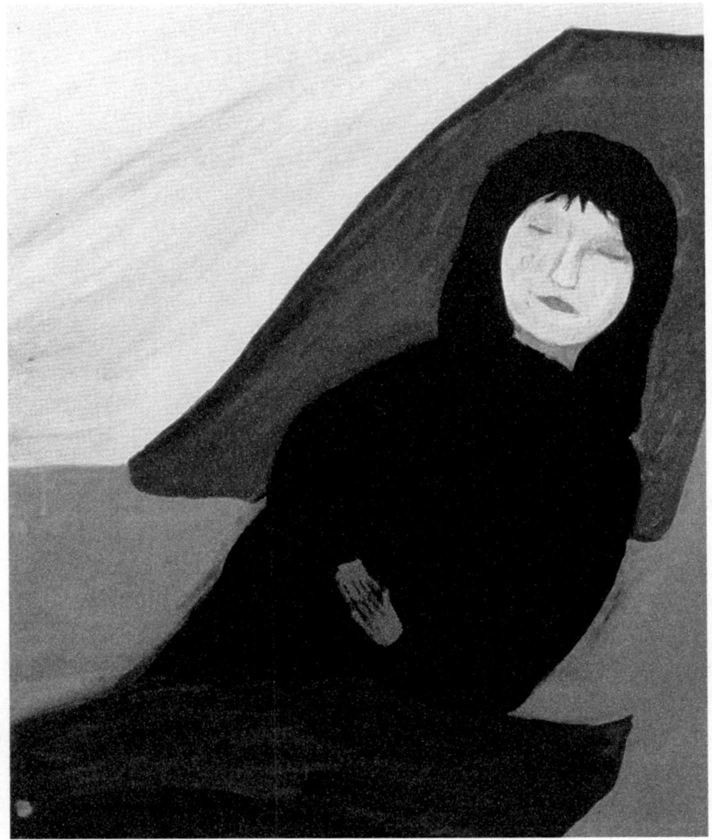

Abb. 51: Anna, Bild einer Frau mit weißem, blutlosem Gesicht

einer Toten? Beim Betrachten des Bildes fielen Anna auf einmal die kleinen Händchen der Frau auf. Erschreckt sagte sie, das seien ja gar nicht die Hände einer Frau, sondern Kinderhändchen. Es war eine »Kindfrau«. Wohl noch eingenommen durch den Schock des vorangegangenen Traumes erkannte sie, dass sie ihre eigene Weiblichkeit, die schon im Kindesalter gestorben war, gemalt hatte.

Was war in ihrer Kindheit geschehen? Anna erinnerte sich mit Schrecken daran, dass sie, wenn sie etwas angestellt hatte, zur Strafe in den Keller gesperrt wurde. Oder, dass ein unheimlicher, geistig nicht ganz normaler Mann in der Nachbarschaft herumstrich. Sie erzählte auch von Dorffesten, wo Männer mit den Mädchen derbe Späße machten. Natürlich kam auch wiederholt die Frage auf, ob Anna das Opfer eines körperlichen Missbrauches geworden sein könnte. Sie konnte sich aber an keine Situation erinnern, die das hätte erkennen lassen. Viel eher erschien ihr die gefühlsmäßige Atmosphäre zu Hause und im Dorfe wie ein seelischer Missbrauch, vergleichbar mit der bedrückenden Atmosphäre in ihrem Kinderzimmer, das sie mit seinen zugezogenen, braunen, stumpfen Vorhängen bedrängte, einengte und vom beglückenden Sonnenlicht fernhielt. So wie Anna ihr Elternhaus, den Keller und ihr eigenes Zimmer beschrieb, so muss es in der Seele des kleinen Mädchens Anna ausgesehen haben: lichtlos, grau, braun, stumpf, dunkel, eingeschlossen, unheimlich. Da gab es wohl keinen inspirierenden »Federmann«, keine farbige, fröhliche Welt. Nur der Glaube des Mädchens an seine innere Sendung war offensichtlich nicht getötet worden – daher Annas Faszination für Jeanne d'Arc.

Unterdessen war Anna schon sechs Monate bei mir in Therapie. Es war Frühherbst geworden. Nun gestaltete sie nacheinander zwei Sandbilder, die gewisse Ähnlichkeiten aufweisen.

4. Sandbild (Abb. 46)

Am Anfang der Stunde erzählte mir Anna, dass sie eine starke Tendenz habe, gegen sich selbst zu arbeiten, sich selbst zu zerstören. Selbstdestruktion war also das bewusste Thema der Stunde. Unbewusst gestaltete Anna etwas anderes, eigentlich das Gegenteil, nämlich Selbstbewahrung, aber vielleicht nicht in der Art, wie sie es sich bewusst vorstellte.

Im Bild sehen wir eine eiförmige Insel in einem Teich, der wie ein Uterus die Insel umgibt. Auf der Insel steht die Figur der Jeanne d'Arc.

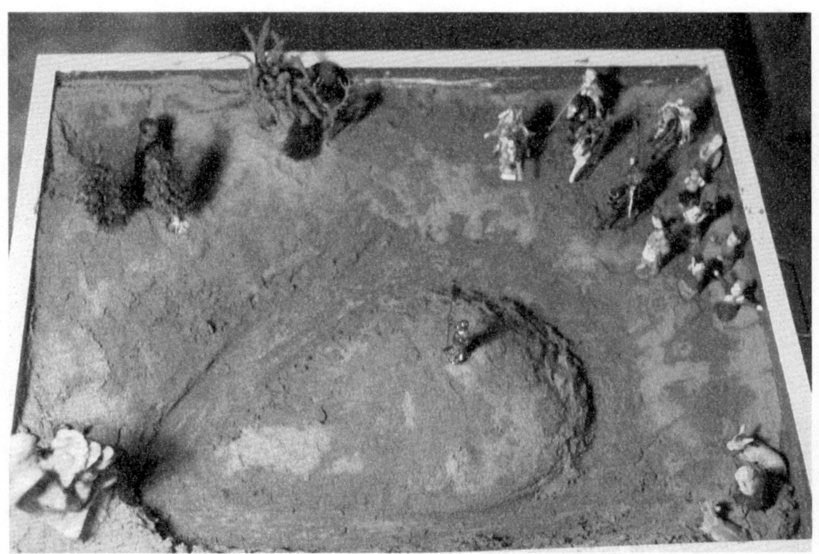

Abb. 46

Sie und der Teufel-Trickster in der linken, unteren Ecke fixieren sich gegenseitig mit Blicken. Links oben wacht die Erdmutter und ein Hirsch. Von rechts kommen Ritter und Fußvolk, »sie wollen Jeanne d'Arc befreien – aber der Teufel ...!« Damit wollte Anna sagen, der »Teufel« wolle nicht, dass Jeanne d'Arc aus ihrer Einsamkeit auf der Insel befreit werde.

Es ist nun klar, dass es sich um dieselbe Insel handelt wie im vorangegangenen Bild, nur ist jetzt Jeanne d'Arc die »Gefangene«, die offenbar noch im »alchemistischen Gefäß« kochen beziehungsweise leiden, reifen, sich wandeln muss. Der »Teufel« verkörpert hier sichtbar diejenige unbewusste Kraft in Anna, die »weiß«, dass für Anna die Zeit noch nicht gekommen ist, sich der Außenwelt zuzuwenden. Introversion, sich nach innen wenden auf die eigene Depression, Konzentration auf das eigene Leiden sind vom »Trickster-Teufel« gewollt.

Diese paradoxe Situation sehen wir oft in seelischen Wandlungsprozessen. Man möchte seinem eigenen Leiden davonlaufen, obwohl die innere Stimme sagt, man müsse jetzt durchhalten. Selbstbewahrung bedeutete also jetzt, »die Sache einfach durchzustehen«, wie Anna es im ersten Traum zu ihren Kindern sagte, als das Erdbeben bevorstand.

5. Sandbild (Abb. 47)

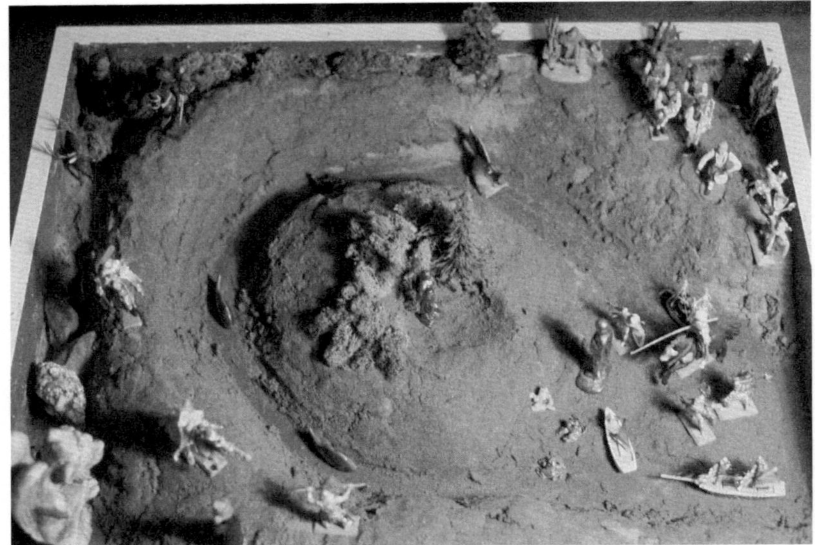

Abb. 47

Wir sehen eine ähnliche Situation wie im letzten Bild. Rechts unten der »Trickster«, links oben die Erdmutter und der Hirsch, in der Mitte der Insel Jeanne d'Arc. Nur hat sich der »Uterus« geöffnet, die Ritter und das Volk kommen auf die Insel, allen voran ein goldener junger Held, eine stehende, irische Ritterfigur mit Schwert und Schild. Er steht nun Jeanne d'Arc gegenüber. Hinter dem Fußvolk kommt noch eine Musikantengruppe und ganz hinten die uns aus dem ersten Bild bekannte Frau, die auf dem Esel reitet und Brennholz bringt. Zu dieser sagte Anna, sie verkörpere den täglichen »Tramp«, das heißt das einfache tägliche Verrichten der notwendigen Arbeit. Der goldene Held hingegen bringe Jeanne d'Arc Hilfe und Unterstützung.

Wie ist das zu interpretieren? Zuerst einmal freut man sich, denn der goldene Ritter scheint genau der passende männliche Gegenpart zu Jeanne d'Arc oder der richtige, hilfreiche, positive Seelenpartner für Anna. Er hat Trommlermusik in seiner Begleitung, es herrscht also eine freudige, animierte Stimmung.

Wenn wir uns den Untergrund dieser beiden letzten Bilder ansehen, dann fällt auf, wie plastisch Anna mit dem feuchten Sand gestaltet hat. Auch die Formen sind sehr körperlich. In diesem fünften Bild wirken die in den Uterus eindringenden Figuren wie eine Befruchtung. Sogar drei grüne Frösche, kleine Fruchtbarkeitssymbole, kommen herbei. Das Bild stellt also kein »Kopfgeschehen« dar, sondern ein mit Leib und Seele erlebtes Zusammenkommen von Annas innerer Kämpferin für die eigene Entwicklung und einem positiv motivierten, jungen Geist. Denn die innere Stimme allein genügt nicht, sie braucht auch einen aktiven, fordernden Geist, der der Stimme Klang verleiht und ihr hilft, sich in der Welt durchzusetzen. Diese Vereinigung scheint dieses Bild auszudrücken, und der »Teufel« hat nichts dagegen. (Ich meine sogar, er schmunzelt vergnügt! Oft konnte ich die Vorstellung nicht unterdrücken, dass der Teufel auch etwas mit mir zu tun hatte. Ich sitze ja auch oft mit aufgestützten Armen auf meinem hohen Stuhl und schaue von dort her wie ein unergründlicher Trickster auf das Geschehen im Sand!)

Oben habe ich gesagt, das Bild freue uns. Ja, aber man muss wissen, dass Sandbilder aus der Tiefe der Seele kommen und oft viele Monate vorher gestaltet werden, bevor sie als Ausdruck der Veränderungen im Leben bewusst wahrgenommen werden. So war es auch in diesem Fall. Diese beiden Bilder im Besonderen schienen Anna tief innen unbewusst die Kraft zu geben, den realen und den seelischen Winter durchzustehen. Denn während der kommenden vier Monate ging es ihr sehr schlecht. Sie kam in die Stunden, aber ihr Zustand machte mir Angst. Hätte ich nicht die vorangegangenen Sandbilder gesehen und hätte ich nicht aus Annas erstem Traum (da war ja am Ende tatsächlich keine Katastrophe eingetreten) ein Stück Hoffnung mitgenommen, ich hätte vielleicht nicht an einen psychischen Frühling Annas geglaubt.

Anna gestaltete in dieser Zeit kein einziges Sandbild, erzählte mir keine Träume, aber sie malte zu Hause sehr viele Bilder. Einige davon sehen wir auf Abbildung 52–55. Es gab noch viele mehr, alle sehr großformatig, grau, schwarz, schrecklich beklemmend. Als Anna im Frühjahr diese Bilder in meine Praxis brachte und wir sie alle gleichzeitig an der Wand sehen konnten, stockte mir der Atem. Bilder, vor allem die Farben in den Bildern sagen so viel mehr als Worte. Diese hier waren erschütternd. Sie zeigten zuerst einen Abgang in den dunklen Keller, dann die Ängste des Kindes Anna, den Schrecken, das Unheimliche, das Irre, Unfassbare, Unverständliche, das die Seele eines Mädchens verdunkeln kann. Dann endlich kam – was für eine Erlösung – ein Bild, das den Ausgang aus der Dunkelheit ins helle Licht zeigt. Und bald darauf malte sie eine grüne Landschaft. Anna hatte den Durchgang durch die Schwärze geschafft, jetzt konnte sie Grün malen, sie tauchte in die Kraft des Grünens ein, die heilige Viriditas, die sich schon im ersten Sandbild in Form der grünen Glaskugel angekündigt hatte.

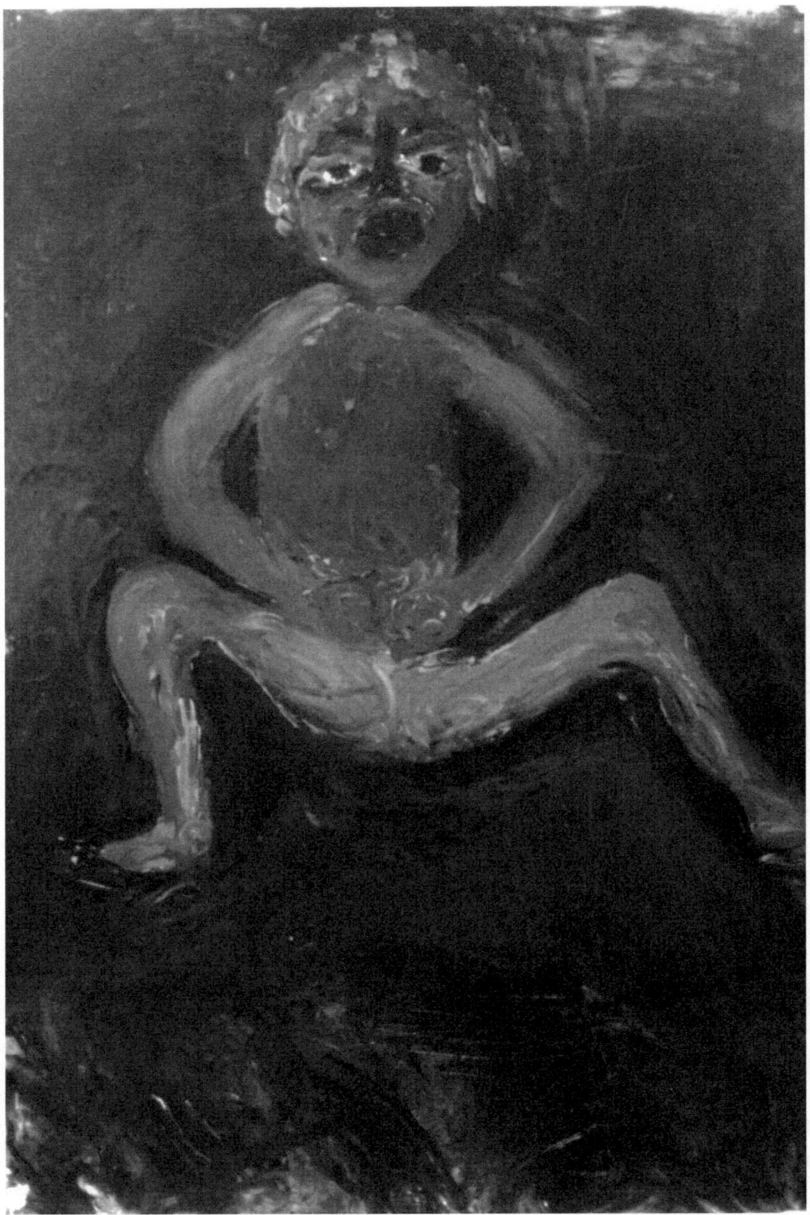

Abb. 52–55: Anna, Bilder des Schreckens, der Ängste, des Unheimlichen aus einer Serie

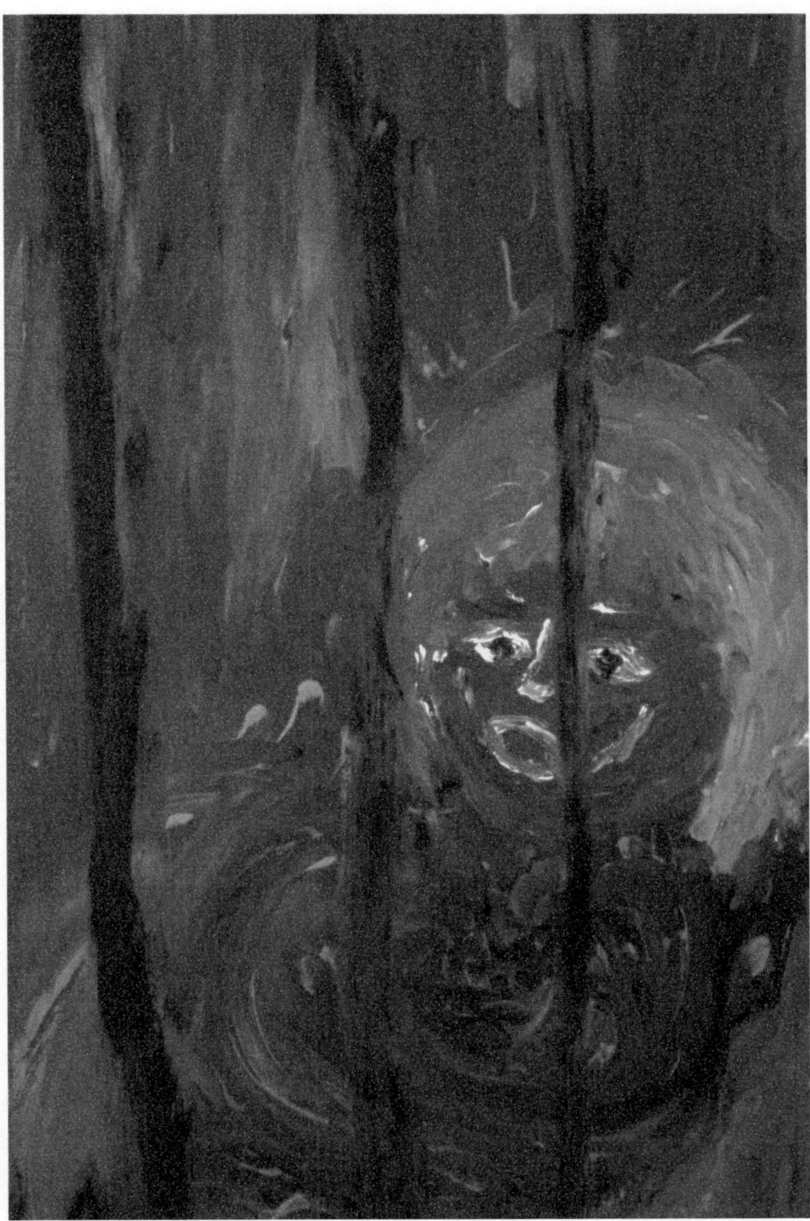

Abb. 53

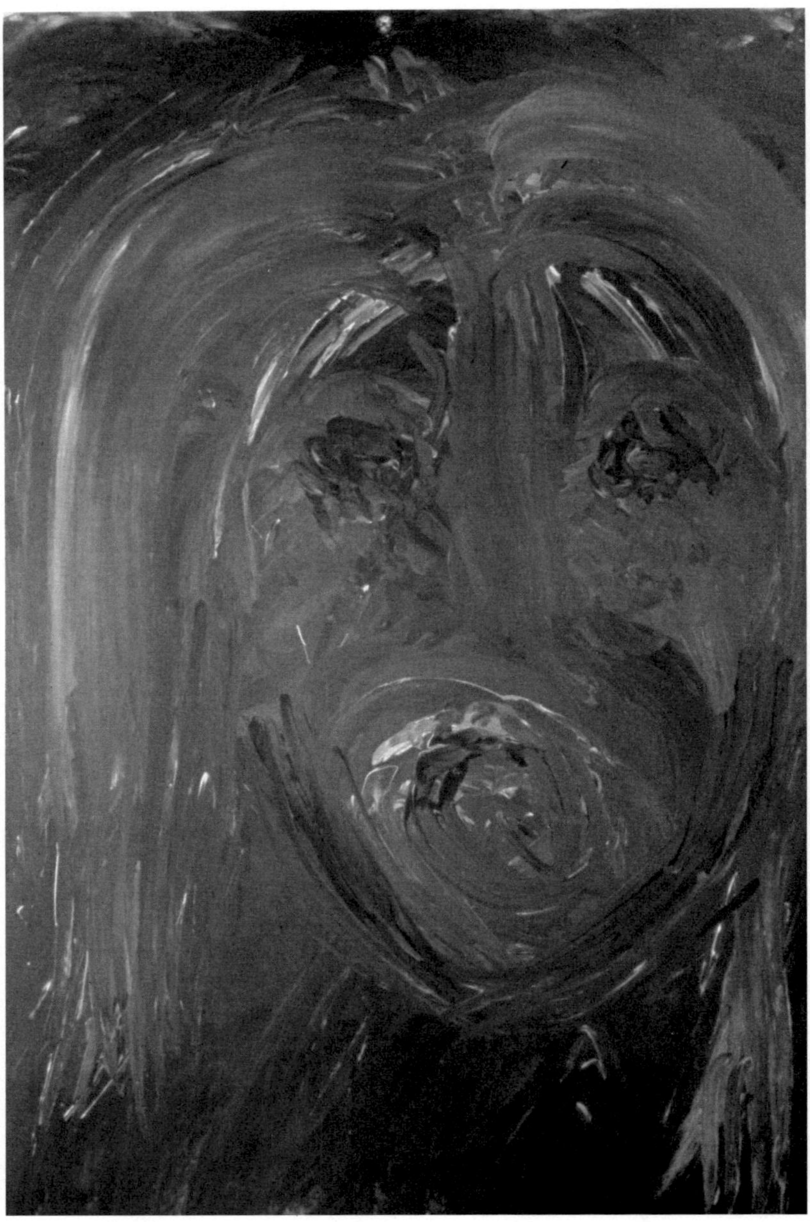

Abb. 54

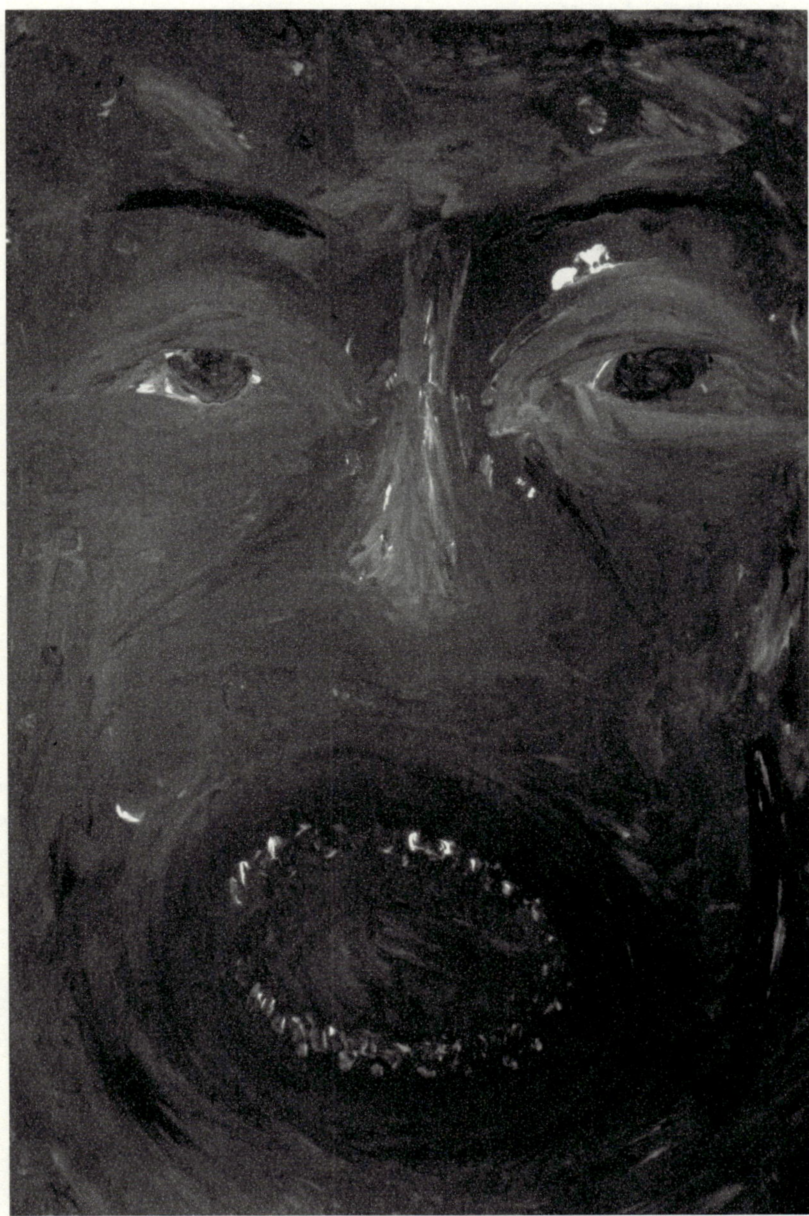

Abb. 55

6. Sandbild (Abb. 48)

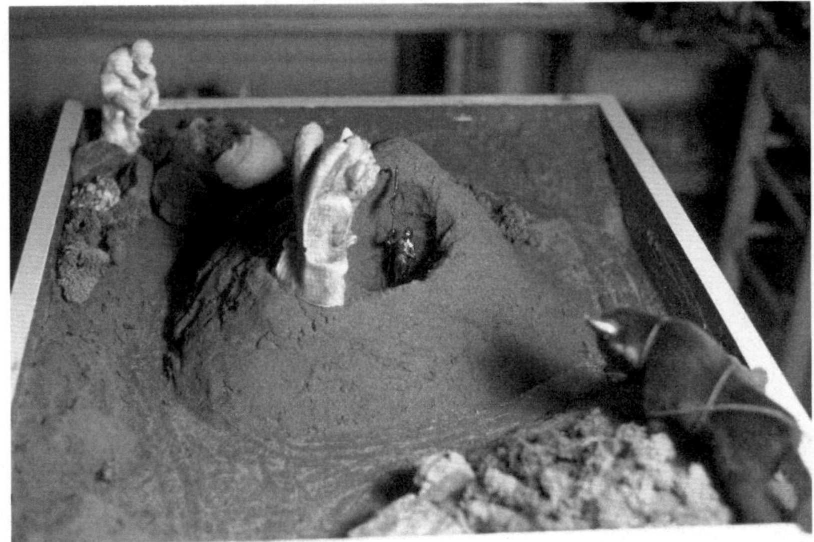

Abb. 48

Dann gestaltete sie das sechste Sandbild. In unserem einleitenden kurzen Gespräch meinte Anna, für sie sei jetzt das Handeln wichtig. Der »goldene Held« begann offenbar als innere Kraft zu wirken!

Dieses Bild ist nicht aus der Position Annas aufgenommen, sondern von der rechten Kastenseite her, damit besser sichtbar wird, was sich auf der Insel abspielt. In der kleinen Höhle steht Jeanne d'Arc, und vor ihr sitzt der »Trickster-Teufel«. Anna sagte dazu, er wache, damit die Jungfrau nicht einschlafe. Links im Bild sitzt jetzt eine andere Figur, eine kleine Kopie des »Denkers« von Rodin. Rechts bricht ein großer, brauner Stier ins Bild hinein, »eine durchbrechende Kraft, unberechenbarer Kampf um Freiheit und Frieden«, wie Anna sagte.

Der Durchgang durch die tiefste Dunkelheit der Seele und das »Herausmalen« der traumatischen Erlebnisse aus der Kindheit hatten Anna innerlich befreit und die wilden, körperlichen Kräfte eines Stieres freigesetzt. Dieser Durchbruch aber hätte Anna mitreißen können, hätte sie unberechenbar und übermütig machen können. Sie hätte sich im äußeren Leben verlieren können vor lauter Freude, die große Last endlich abgeworfen zu haben. Das wollte der »Teufel-Trickster« aber nicht, offenbar musste Annas innere Jeanne d'Arc wach, also bewusst und aktiv bleiben; sie hatte noch eine Aufgabe zu bewältigen.

Da kam Anna folgender Traum:

> Sie hat ein Kind geboren. Es ist mongoloid. Sie hat Mühe damit. Die Ärzte sagen, sie müssten mit einem Küchenmesser den Nabel herausschneiden. Bei »behinderten« Kindern täte man das ohne Anästhesie, die spürten sowieso nichts. Da kam Annas Mann und sagte, er nehme das Kind jetzt mit nach Hause. Da konnte auch Anna ihr Kind annehmen.

Dieser Traum alarmierte Anna. Sie erinnerte sich wieder an das, was sie vor vielen Jahren nach ihrem Suizidversuch im Koma gehört hatte, nämlich, dass sie möglicherweise nachher geistig nicht mehr normal sein werde.

Irgendwie waren diese Worte bei ihr im Gedächtnis geblieben. Sie hatte wohl immer geglaubt, dass sie sowieso nicht ganz normal sei. Damit musste sie sich jetzt auseinandersetzen, der Traum hatte ihr nochmals einen Anstoß dazu gegeben.

Im folgenden Jahr ging es dann in unseren Stunden darum, dass Anna langsam das Selbstvertrauen fand, an sich als Frau und an ihre Begabung zu glauben. Ihre Sandbilder und ihre vielen, sehr schönen gemalten Bilder wurden zu inneren Bildern, zu seelischer Nahrung. Die äußeren Bilder wurden immer farbiger und sinnenfreudiger. Sie malte sich selber fröhlich tanzend in gelb, später in orange und rot als sinnliche, schöne Frau. Interessanterweise folgen auch Annas gemalte Bilder in den Farben Schwarz, Grün, Weiß, Gelb, Orange, Rot, der alchemistischen Farbfolge von Nigredo, Viriditas, Albedo, Citrinitas, Rubedo (siehe Kap. 8). Man kann aber auch sagen, sie folgen den Farben der Natur: die Dunkelheit des Winters, das Grün des Frühlings und dann die Steigerung der Farbintensität bis zum Rot des Hochsommers.

Mit wachsendem Selbstbewusstsein und mit wachsendem Vertrauen in ihre beruflichen Fähigkeiten entwickelte sich auch Annas Beziehung zu ihrem eigenen Körper und zur Sexualität. Eine glückliche Sexualität wächst aus einem gesunden seelisch-geistigen Selbstverständnis heraus, daher war es äußerst wichtig, dass Anna die Vorstellung, sie sei geistig »behindert«, überwinden und ihren Wunsch nach einem künstlerisch-therapeutischen Beruf verwirklichen konnte.

Ich unterstützte sie in ihrer Suche nach seelischer und geistiger Anregung und Erfüllung, denn es ist so, wie Anna immer wieder sagte: Ein Mensch, und ganz besonders ein junger Mensch, braucht Hoffnung, Visionen, seelische Bilder, geistiges Leben. Seelische Armut und Vernachlässigung machen die Menschen krank: Wenn man einem Kind die seelische Nahrung nicht gibt, die es braucht, wenn man es geistig verdorren lässt, kann man richtigerweise auch von einem psychischen Missbrauch sprechen. Ich meine, dass diese Art von Missbrauch genauso schrecklich, wenn nicht noch verheerender sein kann als ein körperlicher Missbrauch. Aber leider ist diese Art von Missbrauch den meisten Menschen ganz unbewusst, weil sie nicht daran denken, wie hungrig und durstig nach Leben, Lernen und Wissen die Seele eines Kindes ist. Ebenso hungrig wie Kinder sind Erwachsene nach der Möglichkeit, schöpferisch zu sein, denn diese bringt die Menschen in die Nähe Gottes und der göttlichen Schöpfung.

Nun bleibt noch die Geschichte der Farbe Rot[65] zu erzählen – eine Geschichte zwischen Anna und mir. Bis zum »therapeutischen Frühling«, als Anna aus ihrer seelischen Dunkelzeit herauskam, hatte sie sehr wenig Rot in ihren Bildern verwendet. Als dann der Stier in ihr Sandbild (Abb. 48) hineinbrach und als Annas Vitalität aufblühte, malte sie fast gleichzeitig ein Frauenporträt ganz in Rot. Es ist kein Selbstbildnis, die Frau trägt viel eher meine Gesichtszüge. Offensichtlich konnte Anna nun das Rot annehmen, vorläufig aber erst an mir. Die nächsten Bilder zeigen dann eine runde, rote Kugel, ähnlich einem Ei oder einem Samen, der in einer Art Kelch liegt, und später eine riesengroße Vergrößerung eines Querschnitts durch menschliches Gewebe, das Gewebe einer Plazenta. Auf diese Interpretation kamen weder Anna noch ich, sondern eine Ärztin, die mit schwangeren Frauen und neugeborenen Kindern arbeitet. Sie scheint durchaus richtig gesehen zu haben, denn bald darauf malte Anna ein Bild (Abb. 49), das deutlich einen roten Embryo in einer orangefarbenen, uterusartigen Höhle zeigt.

Dieses werdende Kind deutete ich als das neue, innere, nun rote Kind in Anna. Irgendwo in der geheimnisvollen Sphäre der Resonanz zwischen Anna und mir hatte unausgesprochen in aller Stille eine Begegnung stattgefunden, eine Befruchtung, die dieses rote Kind werden ließ. Viele Jahre später sagte Anna, dass sie in mir zum ersten Mal eine positive Mutter- und Frauenfigur gefunden habe und dass dann über die gute Beziehung zu mir, die ich ja bis dahin das Rot verkörpert hatte, auch sie das Rot der Liebe, des Blutes, des Körpers und der Sexualität annehmen konnte.

Das rote Kind wuchs heran. Kurz darauf malte Anna eine Mutter, die ihr neugeborenes, rotes Kind in den Armen hält. Mutter und Kind waren in eine

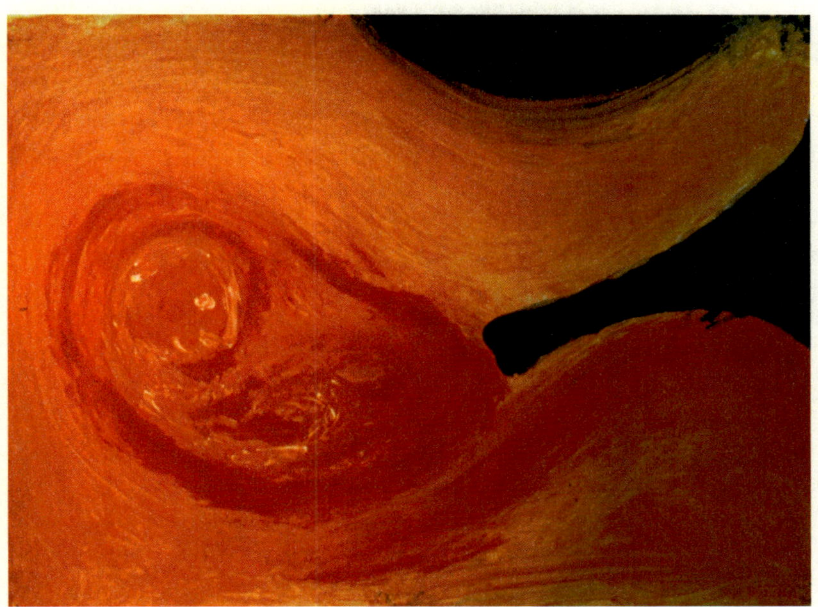

Abb. 49: Gemalter Embryo in Uterus

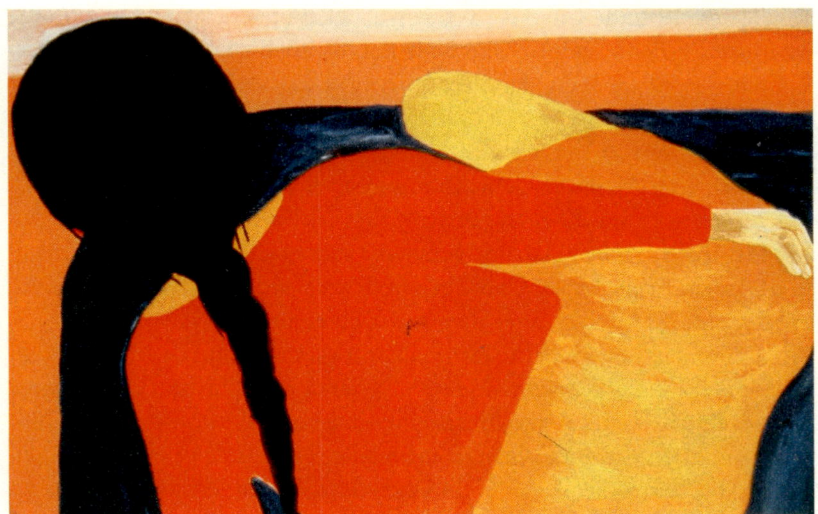

Abb. 50: Anna, Selbstbildnis in Orange und Rot

Art orangefarbenes, lebenspendendes Fluidum gehüllt. Zwischen beiden konnte man deutlich eine liebevolle Beziehung wahrnehmen. Wiederum einige Monate später malte sie dann das ganz rote Bildnis eines Mädchens, ein strahlendes Kind mit runden Backen und einem Kranz von Locken. Nun war die Schwärze abgelegt; Annas junge Weiblichkeit blühte wie eine Rose.

Auch das Kind wuchs heran. Die Abbildung 50 zeigt Anna als eine erwachsene Frau, in Orange und Rot gekleidet. Nicht, dass ich Anna je in Rot oder Orange gekleidet gesehen hätte, äußerlich trug sie immer noch lieber Blau oder gedämpfte Farben, aber ihr inneres Wesen leuchtete intensiv und leidenschaftlich in diesen Farben.

Viele Monate später, nachdem der therapeutische Prozess schon abgeschlossen war, malte Anna ein ganz lustiges Bild: Am Ufer eines Baches liegen in grünem Gras zwei rote Schuhe. Sie schickte mir das Bild mit dem Kommentar, sie brauche »meine roten Schuhe« nun nicht mehr! Das Bild war begleitet von einem Traumausschnitt:

> Ich habe ein Buch erhalten. Es ist außen rot und innen blau, auch blau geschrieben auf blaue Zeichnungen. Frau Ammann hat es für mich geschrieben. Es ist etwas Wichtiges.

Der Traum bringt uns beinahe drei Jahre zurück zum ersten Sandbild. Damals glaubte Anna, sie werde nie zu der fröhlichen, farbigen Außenwelt rechts im Bilde gehören. Wenn wir uns nun vergegenwärtigen, was die Mutter für eine kleines Kind bedeutet, nämlich das »Nicht-Ich«, das Andere, die äußere Welt, dann erkennen wir, dass Anna nicht nur die lebensfördernde, geistige Mutter und die Farbe Rot in ihrer umfassenden Bedeutung, sondern auch die ganze, reale Außenwelt mit mir in Verbindung gebracht hatte. All das hatte sie in mir gesehen, teils bewusst, teils unbewusst. Nun aber war die therapeutische Geschichte zwischen uns in einem »Traum-Buch«, innen blau und außen rot aufgeschrieben und ging zurück an die innere Welt Annas. Geblieben in der realen Welt ist eine menschliche Beziehung zwischen einer älteren und einer jüngeren Frau.

Zusammenfassend möchte ich nun zurückkommen auf das Zusammenspiel von Träumen, gemalten Bildern und Sandbildern. Schon die wenigen hier gezeigten – eine Auswahl aus einer langen Reihe von gemalten Bildern – machen den intensiven, emotionalen Prozess deutlich. Sie zeigen Annas Weg durch die Tiefen und Höhen der Gefühle; man kann sagen, es sind Seelenbilder, die vom (leidenden!) Herzen kommen.

Die Sandbilder hingegen scheinen mir aus dem Bauch heraus gestaltet zu sein, aus der unbewussten Tiefe des Körpers. Sie verkörpern die notwendige, unterstützende Durchhaltekraft, die Anna brauchte, ihren Weg in die und durch die Dunkelheit überhaupt gehen zu können. Es ist außerordentlich beeindruckend zu sehen, wie die Figur des »Teufel-Tricksters«, den wir als die Verkörperung des Selbst sehen können, die »Anna-Jeanne d'Arc«, Annas Ich, mit starkem Griff in seinem Prozess festhält. Gleichzeitig geben andere Figuren, vor allem die großen weiblichen der Erdmutter und der geistigen Mutter, Anna Kraft und Hilfe.

Die Träume aber stehen wie Mahnmale im ganzen Geschehen drin. Sie sind Boten aus dem Unbewussten, die sagen: »Vergiss diesen Aspekt nicht« oder »da ist noch ein anderes Element in deinem Leben, das du beachten musst«.

Ob dreidimensionale, körperliche Sandbilder, zweidimensionale Bilder der Gefühle oder deutlich sprechende Träume aus einer ungreifbaren Wirklichkeit, es sind drei verschiedene Erscheinungsformen von Annas unbewusster Persönlichkeit, die alle ihren ganz spezifischen Beitrag zu Annas Ganzwerdung leisten.

12 Resonanz und Übertragung-Gegenübertragung

Pia – Der therapeutische Prozess einer jungen Frau mit einer vererbten, progressiven Muskeldystrophie

In der Sandspieltherapie treten grundsätzlich dieselben Übertragungs- und Gegenübertragungsphänomene auf wie in der verbalen Traumanalyse. Die Traumfiguren und das Traumgeschehen, an denen sich die Elemente der Übertragung festmachen, werden aber im Sandspiel durch die Figuren und das Geschehen im Sand ersetzt.

In diesem Buch möchte ich nur auf diejenigen Aspekte eingehen, die ganz spezifisch für die Sandspieltherapie sind.

Außer den aus anderen Therapieformen bekannten direkten Übertragungsphänomenen von Analysand zu Analytiker, und denjenigen, die sich an Figuren festmachen – man könnte sie indirekte Übertragungen nennen – gibt es die Projektionen auf die Sandspieltherapie selbst als Methode. Interessanterweise scheint diese in Menschen, die sich einer Sandspieltherapie unterziehen wollen oder die die Methode erlernen wollen, außergewöhnlich hohe und idealisierende Erwartungen zu wecken. Man könnte sagen, dass die Erstprojektion oder Erstübertragung auf das Sandspiel ein hohes Ideal seien. Hier nur einige Stichworte zu den Gründen, warum eine Sandspiel-Selbsterfahrung gewünscht wird: Wunsch nach einer größeren Weltsicht; Vorstellung von Heilung; Erfahrung von Ganzheit; spirituelles Wachstum. Aber auch: Freude, schöpferisch zu sein; religiöse Erfahrung; Heilung der Spaltung zwischen Körper und Geist. Auch eine amüsante und sehr richtige Erwartung an die Sandspieltherapeuten habe ich oft gehört: Im Sandspielraum zeigen diese ihr wahres, fröhliches, spielerisches Wesen! Das macht klar, dass sich viele Hilfe suchende Menschen vor der – vermeintlich – kühlen, distanzierten Persona der Psychotherapeuten fürchten. Hingegen vor einem Menschen, der zum Spielen einlädt, fürchtet man sich nicht.

Unbestritten steckt in allen diesen Erwartungen ein kleineres oder größeres Körnchen Wahrheit. Im großen Ganzen sind es aber doch sehr idealisierende, überhöhte Vorstellungen, die auf diese Methode übertragen werden. Das menschliche Wesen zeigt sich jedoch sehr schnell, auch beim Sandspiel. Wo viel Licht ist, ist auch viel Schatten. Das Gegenteil von Idealisierung ist die Abwertung: Dann wird die Methode verworfen als »nichts als kindische Spielerei«. Auch C. G. Jung musste die Abwertung in sich selbst überwinden, empfand er doch selbst das »nur« Spielen im Sand als demütigend (siehe S. 17ff.).

Der Erfolg einer Sandspieltherapie hat aber aus meiner Sicht mit der Hingabe ans spielende Gestalten und mit der Person des Sandspieltherapeuten zu tun, beziehungsweise mit der Resonanz zwischen diesem und dem Analysanden.

Das Thema der Resonanz jedoch beschäftigt mich schon lange.[66] Hier möchte ich nun meine Gedanken dazu sammeln und mit einem therapeutischen Prozess abrunden, bei dem die Resonanz eine große Rolle spielte.

Als ich noch als Architektin arbeitete, fragte ich mich oft: Was geschieht zwischen mir und meinen Bauherren, wenn wir zusammen ihr neues Haus planen? Arbeiten wir in einer guten Resonanz zusammen oder in Dissonanz?

Oder ich fragte mich, was in uns Menschen vorgehe, wenn wir eine fremde Stadt besuchen. Fühlen wir uns wohl, da unsere Sinne und Gefühle in positiver Resonanz schwingen mit einer schönen, liebevoll gestalteten Architektur? Oder fühlen wir uns physisch und psychisch schlecht, weil die Gebäude kalte Lieblosigkeit und reines Routine- und Profitdenken ausstrahlen?

Dies sind eher allgemeine Fragen, es gibt aber noch einen »architektonischen« Aspekt, der direkt mit unserer Arbeit als Psychotherapeuten zusammenhängt, nämlich: Wie beeinflussen unsere Praxisräume die therapeutischen Prozesse unserer Patienten oder Analysanden? Strahlen die Räume eine gute Atmosphäre aus, die hilfreich ist für unsere Arbeit? Oder eine negative? Wie reagieren unserer Analysanden auf diese ganz feinen Schwingungen in unserem Raum? Oder, wie beeinflussen sich gegenseitig die Ausstrahlung unseres Praxisraumes und diejenige unserer Patienten?

Bis heute habe ich wenige Kollegen über dieses Thema sprechen hören. Und doch ist es ein ganz wesentlicher Faktor im therapeutischen Setting. Vielleicht fällt uns an dieser Wechselwirkung gar nichts auf, solange wir in unserem eigenen Raum arbeiten und damit im Frieden sind. Mir wurde das Thema auch erst bewusst, als ich die Möglichkeit hatte, in den Praxisräumen anderer Kollegen, vor allem im Ausland, zu arbeiten. In einigen

Räumen fühlte ich mich sehr wohl, in anderen gar nicht. Warum nicht? Weil zum Beispiel für das Sandspiel wichtige religiöse Figuren fehlten, oder nur ästhetisch vollendete Figuren vorhanden waren, gar nichts Hässliches, Böses, Schmutziges und Unfertiges, was aber auch zum Leben, also auch zum Sandspiel gehört. Auch machte mir zu schaffen, wenn kein Rohmaterial, also noch ungeformtes Material da war. Die Fantasie entwickelt sich aber gerade aus dem noch Unfertigen, Ungeformten, das zur Gestaltung verlockt. Eine zu perfekte und zu ästhetische Atmosphäre verhindert die spontane Kreativität.

Dieses Nicht-in-guter-Resonanz-Sein mit dem Arbeitsraum zeigte sich dann natürlich auch in meiner Arbeit. Ich fühlte mich nicht im Gleichgewicht, fühlte mich nicht fähig, meinen Analysanden das zu geben, was sie brauchten.

Wir sagen: »Ich fühle mich wohl oder nicht wohl in meiner Haut«, und jedermann versteht, was damit gemeint ist. Der Raum jedoch, in dem wir arbeiten, ist sozusagen unsere dritte Haut (die zweite Haut sind die Kleider), daher ist es wichtig, dass wir uns auch in unserer dritten Haut wohl fühlen.

Auf diese Weise, nämlich beim Arbeiten in den Räumen anderer Kollegen, habe ich erlebt, wie sich auch unsere Klienten fühlen müssen, wenn sie mit unserem Praxisraum entweder in positiver oder negativer Resonanz schwingen. Die Wechselwirkung zwischen den Klienten und dem Arbeitsraum ihres Therapeuten/ihrer Therapeutin hat bestimmt eine wichtige Auswirkung auf die therapeutische Arbeit.

Wieder ein anderes Gebiet, in dem das Phänomen der Resonanz sehr lebendig erfahrbar ist, ist der Garten. Wir erleben auf faszinierende Weise die heilende Kraft des Gartens oder des Gärtnerns, weil wir im Garten in Resonanz sind mit der großen Kraft und Weisheit der Natur. Wir sind eingebettet in die Rhythmen von Morgen und Abend, in die großen Zyklen der Jahreszeiten, des Werdens und Wachsens und des Vergehens. Im Garten sind wir – meistens – in Harmonie mit der umgebenden Natur. C. G. Jung hat das sehr schön ausgedrückt in seinem Buch: *Erinnerungen, Träume und Gedanken.* Hier sagt er über sein oft ganz einsames Leben im Turm in Bollingen: »In Bollingen lebt man in der Stille, sozusagen ›in modest harmony with nature‹.«[67]

Wir kennen alle die bedeutsame Wechselwirkung zwischen Menschen und Pflanzen, Bäumen, Blumen. Sogar in unsere Praxisräume schleicht sich diese Wechselwirkung ein. Ganz besonders wirkungsvoll sind frische

Blumen. Mit Blumen im Raum beginnt der Raum sogleich zu schwingen, zu leben.

Einmal machte eine meiner Analysandinnen eine interessante Bemerkung. Sie fragte mich, ob ich krank sei. Ganz erstaunt fragte ich sie, warum sie das denke. »Sie haben keine Blumen im Raum«, antwortete sie.

Aufgrund dieser hier erwähnten Gedanken und Erfahrungen und vieler anderer mehr begann ich meine Fragen zu formulieren nach der Resonanz zwischen Tönen, Räumen, Farben und anderen Dingen in unserer Umgebung und uns Menschen. Diese Fragen wurden dann zu den »stepping stones« für die mir wichtigsten Fragen:

Was geschieht zwischen meinen Analysanden und mir während einer verbalen oder einer sogenannten non-verbalen Sandspieltherapie, während der man bekanntlich weniger spricht, aber umso mehr spürt? Welche Kräfte sind während einer Therapiestunde am Werk?

Und wo beginnt oder endet das sogenannte interaktive oder therapeutische Feld?

Und noch spezifischer begann ich über Folgendes nachzudenken: Was geschieht noch mehr, über den bekannten, sicher wirkungsvollen und intelligenten Gebrauch der Jung'schen psychotherapeutischen Methode hinaus, in einer Therapie? Gibt es noch etwas, das wir in unserer Ausbildung vielleicht nicht lernen? Was ist es denn noch mehr als gegenseitige Projektionen, Phänomene der Übertragung und Gegenübertragung, das wirksam wird?

Was macht denn meine Arbeit als Psychotherapeutin wirkungsvoll und einzigartig?

Wenn ich diese letzte Frage so formuliere, tönt sie sicher sehr narzisstisch. Sie ist aber nicht so gemeint. Meine Fragen und Besorgnisse wachsen aus der Erfahrung von vielen Jahren psychotherapeutischer Arbeit heraus, besonders aus der Beobachtung, dass unser Beruf mehr und mehr unter den Druck von Faktoren wie »Effizienz, Wirtschaftlichkeit und Zeitdruck« gerät. Viele meiner Kollegen und auch ich sind sehr besorgt darüber, dass das Konzept der Psychotherapie mehr und mehr als eine Technik gesehen wird, eine Technik mit dem Ziel, dass unsere Patienten wieder funktionieren sollen, funktionieren wie eine gute Maschine.

Natürlich negieren wir nicht, dass eine Person funktionieren muss, um in dieser Welt zu bestehen. Und wir vernachlässigen auch nicht die klinische, psychiatrische Komponente der Psychotherapie. Aber wir sehen doch den Sinn der Psychotherapie in einer viel tieferen Weise, nämlich darin, einem Menschen zu helfen, seine/ihre Persönlichkeit zu entwickeln, auch wenn diese Persönlichkeit linkisch und langsam »funktioniert«. Auch bemühen wir uns, seelische Krankheit nicht nur oberflächlich, sondern tiefgehend zu heilen, was erfahrungsgemäß viel Zeit und Geduld braucht, also weder effizient noch wirtschaftlich ist.

Der Jung'sche Begriff der Individuation meint nicht einfach »gut funktionieren in der Welt«, sondern er meint die Entfaltung der Einzigartigkeit einer Persönlichkeit, beziehungsweise die reife Entwicklung ihrer Talente und Potenziale, um diese dann letztlich einzusetzen für die Gemeinschaft der Mitmenschen. Psychotherapie, sei es eine Jung'sche Analyse oder eine Sandspieltherapie, ist weit mehr als eine Technik.

Was ich meine mit »weit mehr als eine Technik« möchte ich mit einem Bild aus der Musik beschreiben. Die Musik ist ja wohl das bekannteste Feld der »Resonanz«.

Ein großer Musiker ist nicht derjenige mit einer perfekten Technik, sondern jemand, der die Herzen der Menschen bewegen kann, jemand der eine lebendige Resonanz herstellen kann zwischen seiner Art, Musik zu machen und seinen Zuhörern. Wir alle kennen den Mythos von Orpheus, dem größten Sänger und Musiker aller Zeiten.[68] Er konnte sogar Steine bewegen mit seiner Musik. Nicht mit seiner Technik, mit seiner Musik übertrug er die Schwingungen seines Herzens auf die »Herzen« der Steine. Einen Stein zu bewegen – und die menschliche Seele zu bewegen – ist aber eine Kunst und ein Mysterium!

Was ist nun wichtig? Das Handwerk der Psychotherapie zu lernen oder die eigene Persönlichkeit zu entwickeln und zu verfeinern? Oder beides?

Sicherlich beides! Es braucht eine ausgezeichnete Ausbildung in Psychotherapie und eine Verfeinerung oder Vervollkommnung der Persönlichkeit. Für diese »Verfeinerung der Persönlichkeit« kennen wir im Deutschen einen besonders schönen und passenden Ausdruck: wir sprechen von »Bildung des Herzens«.

Das »Herz« ist ein tiefgründiges, geheimnisvolles Symbol. Es ist eng verbunden mit »Liebe«, »Eros« und »Lebenskraft«. Es kann auch symbolisch für das therapeutische Feld stehen, so wie das »Herz« im *letzten* Sandbild (Abb. 56) der langen Serie von Bildern einer jungen Frau. Ich nenne sie Pia.

Sie gestaltete es im sechsten Jahr ihrer Analyse/Sandspieltherapie.

Pia leidet an einer vererbten, progressiven Muskeldystrophie. Während etwa vier Jahren sprach sie ganz selten über ihre schwere Krankheit, es war

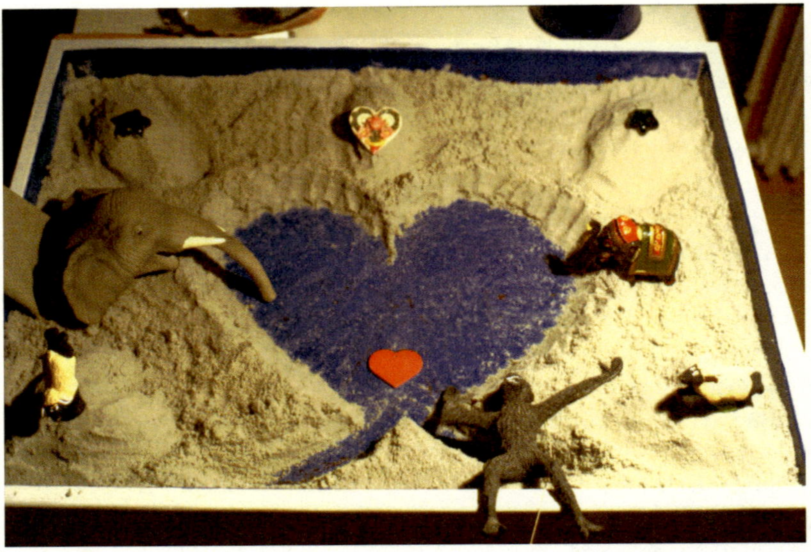

Abb. 56

zu schmerzhaft für sie. Im Gegenteil, sie sprach über viele andere, sicher auch wichtige Probleme, die im Lichte ihrer schweren Krankheit aber eher sekundär waren. Ihre Zeichnungen und ihre Sandbilder jedoch sprachen immer eine deutliche Sprache, nämlich die Sprache des Körpers, eines leidenden Körpers.

Ich war mir von Anfang an bewusst, dass wegen der progressiven Natur ihrer Krankheit keine wirkliche körperliche Heilung möglich sein würde. Aber tief in mir hielt ich die Hoffnung aufrecht, dass ihre Seele geheilt werden könnte durch eine Versöhnung mit ihrem leidenden Körper.

Und tatsächlich fand diese Versöhnung ganz, ganz langsam statt. Während des letzten Jahres ihrer Therapie gestaltete sie jedes Mal ein Sandbild. Sie sagte, dass sie durch das Gestalten von Bildern im Sand den Schmerz über ihren kranken Körper ausbalancieren könne.

Eines Morgens – es war ein milder, sonniger Frühlingstag – gestaltete sie dann dieses Bild. Wie gesagt, es war das letzte in einer Reihe von mehr als 75 Bildern.

Sie kommentierte das Bild: »Die beiden Elefanten sind Sie und ich. Der kleine Elefant ist endlich in Resonanz mit dem großen.« Und während sie das sagte, hielt sie den Affen in der Hand. Dieser Affe hatte in vielen vorangehenden Bildern ihren kranken und minderwertigen Körper dargestellt. Nun massierte sie seine Hände und Füße, als wenn sie diese aufwärmen wollte. Dann legte sie ihn nieder in das Feld der Resonanz, in das herzförmige blaue Feld im Zentrum des Sandkastens.

Was wollte sie sagen mit: »Der kleine Elefant ist endlich in Resonanz mit dem großen!« oder mit anderen Worten: »Endlich bin ich in Resonanz mit Dir/Ihnen!«?

Welche Art von Resonanz fühlte sie? Und was war der Ursprung und was die Konsequenz dieser Resonanz?

Warten wir einen Moment mit der Antwort, denn diese wird uns vielleicht klar, wenn wir die Bedeutung von »Resonanz« besser verstehen.

Das Phänomen der Resonanz kennen wir natürlich hauptsächlich aus der Musik. Das Prinzip ist einfach, aber sehr bedeutungsvoll. Wenn Sie eine Taste des Klaviers anschlagen, beginnt bald die Oktave, die Quint, die Terz, das ganze Klavier zu schwingen.

Oder Sie halten eine Violine mit vier Saiten in der Hand, und neben Ihnen liegt eine Violine mit vier Saiten auf dem Tisch – dann beginnen die Saiten der Violine auf dem Tisch sogleich zu vibrieren, sobald Sie auf Ihrer Violine spielen.

Wenn Sie nun ein armseliger Geiger sind und nur eine Saite haben auf Ihrem Instrument, dann wird sich auch nur eine Saite der Geige auf dem Tisch bewegen.

Wenn Sie aber ein wundervolles Instrument mit zehn Saiten haben, wird nicht nur die eine Violine auf dem Tisch zu schwingen beginnen, sondern alle anderen Instrumente im Raum werden mitschwingen.

Ich weiß wohl, dass dieses Beispiel der armseligen und der wundervollen Geige nicht ganz stimmig ist, aber es ist eine passende Metapher dafür, wie die Resonanz zwischen zwei Menschen wirkt. Wenn ein Therapeut/eine Therapeutin ein »armseliges Instrument« hat, dann wird er oder sie das »Instrument« der Klienten nicht zum Klingen bringen können. Andererseits wird auch ein Therapeut mit einem sehr differenzierten, vielsaitigen Instrument, respektive mit einer reichen, differenzierten Persönlichkeit, Schwierigkeiten haben bei seinem Klienten Saiten zum Schwingen zu bringen, wenn diese nicht vorhanden sind oder noch schlafen. Die Saiten beim Patienten müssen dann zuerst gebildet werden.

Es ist sicher nicht so, dass Therapeut und Klient sich immer in ausgewogener Resonanz oder gar Harmonie befinden. Eher das Gegenteil trifft zu. Therapeut und Klient strahlen am Anfang einer Therapie meistens ge-

gensätzliche Schwingungen aus. Die wichtigsten jedoch, wie Eros, Bezogenheit und Vertrauen sind unabdingbare Elemente für die Entwicklung von Körper und Psyche und müssen von Anfang an vom Therapeuten ausgehen.

Genau das zeigte meine Analysandin nach sechs Jahren Therapie mit diesem Bild, denn vom Beginn ihres Prozesses an setzte sie den großen Elefanten als Symbol für Lebensenergie, Authentizität und liebevolle Bezogenheit ein. Die Tatsache jedoch, dass sie die Eigenschaften des großen Elefanten mit mir in Verbindung brachte, sagte sie mir so ausdrücklich erst als sie dieses, ihr letztes Bild gestaltete.

Jetzt will ich aber noch einmal zurückkehren zum Prinzip der »Resonanz«. Aus dem Beispiel des Klaviers haben wir verstanden, dass das Prinzip der Resonanz eine Ganzheit schafft, eine Harmonie von Tönen und Obertönen. Resonanz heißt »antworten durch mittönen« oder »miteinander auf gleicher oder ähnlicher Wellenlänge schwingen«. Dies ist nun eben nicht nur der Fall in der Musik oder im Gebiet der Akustik.

Ich möchte einige Gedanken zitieren aus Friedrich Cramers Arbeiten. Professor Cramer, 1923 geboren, ist Doktor der Naturwissenschaften und war von 1962–1991 Direktor des Max Planck Institutes für experimentelle Medizin in Göttingen.

In seinem Buch *Symphonie des Lebendigen, Versuch einer allgemeinen Resonanztheorie* schreibt er, dass die Resonanz in allen schwingenden Systemen eine Ganzheit möglich macht, wie z. B. in Atomen, Molekülen, im menschlichen Hirn, in der Evolution und in vielen anderen Gebieten. Cramer definiert »Resonanz« als das Element, das die Welt im Innersten zusammenhält und das die Wechselwirkungen zwischen Körper und Geist, zwischen zwei Menschen, zwischen einem Individuum und der Gesellschaft bewirkt. Resonanz besteht immer darin, dass Schwingungen miteinander in Wechselwirkung treten und sich überlagern. Dabei können sie sich gegenseitig anregen oder auslöschen, sich verstärken oder abschwächen.

Eine Schwingung oder eine Welle braucht ein Medium, um sich fortzupflanzen: für Wasserwellen ist es das Wasser, für den Schall die Luft, für das Licht das elektromagnetische Feld, für Erdbeben die Erdkruste, für die Geige die Saite, für die Sandspieltherapie ist es primär der Sand, der Körperempfindungen und Emotionen aufnimmt. Darüber hinaus sind es all die vielfältigen körperlichen, seelischen und geistigen Schwingungen, die zwischen zwei Menschen, in unserem Fall eben Therapeut und Klient, hin und her schwingen, die das, wie wir es nennen können, *therapeutische Resonanzfeld* entstehen lassen.

Resonanz überträgt Energie, sie bewirkt Bewegung und Veränderung. Deshalb, weil die Resonanz eine Form der Energieübertragung ist, müssen wir sehr sorgsam und empfindsam darauf achten, welche Energien auf uns übertragen werden, oder auch, welche Energien wir auf andere übertragen. Wir können lebensfördernde, konstruktive Energien übertragen oder aber lebenshindernde, destruktive. Um unserer und anderer Menschen Gesundheit willen müssen wir sorgfältig darauf achten, dass wir weder negative, destruktive Energien aufnehmen, noch ausstrahlen.

Jetzt gehe ich zurück zu meiner Analysandin Pia, die an einer vererbten, progressiven Muskeldystrophie leidet.

Sie kam über sechs Jahre alle zwei Wochen für eine Doppelstunde zu mir. Als ich sie zum ersten Mal sah, war sie 39 Jahre alt, berufstätig und verheiratet. Wegen der Gefahr, die Krankheit weiterzuvererben, hatte sie sich entschlossen, keine Kinder zu haben, litt aber sehr unter der Kinderlosigkeit, da sie Kinder liebte und beruflich mit Kindern arbeitete.

Pia wollte eine Sandspieltherapie machen, weil sie große Mühe hatte, über ihre persönliche und familiäre Situation, vor allem über ihre von Mutter und Großvater vererbte Krankheit zu sprechen. Sie erlebte die schweren Auswirkungen der Muskeldystrophie, wie zunehmende körperliche Schwäche bis zur völligen Hilflosigkeit, zuerst bei ihrem Großvater und später bei ihrer Mutter. Bei ihr selbst wurde die Diagnose erst im Erwachsenenalter gestellt, dann aber löste sie bei ihr einen überwältigenden Schock aus.

Damals malte sie unter anderen das in Abbildung 57 gezeigte Bild und brachte es in die erste Stunde mit.

Sicher ist der Betrachter ebenso tief betroffen von dieser wie in Schockstarre dastehenden menschlichen Gestalt, wie es Pia von der vernichtenden Härte der Diagnose war. Die blaue Farbe verstärkt den Eindruck, dass der Körper vor Schreck gefroren ist. Viele kleine Messer stechen in den Körper und der Schweiß tropft herunter. Es war kalter Schweiß, der bei Pia ausbrach sobald das Leiden und die Unvollkommenheit ihres Körpers – wenn auch nur minimal – angesprochen wurde. Darüber hinaus wertete sie in Zusammenhang mit ihrem kranken und unvollkommenen Körper immer auch ihre ganze Persönlichkeit ab. Dieses »kalte Schwitzen«, das äußerliche Symptom für ihr Gefühl des Unwerts und der Unvollkommenheit, war für sie ein enormes Problem.

Zu Beginn der Therapie war ihr der Ursprung ihrer Angst und ihres kalten Schwitzens nicht bewusst. Zu diesem Zeitpunkt war ihr wahres

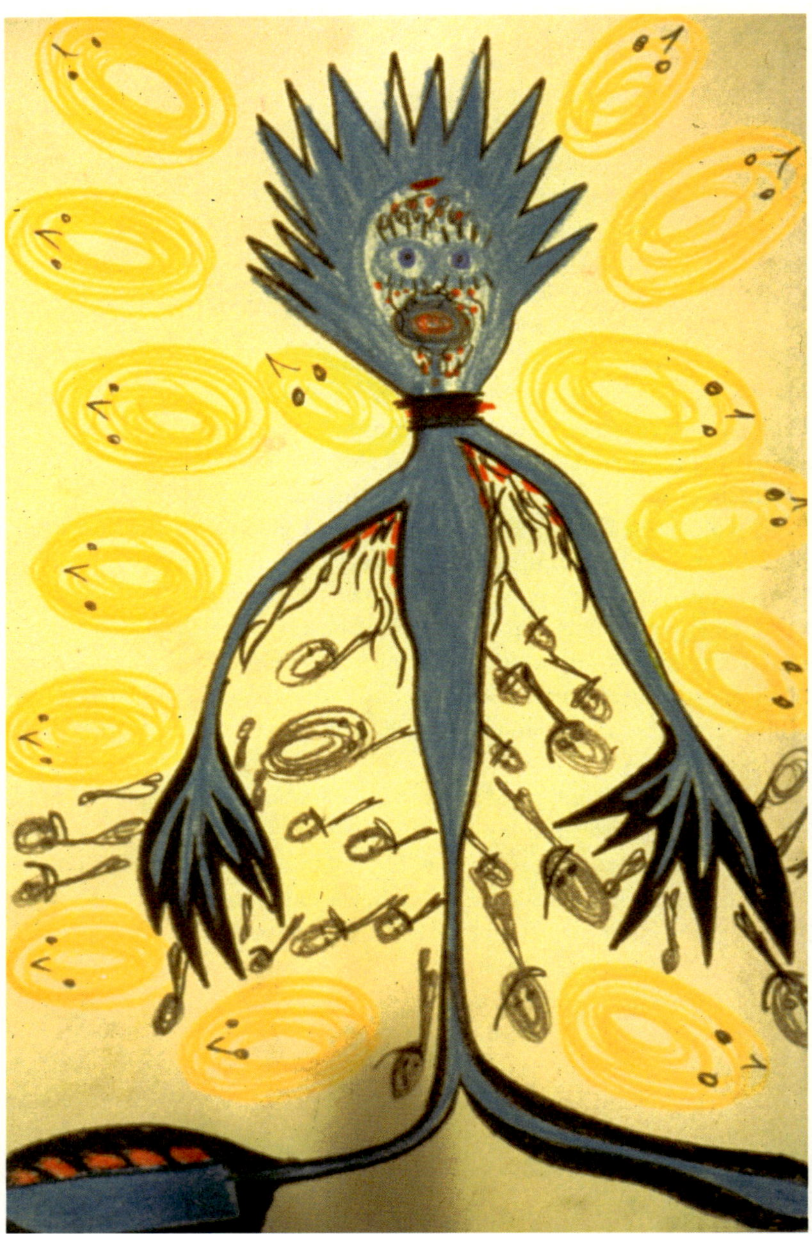

Abb. 57

Trauma noch verborgen. Doch jedes Mal, wenn ihr Gefühl der Wertlosigkeit, wertlos als Frau, krank als Körper, auch nur minimal in ihr aufkam, begann sie zu frieren und gleichzeitig zu schwitzen. So drückt das Bild zunächst einmal einen verängstigten Körper aus, der vor Entsetzen und Schmerz erstarrt ist und kalt schwitzt.

Doch wenn man genau hinsieht, kann man auf dem Bild zwei weitere Elemente erkennen: Viele runde gelbe Elemente mit freundlichen Gesichtern sind sichtbar, und der Fuß in der linken unteren Ecke ist wie ein pflanzliches Blatt geformt.

Dieser eine Fuß sah für mich aus, als wäre er in der Natur verwurzelt. Die Blattform des Fußes erschien mir wie eine vielversprechende Möglichkeit, aus einem natürlichen Element hilfreiche und nährende Energie zu gewinnen. Ich legte diese positive »Möglichkeit« in meinem Gedächtnis und meinen Notizen nieder.

Die gelben Gesichter erschienen mir im Gegensatz zu der entsetzten blauen Figur in der Mitte des Bildes eher freundlich und beschützend. Ich sah sie als leichte, positive Zellen, die die blaue Gestalt, die zu explodieren oder zu dissoziieren schien, zusammenhalten könnten. Intuitiv hatte ich die Vorstellung, dass diese leuchtenden Elemente etwas mit Pias Immunsystem zu tun haben könnten. Sie waren da, präsent, aber »sie blickten weg« und waren offensichtlich nicht stark genug, dem entsetzten Körper zu helfen.

Pia jedoch sah die freundlichen, gelben Gesichter nicht. Obwohl ich ganz sachte versuchte, sie auf diese aufmerksam zu machen, konnte sie sie nicht sehen, weil sie sich ganz auf die pathologische Seite ihres Lebens konzentrierte. Sie zeichnete also unbewusst hilfreiche Elemente, konnte sie aber nicht erkennen, daher auch nicht akzeptieren und als positive Ressourcen nutzen.

Aus meiner Erfahrung weiß ich, dass die Psyche sich sehr langsam bewegt, sie braucht ihre Zeit, sie kann nicht gedrängt werden. Besonders schwer traumatisierte Menschen sind äußerst empfindlich und verletzlich. Daher wäre es in diesem Moment nicht hilfreich gewesen, Pia deutlich auf die hilfreichen Aspekte in ihrer eigenen Zeichnung hinzuweisen. Sie konnte die Botschaft nicht aufnehmen. So vertraute ich auf die heilende Wirkung des Spiels und schlug ihr vor, ein Sandbild zu machen.

Aber sie zeigte mir zuerst ein anderes Bild (Abb. 58).

Hier sehen wir ein schreckliches Gesicht mit Händen, die sich ausstrecken und ein kleines, offensichtlich eingeschüchtertes, menschliches Wesen

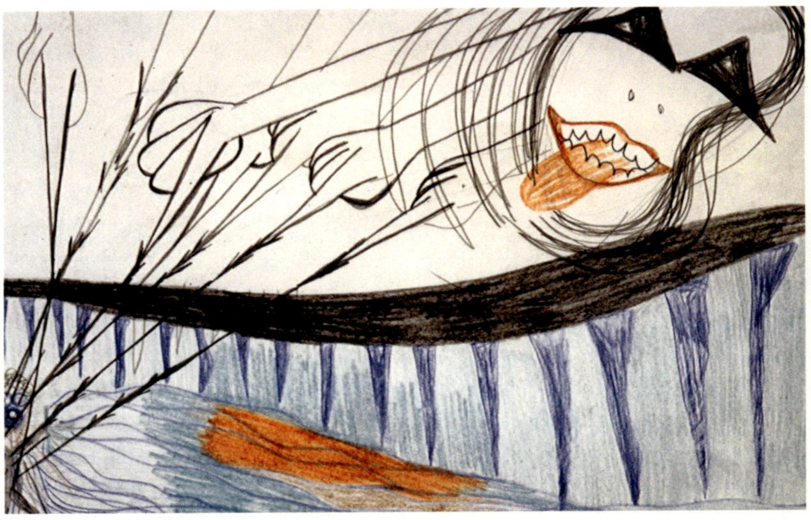

Abb. 58

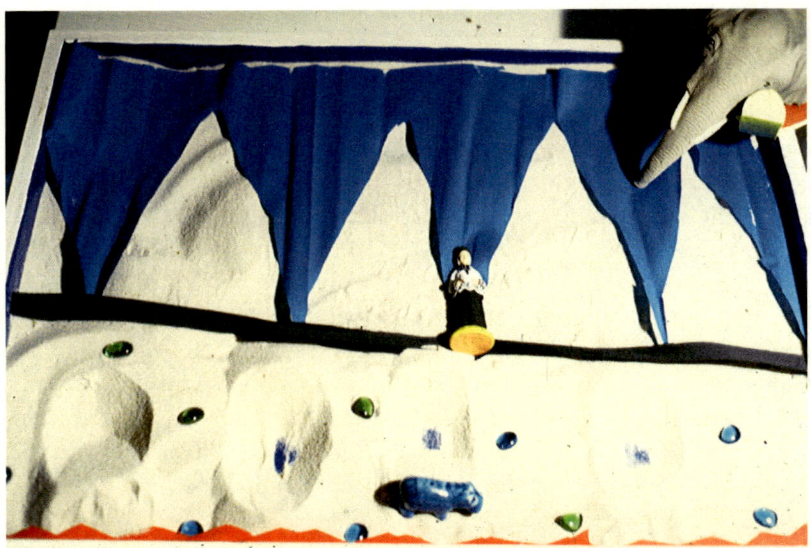

Abb. 59

zu erstechen versuchen. Pia sah in diesem großen, dominierenden Gesicht alle feindlichen, verschlingenden Seiten der äußeren Welt, einschließlich ihres Großvaters und ihrer Mutter, von denen sie ihre Krankheit geerbt hatte. Auch von ihrem gesunden Vater und anderen gesunden Menschen fühlte sie sich wegen ihres kranken Körpers verunglimpft und gedemütigt, ganz besonders weil sie nicht Mutter sein konnte, obwohl sie verheiratet war und Kinder sehr liebte. Sie identifizierte sich mit dem schüchternen kleinen Menschlein in der linken unteren Ecke und erlebte sich als gefoltert, verwundet und entwertet von »dem überwältigend aggressiven Anderen«. Sie sagte, dass die Diskrepanz zwischen der schrecklich bedrohlichen Außenwelt und der Verletzlichkeit ihrer selbst eine »eiskalte« Depression in ihr auslöste, die sie in dieser Zeichnung durch die schwarze Linie mit blauen Eiszapfen darstellte.

Zu Beginn unserer Zusammenarbeit sah sie all die negativen, zerstörerischen Elemente außerhalb von sich selbst. Einige Jahre später konnte sie dieses bedrohliche Gesicht auf der Zeichnung auch als ihr eigenes Gesicht sehen. Je mehr sie ihre positiven inneren Ressourcen erkennen konnte, desto mehr konnte sie ihre eigenen selbstzerstörerischen Seiten sehen und akzeptieren. Man kann auch sagen, dass ihre selbstzerstörerischen Kräfte ihre Wirkung in dem Maße verloren, wie die selbstheilenden Kräfte sich entwickelten und wuchsen.

Nach drei Monaten Therapie gestaltete Pia das in Abbildung 59 gezeigte Bild. Es ist das neunte Bild im Sandkasten, nicht das Initialbild.

Interessanterweise sehen wir wieder das Motiv der Eiszapfen und der schwarzen Linie, »der eiskalten Depression«. Beide sind aus Papier gemacht, was das Sandbild wie eine Zeichnung aussehen lässt. Auch sehen wir in der Mitte des Bildes eine Priesterfigur. Für Pia war es kein Priester, sondern wiederum »das überwältigend aggressive Andere«. Unter der schwarzen Linie sehen wir ein kleines türkisfarbenes Nilpferd, eine Figur, die Pia liebte und später oft für sich selbst benutzte. In dieser Stunde sagte sie, das Nilpferdchen liege so gut in ihrer Hand, es gebe ihr ein warmes, gutes Gefühl. Pias Muskeldystrophie war damals erst in der Hand erkennbar, der Daumenballen war deutlich zurückgebildet. Die Erwähnung der positiven Wirkung des kleinen runden Nilpferd-körperchens auf ihre Hand war nun deshalb bedeutungsvoll, weil sich Pia mit diesem Flusspferdchen zum ersten Mal etwas Gutes für ihren kranken Körper tat. Ich sah es als ein erstes, ganz kleines Zeichen für eine Versöhnung mit ihrem kranken Körper.

Dennoch sehen wir, dass das kleine Flusspferd als Teil des Sandbilds immer noch unter der »eiskalten Depression« steht. Aber von der rechten, oberen Ecke kommt der große Elefant und berührt mit seinem Rüssel das Eis. Als Pia das Bild machte, erwähnte sie nur, dass der Elefant das Eis befruchte und erwärme.

Denken wir nun daran, dass Pia im Elefanten von Anfang an ein Symbol für Lebensenergie, Authentizität und positive Beziehung sah, und erinnern wir uns, dass Pia bei der Erklärung des »Resonanzbildes« (Abb. 56), das nach sechs Jahren als letztes Bild entstanden ist, den großen Elefanten mit mir verbunden hat, so können wir rückblickend sagen, dass ich oder mit mir der gesamte therapeutische Raum offensichtlich eine lebensspendende, wärmende Energie ausgestrahlt hat, die das Eis zu schmelzen begann. Damals war mir dies noch nicht völlig bewusst, ich ahnte erst, dass der Elefant eine positive Übertragung von Pia auf mich ausdrücken könnte, d. h. dass Pia die positive Lebenskraft noch nicht in sich selber spüren konnte, sondern symbolisch auf den Elefanten und mich übertrug.

Es mag wichtig sein für den Leser, sich Folgendes zum Begriff *Übertragung* zu überlegen: Der Therapeut ist für den Hilfe suchenden Menschen eine unentbehrliche und zur »Heilung« absolut notwendige Figur. Der Therapeut muss sich dessen bewusst sein, er muss diese Übertragung als große Verantwortung annehmen, aber auch wieder loslassen, sobald der Klient die heilende Kraft in sich selbst entwickelt hat.

Der Elefant als Symbol ist ein sehr starkes Tier und zufällig mein Lieblingstier. Das war Pia sicher nicht wirklich bewusst, aber es hatte sich wohl in ihr Vorbewusstes eingeschlichen, denn unter meinen Sandspielfiguren hat es auffallend viele verschiedene Elefanten. Als kleine Nebenbemerkung möchte ich festhalten, dass die Sammlung von Figuren in unseren Sandspielräumen meistens eine sehr persönliche ist. Sie sagt mehr über uns Sandspieltherapeuten aus, als wir uns wohl bewusst sind!

Nach weiteren zwei Monaten formte Pia ein Bild (Abb. 60), das wieder eher wie eine Zeichnung oder Collage aussieht. Pia berührte den Sand nicht, Papier und Miniaturen legte sie auf den Sand. Die Eiszapfen sind noch da und das kleine Flusspferd ist noch in einem schwarzen Käfig. Aber oben im Bild bemerken wir nun eine Sonne, eine Quelle der Wärme, die das Eis schmelzt. Sie erwärmt und schmelzt auch die blauen Glastropfen, »den kalten Schweiß«, die dann unter der schwarzen Linie rot werden und schließlich am unteren Rand des Bildes eine rote Linie oder einen

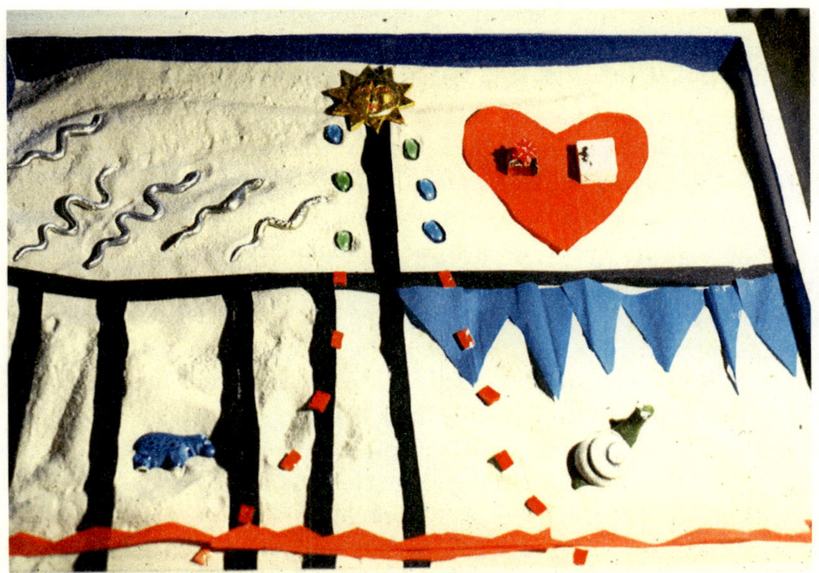

Abb. 60

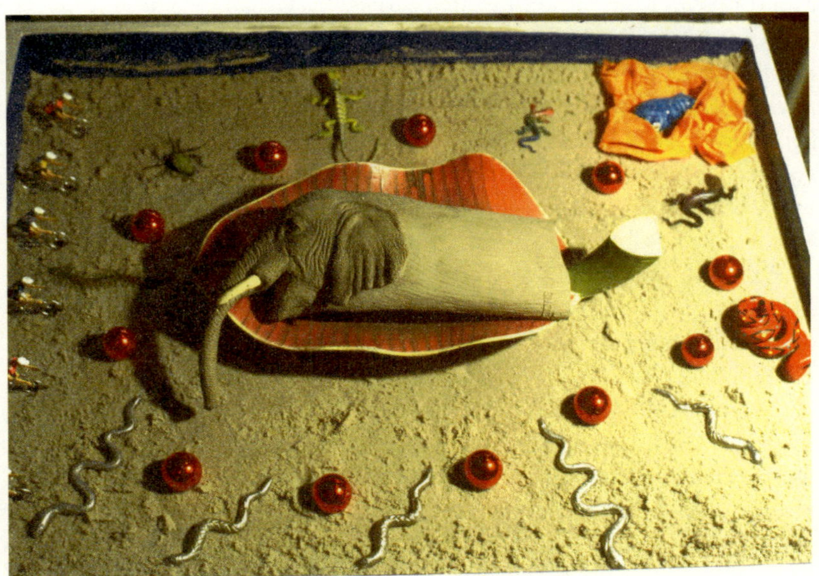

Abb. 61

roten See bilden. Rote Elemente standen fortan für Wärme und Leben, wie Pia immer wieder andeutete.

Lustig ist hier die große Schnecke in der rechten unteren Ecke. Pia sah sich selber als langsame Schnecke. Das konnte man wirklich so sehen, denn ihre Therapie dauerte ganze sechs Jahre, was sicher sehr lange war, aber sie brauchte die Zeit und nutzte sie auch.

In der linken oberen Ecke sehen wir fünf silberne Schlangen, die sich aus der Richtung, in der ich saß, gegen die Sonne bewegen. Wie Pia später schüchtern sagte, bewegten sich gute Energien von meiner Seite her in die wärmende Sonne. Figuren, die in Richtung Therapeut stehen, oder Energien, die von der Seite des Therapeuten ins Bild kommen, weisen immer auf die Übertragungssituation hin. Als ob sie sich bei mir für diese gute Energie bedanken wollte, legte sie dann das rote Herz in den Sand und zwei kleine Geschenkpäckchen darauf. Sie lächelte und murmelte: »Eines ist für Sie.« Das andere war offensichtlich für sie selbst.

Hier beobachten wir zum ersten Mal das Motiv des Herzens als positives, warmes Feld, das zwei Objekte enthält, eines für Pia und eines für mich. Ich war sehr bewegt von diesem Bild und fragte mich, wie ich dieses Geschenk verdient hätte. Was hatte ich getan, gesagt, gefühlt oder unbewusst ausgedrückt? Wenn ich nach vielen Jahren zurückblicke, denke ich, dass es nichts Spezifisches, sondern der breite Strom von Wärme und Wertschätzung war, den ich für diese junge Frau empfand. Mein Mitgefühl richtete sich jedoch nicht so sehr auf ihre Krankheit, denn ich wusste sehr klar, dass es keine wirkliche körperliche Heilung für sie gab. Viel wichtiger war, dass ich ihre zarte, verletzte Seele und ihren ängstlichen, aber sehr kreativen Geist wahrnahm, und – wie ich bereits sagte – hoffte, dass ihre Seele und ihr Geist durch eine Versöhnung mit ihrem leidenden Körper geheilt werden könnten.

Pia formte weiterhin beinahe in jeder Stunde ein Sandbild. Nach sieben Monaten gestaltete sie das in Abbildung 61 dargestellte Sandbild: Hier sehen wir den großen Elefanten in der Mitte liegend in einem roten Blatt aus Holz. Der Elefant ist von glänzenden, roten (warmen!) Kugeln umgeben, und die silbernen Schlangen zeigen, dass Energie aus diesem Zentrum ausstrahlt. Schon im vorangehenden Bild (hier nicht gezeigt) lag der Elefant in diesem Blatt, was mich schon damals an diesen blattförmigen Fuß in Pias erster Zeichnung erinnert hatte. In diesem Bild nun interpretierte ich das Blatt so, dass die positive Lebensenergie, symbolisiert durch den Elefanten, von der Natur, symbolisiert durch das Blatt, getragen wurde. Da heißt, dass die Kraft des Elefanten von der grösseren, allumfassenden Heilkraft der Natur getragen wurde, der Natur in Pia, in mir und in der kraftvollen Natur, die mein Haus und meinen Therapieraum umgibt. In der Tat bin ich überzeugt, dass der Blick aus meinem Praxisraum auf den Garten, den Wald und die Hügel eine heilende Wirkung hat.

Nachdem Pia das Zentrum des Bildes gestaltet hatte, nahm sie das kleine Flusspferd, legte es in der oberen rechten Ecke in ein Nest aus orangefarbenem Seidenpapier.

Diese Anordnung sieht wieder aus wie eine Vorwegnahme des Bildes der »Resonanz« (Abb. 56). In Resonanz mit der Energie des Elefanten bekommt nun das kleine Flusspferd ein Nest aus orangefarbenem Papier. Orange ist die wärmste Farbe und wird oft als die Farbe des zurückkehrenden Lebens gesehen. Offenbar hatte sich das Flusspferdchen aus der schwarzen Depression befreit und wärmte sich nun in seinem neuen Nest.

Nach diesem Sandbild schuf Pia während zwei Jahren viele Bilder, und wir konnten intensive Gespräche über ihre persönlichen und ihre beruflichen Probleme führen. Die Sandbilder hatten jedoch oft noch eher den Charakter von Collagen. Pia berührte den Sand kaum, bedeckte ihn aber mit einer Fülle von kleinen Figuren, das heißt, sie überspielte den Sand-Körper, sie deckte ihn zu. Damit zeigte sie deutlich einen Widerstand, in die Tiefe des Sandes zu gehen, nämlich in die Tiefe ihres körperlichen Problems einzudringen. Sie war immer noch sehr ängstlich, verletzlich und hatte große Schwierigkeiten, Gefühle der Freude oder der Trauer zu zeigen.

Nach etwa drei Jahren spürte ich ein eigenartig drängendes Gefühl in mir, dass etwas geschehen müsse, dass ich eine Intervention wagen müsse. Bei der nächsten Sitzung sagte ich zu Pia, ich hätte ihr Zögern, in die Tiefe zu gehen, wahrgenommen, aber nun wäre es vielleicht an der Zeit dies zu tun. Ich gebe zu, dass ich den Atem anhielt als ich das sagte, weil mir bewusst war, dass diese Bemerkung Pia hätte erschrecken und den Prozess blockieren können. Doch Pia zeigte sich weder schockiert noch blockiert. (Erst viel später sagte sie, dass sie damals allen Mut zusammengenommen hätte.) Sie grub in die Tiefe bis auf den blauen Boden des Sandkastens und gestaltete das Bild aus Abbildung 62.

Es ist ein erschreckendes Bild. In der Mitte steht ein schreckliches Monstrum. »Das ist mein kranker Körper«, sagte Pia. Von diesem Monstrum gehen Strahlen aus, im ganzen Sandkasten sind Symbole für Tod und Schrecken verteilt. Die Glasperlen sind wieder blau oder sogar schwarz, »der kalte Schweiß« bricht von Neuem aus.

Das Bild löste in mir große Betroffenheit aus. Deutlicher hätte mir Pia

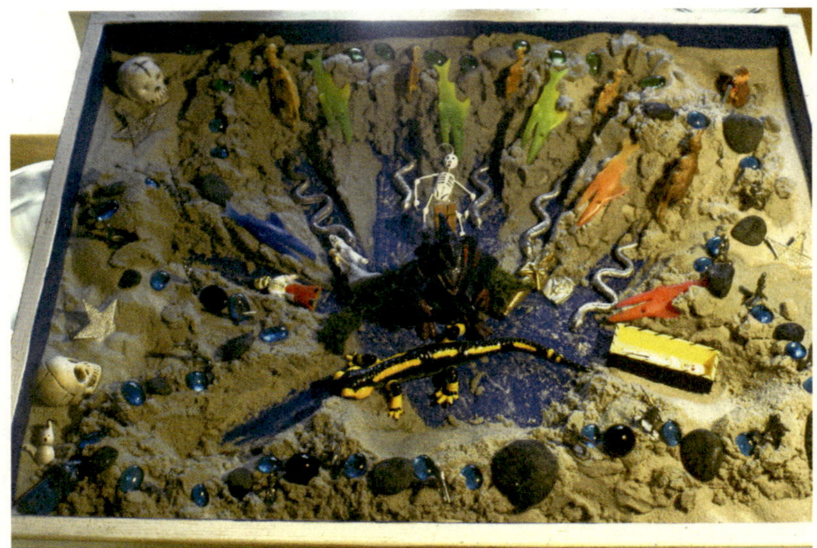

Abb. 62

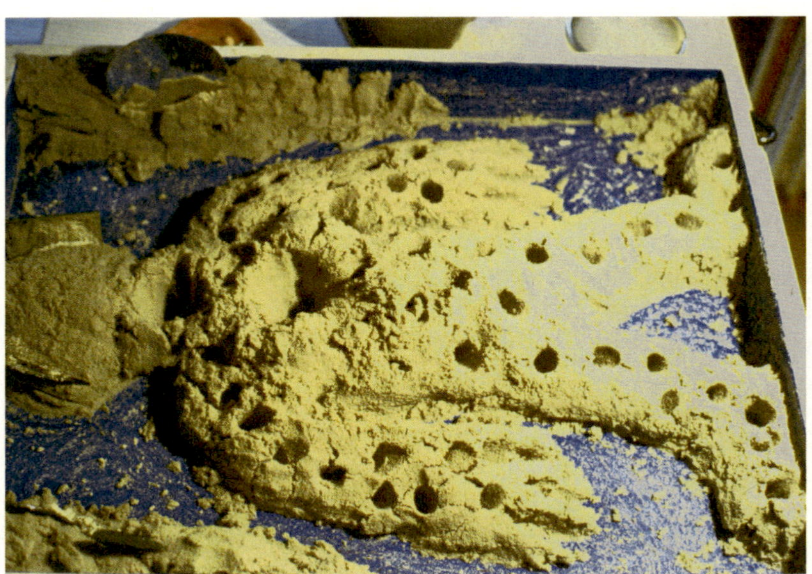

Abb. 63

ihren Schmerz und ihre Verzweiflung nicht zeigen können. Nur der große Feuersalamander vor dem Monstrum brachte zunächst mir etwas Hoffnung. Aber fühlte das auch Pia? Ich fragte sie, was dieses Element für sie bedeute. Sie sagte: »Der Feuersalamander kann durchs Feuer gehen, er hält das Schlimmste aus und überlebt.« Also auch Pia hatte Hoffnung.

Diese Therapiestunde war ein Wendepunkt. Pia begann, viele verschiedene Bilder ihres Körpers im Sand zu formen, eine ganze Reihe ähnlicher Bilder wie Abbildung 63.

Sie stellte ihren Körper dar und durchlöcherte ihn heftig, um, wie sie später sagte, mir zu zeigen, wie verletzt und perforiert sie sich fühlte und wie schmerzhaft sie ihren Körper erlebte. Sie erzählte mir, dass sie sich erlebte als wenn sie Löcher in ihren Muskeln hätte, und dass sie die wachsende Schwäche ihres Körpers sehr bedrohlich spürte.

Dieser Zeitraum der durchlöcherten Körperbilder war in besonderer Weise auch für mich sehr schmerzhaft. Pia übertrug ihre Emotionen wie Schmerz, Verzweiflung und Angst in sehr heftigen Bewegungen auf den Sand. Was sie im Inneren fühlte, drückte sie mit den Händen im Sand aus. Ich saß ganz in ihrer Nähe und beobachtete aufmerksam, was geschah. In diesen Momenten erzeugten ihre heftigen Emotionen und Körperaktionen eine sehr starke Körperresonanz zwischen ihr und mir. Ihr Schmerz übertrug sich auf mich, ich spürte ihren Schmerz in meinem eigenen Körper.

Die Körperresonanz, oft auch Körper-Übertragung genannt, war mir auch aus früheren Sandspieltherapien bekannt. Ich denke, dass die meisten Sandspieltherapeuten die Empfindungen und Emotionen kennen, die vom Klienten über die Berührungen des Sandes, seien es sanfte, streichelnde oder gewalttätige, verletzende, auf den Therapeuten übertragen werden. Wenn wir als Psychotherapeuten physisch und emotional wirklich präsent sind, können wir es nicht vermeiden, von den körperlichen Aktivitäten unserer Klienten im Sandkasten getroffen, manchmal erschüttert zu werden. Deshalb geht die therapeutische Arbeit mit diesem körperlichen Medium »Sand« mehr »unter die Haut« als die verbale Analyse. Deshalb muss ein Sandspieltherapeut nach der Sitzung nicht nur über das Geschehene nachdenken, sondern auch die über den Sand vom Klienten aufgenommenen emotionalen und körperlichen Gefühle und Empfindungen wieder loswerden. Jeder Therapeut hat wohl seine persönliche Art, dies zu tun. Vielleicht sind aber gerade die einfachen, praktischen Tätigkeiten nach der Stunde, wie das Fotografieren und Aufräumen des Sandbildes und das Glätten des Sandes und Öffnen des Fensters die besten Reinigungsrituale.

Nach einigen Wochen formte Pia das eigenartige Bild aus Abbildung 64. Wir sehen einen Hügel oder eine Art Mollusk, der uns zunächst verwirrt. Aus dem Zentrum erhebt sich kraftvoll der große Elefant, der, wie wir wissen, für Pia die grundlegende Lebensenergie, Wärme und Vertrauen darstellte. Um den Elefanten herum kriecht in Form von kleinen Schildkröten Leben aus dem Hügel. Vor dem Hügel sehen wir die aus Abbildung 60 bekannte Schnecke und viele Tellerchen. Was ging hier vor? Ich hatte sehr wenig Ahnung, was das Ganze zu bedeuten hätte. Doch beim Sandspiel muss man, wie bei der Arbeit mit Träumen, warten können. Oft erklärt sich ein Bild erst aus den nachfolgenden Bildern. Ein Motiv taucht aus dem Unbewussten auf, aber das Bewusstsein ist noch nicht fähig, dessen Sinn zu erfassen.

Das nächste Bild (Abb. 65) war noch verwirrender. Pia gestaltete eine Art Kuchen, auf den sie fünf Glaskugeln und viele kleine Frösche legte. Sie sagte gar nichts dazu.

Ich grübelte über die Bedeutung: Die Sandform war undefiniert, die Glaskugeln sah ich als noch ungeformte Energien, Fröschlein waren mir aus der Natur als lebendige, fruchtbare Elemente des Frühlings bekannt. Das Bild beschäftigte mich sehr.

Am nächsten Tag entdeckte ich in der Zeitung ein Bild von Stammzellen. Ihre Formen ähnelten dem »Kuchen« in Pias Bild. Konnte es sein, dass Pia unbewusst eine Zellstruktur formte? Im Nachhinein musste ich das so sehen, denn dieses Bild war der Beginn vieler Darstellungen von eigenartigen Strukturen aus Sand. Bald erkannte ich, was sie formte; später wurde sich auch Pia bewusst, was sie tat. Zuerst instinktiv, später bewusst, begann sie sich mit ihrem tiefsten Problem, der Muskeldystrophie zu beschäftigen.

Wie wir hier (Abb. 66) in einem von vielen Beispielen sehen, stellte sie sich die Zellstrukturen vor, diese sehr kleinen, aber kranken Teile ihres Körpers, und fing an, ihnen lebensfördernde Dinge zu geben.

Während der vielen Jahre als Sandspieltherapeutin habe ich viele organische Formen im Sand gesehen, aber noch nie zuvor war jemand so tief und konsequent in den somatischen Teil seiner Krankheit eingedrungen. Hier begann nun Pia, sich nährend und wärmend um ihren Körper zu kümmern. In vielen Sandbildern (die ich hier nicht zeigen kann) stellte sie sich ihre Zellen im Sand vor und erwärmte sie mit Sonnensymbolen und einer kleinen Öllampe. Immer wieder nährte sie sie mit roten Glassteinen, Obst und Gemüse. So hatten wohl die Tellerchen in Abbildung 64 das Element der Ernährung vorweggenommen.

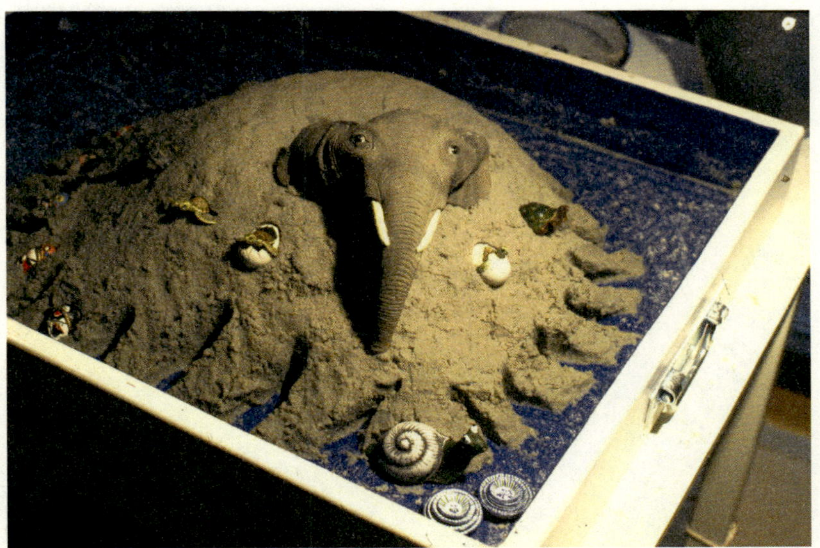

Abb. 64

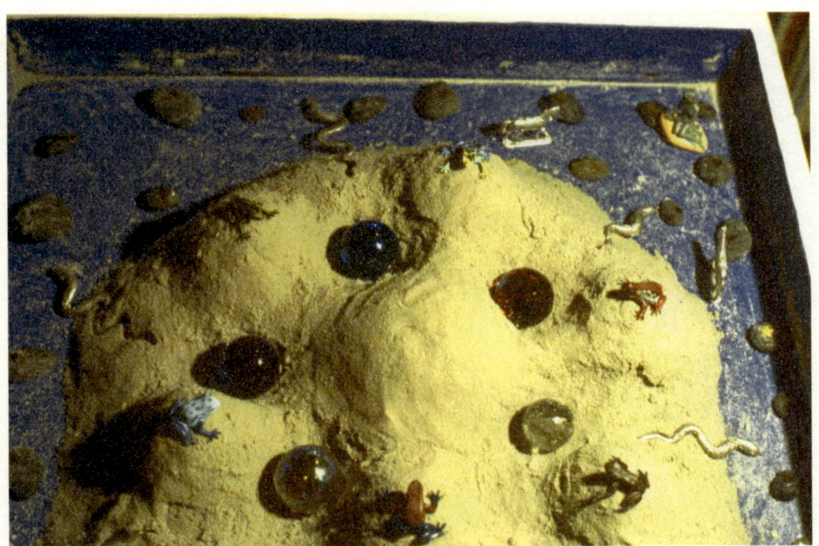

Abb. 65

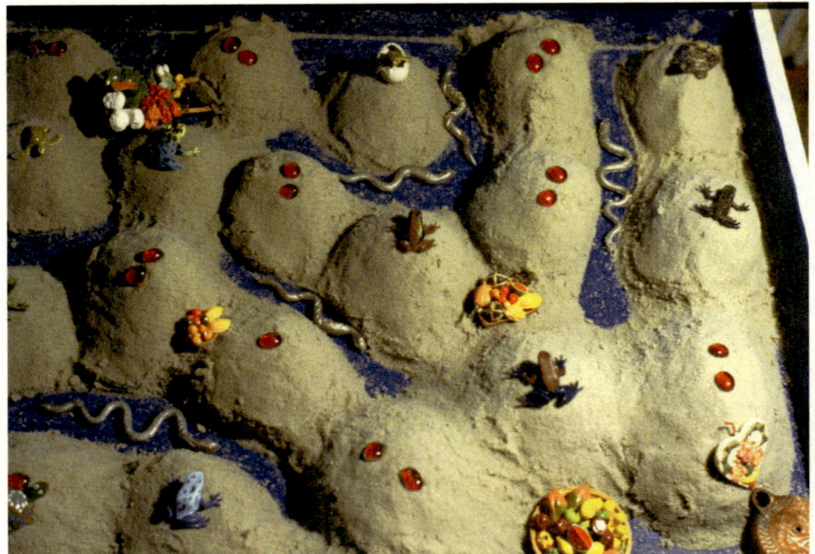

Abb. 66

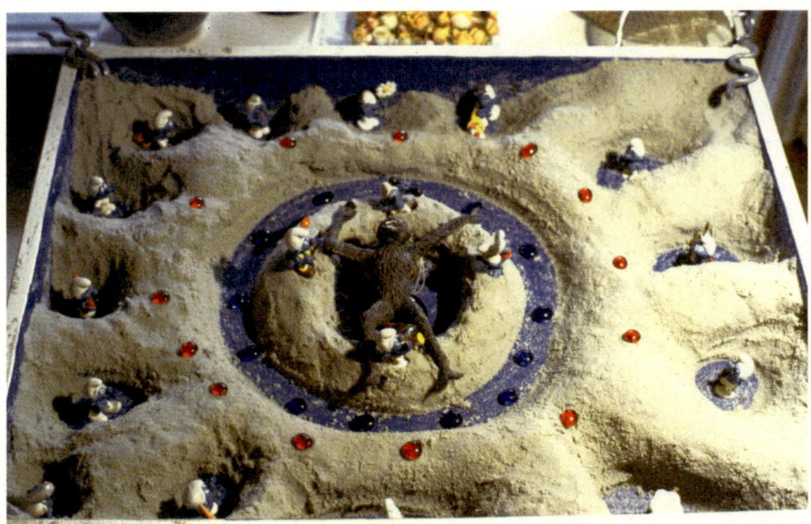

Abb. 67

In dieser Zeit sprach Pia viel mit mir und ihrem Arzt über ihre Krankheit.

Nach einem weiteren Jahr gestaltete sie das in Abbildung 67 gezeigte Bild:

Auf einem zentralen Sandring sehen wir den Affen, den Pia in vielen vorangehenden Sandbildern als Symbol für ihren leidenden Körper verwendet hatte. Hier liegt der Affe ausgebreitet und der Welt ausgesetzt, aber gleichzeitig umgeben und geschützt von einem sonnenähnlichen Kreis. Auf diesem Kreis liegen rote (warme, positive!) Glastropfen. Weiter sehen wir in 14 kleinen Vertiefungen Schlümpfe, die alle gegen den Affen schauen und, wie Pia kommentierte, gute Energien und schöne Geschenke bringen. Sie sagte, dass die Schlümpfe positive, schützende Elemente darstellten, die Heilung und Freude für den Affen bzw. für ihren Körper brächten.

Sogleich erinnerte ich mich an die gelben Gesichter, auch damals waren es 14! in ihrer ersten Zeichnung (Abb. 57), die den entsetzten, gefrorenen blauen Menschen, das Selbstbild von Pia, umgaben.

Nach den vielen Jahren, in denen wir zusammengearbeitet hatten, sah ich nun die Zeit gekommen, auf den Zusammenhang zwischen jener ersten Zeichnung und diesem Sandbild hinzuweisen, nämlich diese gelben Kreise, wie auch die Schlümpfe symbolisch als Elemente ihres Immunsystems zu sehen. Damals hatten sich die gelben Gesichter abgewendet, nun aber brachten die Schlümpfe Schutz, Heilung und Freude. Pia lächelte und stimmte mir zu. Sie sagte, dass sie sich nun bereit fühle, die helfende Energien von innen und von außen anzunehmen – etwas, das sie damals, als sie die Zeichnung machte noch nicht konnte.

Wir führten nun über mehrere Stunden ein tiefes, sehr persönliches Gespräch über die Möglichkeit oder sogar die Wahl, die wir in unserem Leben haben, unser Immunsystem zu schützen, aufrechtzuerhalten und aufzubauen, oder es zu ignorieren oder zu schädigen. Das bedeutet, entweder physisch und psychisch für unsere Gesundheit und unser Wohlbefinden zu sorgen, oder aber unsere Selbstheilungskräfte und damit auch uns selbst zu vernachlässigen, zu leugnen und zu zerstören. Pia hatte nun sehr klar begriffen, dass sie trotz ihrer schweren Krankheit sehr viel für sich selber tun konnte: Sich richtig zu ernähren, sich viel zu bewegen, sich für alles die nötige Zeit zu nehmen, immer wieder ihre inneren Bilder zu malen, zu zeichnen oder im Sand auszudrücken und vor allem, sich selber anzunehmen und zu lieben.

Besonders die kontinuierliche kreative Betätigung hat sich nicht nur bei Pia sondern auch bei sehr vielen meiner Analysanden als stärkend und heilend erwiesen. Nicht wenige haben sich nach der Sandspieltherapie weiterentwickelt mit Malen, plastischem Gestalten oder anderen Kunstformen.

Einige Sitzungen nach dieser bedeutungsvollen Stunde formte Pia das Bild aus Abbildung 68.

Wieder sehen wir eine zellenartige Struktur, auf der Schlümpfe, zwei lustige Schafe, das bekannte Flusspferdchen und zum ersten Mal der kleine Elefant, den wir aus dem »Resonanz«-Sandbild (Abb. 56) kennen, im Sand platziert sind. Alle haben Teller vor sich und »nähren die Zelle«, kommentierte Pia.

Während sie dieses Bild gestaltete, erzählte sie mir, dass die Muskeldystrophie tatsächlich das Ergebnis einer Unfähigkeit der Muskelzellen ist, eine bestimmte Substanz aufzunehmen. Sie sagte auch, dass sie sehr wohl wisse, dass ihre Muskeln durch die symbolische Ernährung ihrer Zellen nicht geheilt würden. Aber ihre Seele fühle sich geheilt und glücklich, denn die symbolische Ernährung ihres Körpers bedeute für sie, ihn anzunehmen und zu pflegen. Sie sagte auch mit großer Freude, dass sie zum ersten Mal eine Einheit in sich selbst spüre und nicht mehr die schmerzhafte Trennung zwischen ihrer Seele und ihrem Körper.

Dann erklärte sie mir, dass die Bilder, die sie über die vielen Jahre hinweg im Sandkasten geschaffen hatte, immer ihre Seele nährten und ihr halfen, ihren inneren Schmerz auszugleichen. Und noch mehr: Die Sandbilder hätten ihr geholfen, positive Gefühle für sich selbst zu entwickeln und sich zu ernähren. Sie drückte aus, dass sie sich durch die Gestaltung der Sandbilder ein Fundament von inneren Bildern geschaffen habe, das dann von innen heraus ihr Handeln in der Welt unterstütze. Diese Bilder, sagte sie, gäben ihr sowohl die Energie, im Leben weiterzumachen, als auch die tiefe Gewissheit, dass ihr Leben wertvoll sei, obwohl ihr Körper nicht perfekt sei. Auch erzählte sie mir, ihr Arzt habe eine erstaunliche Verlangsamung (nicht Heilung, aber Verlangsamung!) in der Progression ihrer Krankheit festgestellt. Das freute uns natürlich beide, und ich verstand, dass Pia mit ihrem Körper in einem neuen Einklang war.

Sie gestaltete noch zwei weitere Bilder ihres Körpers. Auf dem ersten (Abb. 69) sehen wir Federn zum Zeichen, dass sich Ihr Körper nun leicht fühle.

Das zweite (Abb. 70) ist sehr tiefsinnig. Auf den Armen stehen anstelle

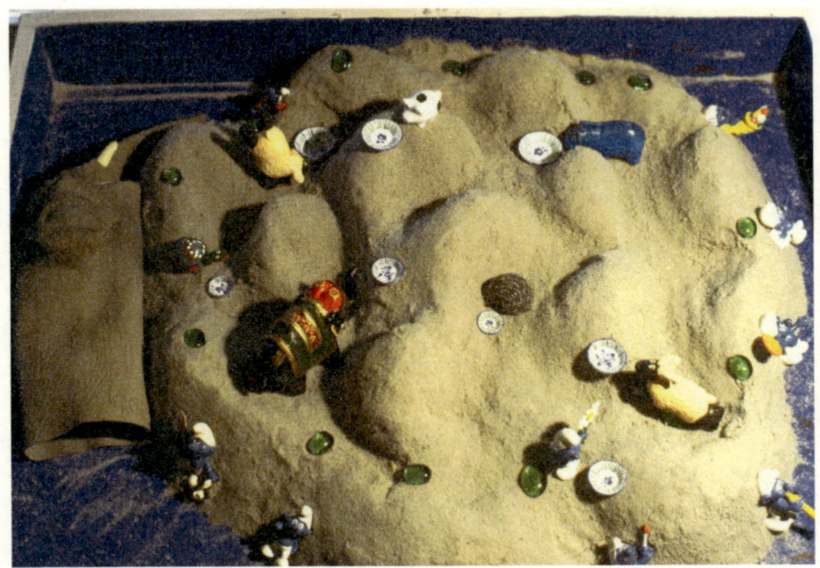

Abb. 68

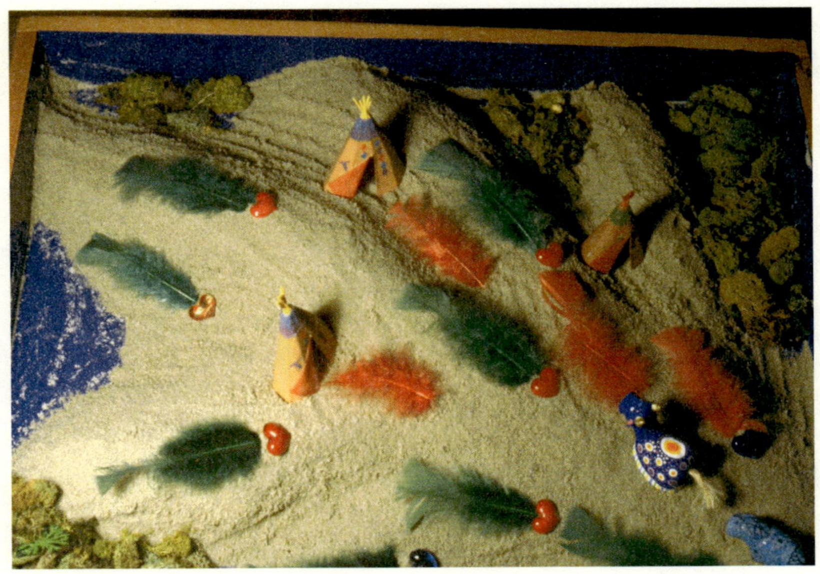

Abb. 69

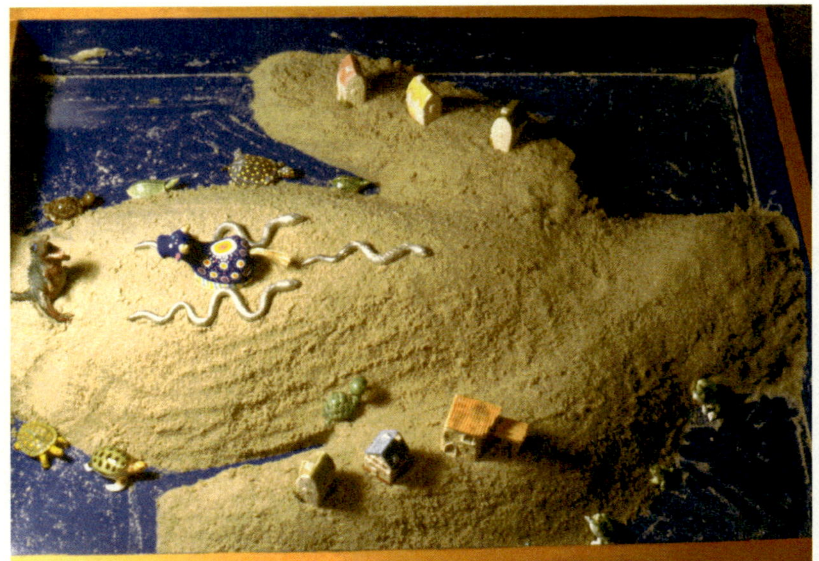

Abb. 70

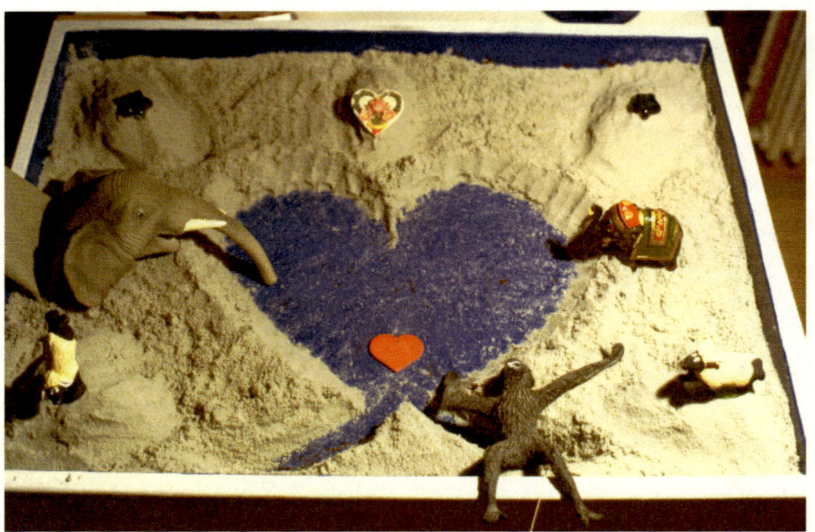

Abb. 71

der früheren Löcher kleine Häuser. Pia sagte, dass sie sich nun in ihrem Körper zu Hause fühle, sie war behaust.

Dann sehen wir in der Gegend des Unterbauches eine kleinere Version des Monsters, das in Abbildung 62 ihre Krankheit dargestellt hatte und in der Mitte des Bauches, sozusagen im Solar Plexus, sehen wir eine ganz spezielle Figur, eine Art fröhliche Kuh mit einer gemalten Sonne auf dem Rücken. Sie ist gegen das Monster gerichtet, bietet ihm die Stirn. Die Figur heisst Boi Bumbà und kommt aus Brasilien. Meine Analysanden lieben sie, sie sehen in ihr Lebensfreude und Vitalität. Genauso sah sie auch Pia. Sie sagte: »Meine Krankheit wird immer da sein, aber die Lebensfreude hält sie in Schach.« Schöner und auch realistischer hätte sie ihr neues Lebensgefühl nicht ausdrücken können.

In der nächsten Sitzung formte sie dann das Bild der »Resonanz« (Abb. 71). Es zeigt auf schöne Weise, wie ihr Körper (der Affe) im Feld des Herzens, im Feld der Beziehung, zwischen dem kleinen Elefanten als Symbol für Pia und dem großen Elefanten als Symbol für mich enthalten ist. »Der kleine Elefant war endlich in Resonanz mit dem großen Elefanten.«

An dieser Stelle stellt sich nun doch die Frage: »Was verbirgt sich eigentlich hinter oder in diesem großen, »alten« Elefanten, der meinen Anteil an der therapeutischen Resonanz darstellt?

Das ist eine Frage, die man sich für gewöhnlich in Stillen stellt, aber heute, nach so vielen Jahren therapeutischer Arbeit, beantworte ich sie offen.

Ich glaube, dass es zuerst einmal die grundsätzliche Haltung meiner Arbeit gegenüber ist:

Ich halte die Probleme, die Pathologie meiner Klienten, immer im Hinterkopf, aber ich betone sie nicht. Ich fühle mich in Schwingung mit dem gesunden Potenzial, dem entwicklungsfähigen Teil meiner Klienten. Mit einem Bild ausgedrückt: Ich versuche, das Dunkle immer in meinem Bewusstsein haltend, das Helle in meinen Analysanden zu stärken und zu vermehren, um dann mit der neu gewonnenen Kraft der Problematik begegnen zu können.

Und ich liebe meine Arbeit, speziell die Arbeit als Sandspieltherapeutin. Ich bin nie gelangweilt. Ich liebe es, die Kreativität und Erfindungskraft der Menschen zu beobachten und finde es unglaublich spannend, die kleinsten Zeichen von Wachstum, Wandlung und Erneuerung zu erkennen.

Es ist sicher meine Grundhaltung, offen zu sein für neue und kreative Entwicklungen. Ich habe keine Angst vor Chaos und Auflösung, da ich –

vielleicht früher schon als Architektin – gelernt habe, dass der Erneuerung, der Neu-Konstruktion eine De-Konstruktion vorangeht.

De-konstruktion bedeutet, Dinge auseinanderzunehmen, Re-konstruktion bedeutet, sie wieder zusammenzusetzen, schöpferische Re-konstruktion bedeutet, die auseinandergenommenen Teile auf neue, oft ganz unerwartete, aber sinnvolle Weise wieder zusammensetzen.

Genau das ist Sandspiel! Ein Sandbild wird geschaffen, dann wird es wieder aufgelöst. Dann wird es wieder neu zusammengesetzt – und wieder aufgelöst. Durch diesen stetigen, subtilen Fluss von Gestalten und Auflösen und wieder Gestalten und wieder Auflösen entsteht am Ende eine neue, gewandelte Persönlichkeit.

Zusammenfassend möchte ich sagen, dass aus meiner Sicht in einer Analyse oder in einer Sandspieltherapie die spezifischen Phänomene der Projektionen oder der Übertragung und Gegenübertragung eingebettet werden in das umfassendere und ganzheitlichere Prinzip der analytischen oder therapeutischen Resonanz. Diese Resonanz ist, obwohl sie eine sehr intime ist, nie nur bezogen auf die betreffenden beiden, individuellen Menschen. Sie wächst, bezogen auf die Sandspieltherapie, aus dem vielschichtigen, physisch-psychischen schöpferischen Geschehen im Gefäß des Sandkastens heraus. Aus dem Zusammenschwingen von zwei Menschen und der Materie des Sandes, des Wassers und der Figuren entsteht das »Neue«, das wiederum beide berührt und verändert.

Und nun noch ein wichtiges Moment: Wenn ein Sandbild fertig gestaltet ist, fordere ich meine Klienten vorsichtig auf, mir doch etwas dazu zu erzählen. Manchmal mögen sie nicht, meistens aber doch. Wenn ich nun etwas an ihrem Bild anders *sehe/fühle* – nicht, wenn ich es anders interpretiere und nicht, wenn ich etwas sehe, das sie nicht gesehen haben – dann erwähne ich es im passenden Zeitpunkt. So legen sich die Sichtweise oder auch die Gefühle meiner Analysanden und meine Sichtweise und meine Gefühle übereinander. Die beiden Sichtweisen oder Erlebensweisen beginnen ineinander zu schwingen, sie verbinden sich, verstärken sich oder vermindern sich, sicher aber verändern sie sich. Sehr oft wird dann über die Zeit aus einer Dissonanz im Erleben oder in der Grundschwingung eine positive Resonanz. Dies geschieht auf partnerschaftliche Weise, Therapeutin und Klientin weben sozusagen gemeinsam einen Teppich oder komponieren ein Musikstück.

Die Musik zweier Instrumente, die zusammenspielen, ist nun mehr als die Summe der beiden Stimmen. Es ist eine neue, einzigartige Musik. Der

Klang dieses Zusammenspiels in der Musik oder eben in der Psychotherapie ist nicht voraussagbar – es ist immer ein Mysterium, das es zu entdecken gilt.

Und so hängt Resonanz mit Eros und Geheimnis zusammen, sie webt das Energiefeld therapeutischer Bezogenheit, wie wir es in Pias eindrücklichem Bild dargestellt sehen in Form des Herzens.

13 Die Rückschau am Ende des therapeutischen Prozesses

Ein therapeutischer Sandspielprozess nimmt schon wegen seiner handfest-plastischen und doch symbolisch-spirituellen Natur einen besonderen Platz ein unter den verschiedenen Therapieformen. Aber wirklich einzigartig ist die sogenannte Review oder Rückschau am Ende der kreativen, aktiv gestaltenden Phase. Mir ist keine Therapieform bekannt, bei der am Schluss aus den Fotografien der Sandbilder, den Skizzen, Notizen und Erinnerungen beider, sowohl des Analysanden wie auch des Analytikers, eine Synthese erarbeitet wird, die nicht nur als mentale, sondern als ganzheitliche Erfahrung erlebt und auch wirksam wird.

Zuerst ein paar Worte zu meiner »Technik« der Review.

Als erstes studiere ich die Sandbilder meines Analysanden noch einmal für mich selber. Auch während des laufenden Prozesses schaue ich mir die Bilderserien immer wieder einmal an, vor der Review jedoch versuche ich für mich allein, mich in die Bilder einzufühlen und sie nach bestem Wissen und Erspüren zu verstehen. Meistens mache ich mir auch vom Hauptbild einer Stunde einen A4-Ausdruck. Diese Fotografien lege ich dann in der Abfolge des Therapieprozesses auf den Boden, damit ich in der Gesamtübersicht die Bewegungen im Sand, die Stellungen und Bewegungen der Figuren im Bild, die Veränderungen in der Mitte oder in den Ecken des Sandkastens, also den Bewegungsablauf, über die ganze Bildserie hin verfolgen kann. Auch das mache ich wiederum zuerst für mich allein.

Als Beispiel für ein Motiv, das sich durch eine Sandspielserie hindurch zieht (Abb. 72), eignen sich die roten Äpfel im Kapitel 10, *Elisabeth*.

Im zweiten Bild Elisabeths liegt ein einzelner Apfel ganz unten links. Es wirkt, als wenn er neu ins Bild gekommen wäre, sich erstmals zeigt, aber noch nicht wirklich integriert ist. Im dritten Bild werden fünf rote Äpfel in der Mitte des Bildes zum herausleuchtenden, zentralen Motiv. Im vierten Bild verschieben sich die Äpfel in die Gegend des Herzens des im Sand

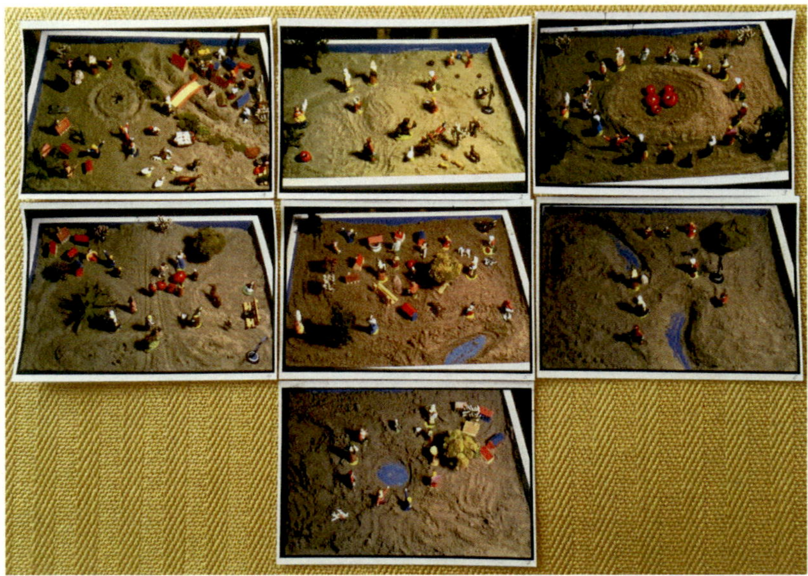

Abb. 72: Ausdruck einer Bilderserie zur Gesamtübersicht

angedeuteten Körpers. Wieder ein neuer Aspekt des Symbols *Apfel* wird bedeutsam. Im fünften Bild dann ist der eine rote Apfel Teil einer Gruppe, das Motiv verliert also an Intensität. So kann man die Position eines einzelnen Objekts durch die Bilderserie verfolgen und ihren symbolischen Bedeutungen nachgehen.

Es gibt aber nicht nur dieses eine Motiv, viele andere wollen verfolgt, überdacht, interpretiert und ins Ganze eingeordnet werde. Eine Sandbilderserie zu verstehen ist eine mühsame, minutiöse, aber auch sehr spannende, tief berührende Aufgabe. Zum Beispiel haben wir den ganzen langen Therapieprozess Pias dreimal durchgearbeitet. Immer wieder tauchten neue Erinnerungen auf, immer wieder erkannten wir neue Zusammenhänge. Pia wollte sich tief in ihre Bilder versenken, um ihren Sinn zu erkennen und zu integrieren. Es war eine unglaublich bereichernde Arbeit für uns beide.

Was geschieht nun bei der gemeinsamen Rückschau?

Ich muss vorwegnehmen, dass ich meistens nach dem letzten Sandbild einer Therapie einige Wochen oder Monate warte, bis wir die Bilder in der Projektion ansehen. Warum das?

Die »Psyche« der Menschen bewegt sich langsam und ist, wie C. G. Jung sagt, »träge«, was bedeutet, dass wir Menschen nur mühsam und langsam neu auftauchende Aspekte, man könnte sagen, neu auftauchende Bausteine des Seelenhauses erkennen und in unsere Persönlichkeit einfügen. Es braucht Monate, oft Jahre, bis ein erstmals in einem Sandbild auftauchender Aspekt sich auch festsetzt in unserer Seele und unserem Körper. Man kann sagen, aus einem erstmals erkannten Aspekt bilde sich eine erste schüchterne, zarte Spur im Hirn, die sich langsam akzentuiert, bis sie zuletzt – vielleicht – zu einer festen Struktur wird. Diese Entwicklung geht im Laufe eines Sandspielprozesses in kleinen Schrittchen voran. Schnell fällt alles zurück ins Unbewusste, wenn die Bausteinchen nicht erkannt und immer wieder sachte ins Bewusstsein geholt werden. Das heißt, es ist die Aufgabe des Analytikers, diese auf eine mögliche Bewusstseinserweiterung hinweisenden, kreativen Bausteinchen zu erkennen, festzuhalten und dem Analysanden immer wieder sachte in Erinnerung zu bringen.

Bei der Rückschau der Bilder ist aber schon eine gewisse Zeit vergangen seit der Gestaltung des Bildes, der Analysand hat schon viel nachgedacht und nachgefühlt, eine gewisse Bewusstseinsentwicklung hat also bereits stattgefunden. Nun können Analysand und Analytiker offen über das Geschehene sprechen.

Der Sandspieler und ich sehen uns nun die Bilder in der Projektion an und versuchen anhand unserer Erinnerungen, Notizen und Reflexionen den Bildern eine Bedeutung zu geben.

Wir sitzen nebeneinander, beide betrachten, umkreisen und ergründen dasselbe Bild. Beide sind gleichberechtigt, beide wollen verstehen, beide tauschen ihre Gefühle, Intuitionen und Erinnerungen aus, beide lernen voneinander. Man kann es einen horizontalen Prozess nennen, bei dem der Therapeut nicht der »Wissende« ist, sondern genauso der »Suchende«, »Staunende«, »Überraschte« wie der Sandspieler. Das Sandspiel ist grundsätzlich eine demokratische Therapieform. Ganz besonders aber bei der Rückschau arbeiten Analysand und Analytiker als Team, sie sind auf gegenseitiges Vertrauen und Offenheit angewiesen.

Es ist ein langsamer, intensiver, von starken Emotionen begleiteter Vorgang. Besonders am Anfang betrachten wir oft nur ein Bild pro Stunde.

Sehr schön und fruchtbar ist es, wenn der Analysand ein Tage- oder Traumbuch geführt oder Notizen zu den Sandbildern gemacht hat. Sofern das nicht der Fall ist, hoffe ich jeweils, dass er ein gutes Gedächtnis hat und vielleicht anhand seiner Agenda auch gewisse Ereignisse im Tagesleben rekapitulieren kann. Ein Sandspielprozess ist ja nicht nur ein interessanter

Vorgang per se, sozusagen eine Reihe von bestens beschriebenen, schön amplifizierten Bildern und Symbolen. Der ganze Prozess muss auch bezogen sein auf das Leben dieses individuellen Menschen. Daher ist nicht nur der Bezug der Bilder zum Innenleben, zum persönlichen oder kollektiven Unbewussten wichtig, sondern auch zum realen Tagesleben.

Auch meine Notizen, Skizzen, Beobachtungen und Erinnerungen sowie die Wahrnehmungen meiner Gegenübertragung sind äußerst wichtig und wertvoll. Alle diese vielfältigen Aspekte verweben sich zum Sinn der Therapie.

Ich gehe nun zurück zum gemeinsamen Betrachten, man könnte auch sagen »Bebrüten« der Bilder. Ein Zitat des französischen Philosophen Voltaire hat mich zum Nachdenken angeregt. Es lautet: »Die nützlichsten Bücher sind diejenigen, welche den Leser zu ihrer Ergänzung auffordern.«[69]

In einem ähnlichen Sinn könnte man sagen, dass Analytiker und Analysand gemeinsam die Bedeutung der Bilder weiterentwickeln. Nun entwickeln sie aber den Sinn des Bildes vielleicht nicht auf gleiche Weise weiter, denn obschon sie dasselbe Bild betrachten, haben sie ihre eigene Sicht davon. Doch gerade ihre »ungleichen« Ergänzungen und Fantasien überlagern sich, bereichern sich und lassen etwas ganz Neues entstehen, nämlich eine Synthese von sehr komplexen, gegensätzlichen Aspekten: Von Bewusstem und Unbewusstem, von Wissen und Gefühl, von Körper und Seele, und das geschieht nicht einseitig, sondern von beiden Seiten. In der therapeutischen Beziehung, respektive im interaktiven Feld entsteht eine gegenseitige Befruchtung (siehe Kap. 12, *Pia*). Im Dialog werden die Bilder miteinander verknüpft, die Einzelteile in eine Entwicklung eingeordnet: es entsteht ein sinnvolles und sinngebendes Gewebe. Das langsam fortschreitende, sorgfältige sich Annähern an den Sinn des Gestalteten löst in beiden, vor allem aber im Analysanden eine Bewusstwerdung seiner eigenen Entwicklung aus, die sehr starke Aha-Erlebnisse hervorruft. Diese Emotionen hinterlassen dann so tiefe Spuren im Hirn oder in der Seele, dass sie nicht vergessen gehen. Diese bleibenden, man kann sagen nachhaltigen Spuren im Hirn bzw. im Leben eines Menschen machen für mich die Review eines Sandspielprozesses zu etwas ganz einmalig tief Wirkendem.

Ich möchte alle jungen Sandspieltherapeuten aufrufen, die Chance nicht zu verpassen, bei einem seelisch-körperlichen Entwicklungsprozess eines anderen Menschen nicht nur Zeuge zu sein, sondern selber daran teilzuhaben, selber daran zu wachsen und zu lernen. Dazu bietet die sorgfältige Rückschau einer Sandspieltherapie eine wirklich einmalige Gelegenheit.

14 Schluss

Die vorangegangenen Serien von Sandbildern haben uns erlaubt, einen Blick zu werfen in das unendlich vielfältige, nie ganz erfassbare Reich der Imagination, in diese Zwischenwelt, wo Geist und Körper, Innen und Außen, Bewusstes und Unbewusstes miteinander verwoben werden. Jeder Sandspielende gestaltet seine Welten in persönlichster Weise – nie habe ich zwei gleiche Sandbilder gesehen – und doch verbinden gemeinsame, archetypische Grundverläufe die individuellen Entwicklungen miteinander. Ebenfalls konnten wir anhand von einigen Fallbeispielen den Reichtum an symbolischem Material und therapeutischen Interaktionen beim Sandspiel erkennen. Um mit dieser großen Vielfalt an körperlichen und seelischen Manifestationen umgehen zu können, ist eine umfassende Kenntnis und Erfahrung der individuellen und kollektiven Psyche, ihrer Strukturen, Störungen, Heilungs- und Transformationsmöglichkeiten unabdingbare Voraussetzung – genauso wie für die verbale analytische Arbeit der Psychotherapie C. G. Jungs. Beide Methoden basieren auf derselben tiefenpsychologischen Ausbildung; wie bei jeder Methode braucht auch der Sandspieltherapeut eine spezifische eigene Therapieerfahrung.

Der Leser oder die Leserin mögen sich fragen, warum ich keinen Sandspielprozess von einem Mann gezeigt habe. Die Antwort ist einfach: Unter den Sandspiel-Klienten und unter den Sandspieltherapeuten fanden sich bis vor einigen Jahren sehr viel weniger Männer als Frauen. Das hat sich in den letzten Jahren geändert, da nun auch Männer die schöpferische, nonverbale therapeutische Arbeit als gleichwertig zur verbalen Analyse zu schätzen wissen.

Es scheint mir aber grundsätzlich so, dass die Methode des Sandspiels eher die »mondhafte« Schwester der verbalen Analyse genannt werden könnte. Denn beim gestalterischen Sandspiel erkennt man die psychischen Vorgänge weniger deutlich als bei der »lichteren« verbalen Analyse, vieles entwickelt sich im Stillen oder sogar im wahren Sinne des Wortes »unter der Erde«, ohne dass man es klar benennen könnte. Dafür werden, genau wie wenn wir uns in der Nacht einen Weg suchen, die Intuition und die Sinne gefordert, ganz besonders der Tastsinn und das Körpergefühl, das heißt die Wahrnehmung mit dem ganzen Körper. Vom Geschehen im Sandkasten geht eine sehr starke physische Energie aus, die nicht nur den Sandspielenden, sondern auch den Analytiker ergreift. Das Sandspiel fordert viel an sinnlicher Wahrnehmung, an Geduld, Warten und Schweigenkönnen und an Vertrauen in die Selbstheilungsmöglichkeiten der Menschen; es fordert aber nicht nur, sondern es fördert diese Qualitäten auch in hohem Maße.

Beim Sandspiel heilt grundsätzlich nicht eine Behandlung den Patienten, sondern seine Eigenhandlung. Indem der Analysand sein Innerstes nach außen kehrt, ist jedes Sandbild gleichsam eine Geburt. In dieser intimen Situation ist jedes wertende oder rational interpretierende Wort zu viel, denn nach einer Geburt, oder nach einem schöpferischen Akt, ist ein Mensch äußerst verletzlich. Mit dem Bild der Geburt leuchtet jedoch wieder ein weibliches Geschehen auf, nämlich das Bild der Gebärenden und der Geburtshelferin. Die eine setzt ihr Innerstes in die Welt, die andere nimmt es in Empfang.

Beim Betrachten des fertigen Sandbildes kommen sich Analysand und Analytiker seelisch und körperlich nahe, oft stehen sie dabei nebeneinander am Sandkasten. Daraus ergibt sich für beide eine intime Situation (wegen der Körperlichkeit viel intimer als in einer rein verbalen Analyse!), die gegenseitig sehr viel Vertrauen und Respekt verlangt. Aus dieser physisch und psychisch intimen und sehr delikaten Situation entstehen die oft nur schwer benennbaren Phänomene der Resonanz zwischen Analytiker und Analysand. Dies sind sehr subtile und oft auch verführerische, erotische Schwingungen, weshalb es äußerst wichtig ist, dass der angehende Sandspieltherapeut in der Supervision auf diese Möglichkeiten des Verführtwerdens, aber auch des aktiven Verführens aufmerksam gemacht wird und lernt, sie zu beachten und vorsichtig mit ihnen umzugehen.

Das schöpferische Gestalten ist aber nicht nur mit Verletzlichkeit verbunden, sondern auch mit großer Freude! In jeder Sandspieltherapie kommt der Moment, in dem der Analysand voller Freude und staunend vor seinem »Geschöpf« steht. Die *Freude am Schöpferischsein* steht immer wieder am Anfang der Heilung. Mit dieser Freude über das eigene Geschöpf nimmt der Analysand nicht nur seine schöpferischen Möglichkeiten an, sondern *sich selbst*.

Echte Freude am Sein, am Spielen und Gestalten drückt sich immer in Sandbildern von großer Schönheit aus, sie wirken oft wie Gaben für Gott. Diese Bilder drücken äußerlich aus, was in der Seele entstanden ist: Ordnung, Gleichgewicht und Friede mit sich selbst. Die numinose Schönheit dieser Bilder aber wirkt wieder zurück auf deren Schöpfer und schenkt ihnen ein tiefes, inneres Glücksgefühl. Es ist das Wechselspiel zwischen innerer Harmonie und Freude, die als gestaltete Schönheit in der Außenwelt sichtbar wird und von dort wieder lebensfördernd zurückwirkt auf die Befindlichkeit der Seele.

»Wie schade, dass nicht die ganze Welt so schön ist«, sagte ein kleines Mädchen zu mir, als es mit den schönsten Dingen in meiner Praxis ein Sandbild gestaltet hatte. Dann schaute sie mich mit strahlenden Augen an, deutete mit der linken Hand auf ihr Herz, mit der rechten auf ihre Stirn und meinte: »Aber meine Welt da drinnen ist so schön, und ich kann sie mir immer wieder vorstellen!«

Glossar

Aktive Imagination

Die *aktive* Imagination unterscheidet sich von der passiven darin, dass der Imaginierende mit seinem bewussten Ich *aktiv* in eine Auseinandersetzung tritt mit den Figuren seiner aus dem Unbewussten aufsteigenden Imagination. Es entsteht ein Dialog oder eine Konfrontation zwischen dem bewussten Ich und den mehr oder weniger unbewussten, inneren Figuren, was einerseits schwer auszuhalten ist, andererseits aber die Möglichkeit einer sehr intensiven Begegnung mit dem Unbewussten und einer großen Bewusstseinserweiterung in sich birgt. Die Methode der aktiven Imagination erfordert ein gefestigtes Ich.[70]

Amplifikation

Darunter versteht man das Anreichern der auftretenden Symbole und Bilder in Träumen und Imaginationen durch assoziatives und analoges Material.

Archetyp und archetypisches Bild

Unter Archetypen versteht man dynamische Kernelemente in der menschlichen Psyche, die einerseits dem Menschen strukturell angeboren, andererseits durch Lebenserfahrung erworben scheinen. Sie sind unter anderem die Erzeuger gleichartiger oder ähnlicher symbolischer Bilder im Geist der verschiedensten Völker und Kulturen. Die Archetypen an sich sind unansehnlich und bewusstseinsunfähig, aber ihre Wirkung auf die menschliche Psyche zeigt sich in der unerschöpflichen Vielfalt von persönlichen und kollektiven *archetypischen Bildern*.

Das archetypische Bild ist das persönliche oder kollektive Bild, das sich unter dem Einfluss der archetypischen Energie im Individuum oder Kollektiv formt. Da das seelische Leben in dauernder Bewegung ist, sind auch die archetypischen Bilder nicht ein für alle Mal fest geformt, sondern verändern und entwickeln sich mit der Veränderung und Entwicklung des Menschen. »Man darf sich keinen Augenblick der Illusion hingeben, ein Archetyp könne schließlich erklärt und damit erledigt werden. Auch der beste Erklärungsversuch ist nichts anderes als eine mehr oder weniger geglückte Übersetzung in eine andere Bildsprache.«[71]

Assoziationsexperiment
Dies ist eine tiefenpsychologische Testmethode zur Feststellung von Komplexen mit Hilfe der Messung der Reaktionszeiten und der verbalen und nonverbalen Antworten und Reaktionen auf die gegebenen Reizworte.

Extraversion
»Extraversion heißt Auswärts-Wendung der *Libido*. Jemand der sich in einem extravertierten Zustand befindet, denkt, fühlt und handelt *in* Bezug auf das Objekt. Die Extraversion ist daher gewissermaßen eine Hinaus-Verlegung des Interesses aus dem Subjekt auf das Objekt. Es ist von einer *aktiven* Extraversion zu sprechen, wenn diese absichtlich gewollt ist, und von einer passiven Extraversion, wenn das Objekt diese erzwingt, d. h. von sich aus das Interesse des Subjekts anzieht.

Ist der Zustand der Extraversion habituell, so entsteht daraus der *extravertierte Typus.*«[72]

Hirnhemisphäre, linke und rechte
Die linke Hirnhemisphäre wirkt sich auf die rechte Körperhälfte aus, die rechte auf die linke Körperhälfte. Typische Eigenschaften und Funktionsweisen:

Linke Hirnhälfte:	*Rechte Hirnhälfte:*
Verbal	Nonverbal
Rational	Nichtrational
Logisch	Intuitiv
Linear	Ganzheitlich
Analytisch	Synthetisch
Abstrakt	Konkret
Zeitlich, nacheinander	Bildhaftes Vorstellungsvermögen
Verbindung zum Bewusstsein	Wenig Verbindung zum Bewusstsein, Verbindung über corpus callosum zur linken Hälfte, dominierend bei der Verarbeitung von Emotionen

Individuation

»Die Individuation ist das zentrale Konzept der Jung'schen (Analytischen) Psychologie. Darunter wird ein Selbstwerdungsprozeß verstanden, der den einzelnen zur Realisation größtmöglicher Fülle der in ihm angelegten Möglichkeiten führt. Individuation heißt nicht egoistische Selbstverwirklichung, im Gegenteil, sie verbindet den Menschen mit seiner Tiefenschicht und läßt ihn die Vernetzung mit sozio-kulturellen Bezügen ernst nehmen. Der Prozeß geht einher mit zunehmender Bewußtwerdung über sich, die Welt und die diesbezüglichen Wechselwirkungen. C. G. Jung, der das Leben als einen ständigen Prozeß auffaßte, der je und je Reifungs- und Anpassungsschritte verlangt, hat die menschliche Psyche unter verschiedenen Aspekten gesehen und entsprechend konzeptualisiert. Aus dieser Sicht ist der einzelne immer mehr als sein bewußtes Ich. Sich seiner unbewußten Anteile bewußt zu werden und sie allmählich zu integrieren bedeutet den Forderungen der Individuation gerecht werden, heißt aber auch sein Leben final als auf ein immer noch zu Werdendes auszurichten.«[73]

Inflation

Wird eine Persönlichkeit durch Identifikation mit einer übergeordneten Persönlichkeit oder mit einem Archetyp über ihre individuellen Grenzen hinaus ausgedehnt, entsteht eine Inflation, eine Art Aufgeblasenheit, die nicht der Realität entspricht.

Introversion

»Introversion heißt Einwärtsbewegung der psychischen Energie. Das Interesse bewegt sich nicht zum Objekt, sondern zieht sich davor zurück auf das Subjekt. Jemand, der introvertiert eingestellt ist, denkt fühlt und handelt in einer Art und Weise, die deutlich erkennen läßt, daß in erster Linie das Subjekt motivierend ist, während dem Objekt ein sekundärer Wert zukommt. Die Introversion ist *aktiv*, wenn das Subjekt eine gewisse Abschließung gegenüber dem Objekt *will*, *passiv*, wenn das Subjekt nicht imstande ist, die vom Objekt zurückströmende Energie wieder auf das Objekt zurückzubringen. Ist die Introversion habituell, so spricht man von einem *introvertierten Typus*.«[74]

Progression und Regression der psychischen Energie

Unter Progression ist das Vorwärtsfließen der psychischen Energie zu verstehen, das zur immer wieder von neuem notwendigen Anpassung an die Bedingungen der Außenwelt führt. Die Regression bedeutet hingegen ein Zurückfließen der psychischen Energie nach innen zur Anpassung des Menschen an die Bedingungen seiner Innenwelt. Bei der Regression werden meistens entwicklungsmäßig zurückliegende, verdrängte oder bis dahin im Unbewussten »schlummernde« Inhalte der Psyche aktiviert oder reaktiviert, was dann bei der nachfolgenden Progression der Energie zu einem Entwicklungsfortschritt führt. Grundsätzlich ist aber die Progression und Regression der psychischen Energie als eine wechselweise Belebung der Außenwelt und der Innenwelt zu betrachten und nicht zu verwechseln mit Entwicklungsfortschritt und -rückschritt.

Projektion

»Die Projektion ist ein unbewußter, automatischer Vorgang, durch welchen sich ein dem Subjekt unbewußter Inhalt auf ein Objekt überträgt, wodurch dieser erscheint, als ob er dem Objekt zugehöre. Die Projektion hört dagegen i. a. in dem Augenblick auf, in dem sie bewußt wird, das heißt wenn der Inhalt als dem Subjekt zugehörig gesehen wird.«[75]

Schatten

Unter dem Schatten versteht die Analytische Psychologie die persönlichen und kollektiven psychischen Anteile, die infolge ihrer Unvereinbarkeit mit der bewusst gewählten Lebensform nicht gelebt werden, meist verdrängt, dunkel und unentwickelt sind. Der Schatten kann sowohl negative als auch positive Inhalte umfassen.

Selbst

Unter dem Selbst versteht die Analytische Psychologie den zentralen Archetyp der Einheit und Ganzheit der Gesamtpersönlichkeit, die dem bewussten Ich übergeordnet ist. Das Selbst umfasst Bewusstes und Unbewusstes, Erfahrbares und Unerfahrbares bzw. noch nicht Erfahrenes. Das Selbst ist der Archetyp der Ordnung, gleichzeitig geht auch eine anordnende Wirkung auf die Psyche von ihm aus.

»Das Selbst ist die psycho-biologische Ganzheit, welche die Entwicklung der Lebenszyklen steuert, und ist zugleich Ziel des Indivi-duationsprozesses, insofern sich der Einzelne seinen Entfaltungsimpulsen hingibt und sich nicht davor verschließt, sich im Sinne der Ganzheit zu entwickeln. Zu dieser Ganzheit gehört ganz wesentlich der religiöse Bezug, und so versteht Jung das Selbst als Bild Gottes in der Seele und als psychisches Organ zu Wahrnehmung des Göttlichen und Ewigen.«[76]

Empirisch stellt sich das Selbst in Gestaltungen, Träumen, Mythen und Märchen dar als »übergeordnete Persönlichkeit«, z. B. als König oder Königin, Held oder Heldin, Heiland, oder als Kreis, Quadrat, Mandala, Kreuz, oder im Tao als dem Zusammenspiel der Gegensätze Yin und Yang.

Symbol

Das Symbol verbindet die greifbare, dingliche Welt mit der seelisch-geistigen Welt. Die Dinge unserer Umwelt, unsere Handlungen, die Erscheinungen, die wir wahrnehmen, haben über ihre vordergründige Bedeutung, ihren unmittelbar erkennbaren Zweck hinaus noch einen spirituellen Sinn, der uns mehr oder weniger bewusst ist. Das Symbol verbindet immer materielle und spirituelle, bewusste und unbewusste Aspekte einer Erscheinung zu einer Ganzheit.

»Das Symbol setzt immer voraus, daß der gewählte Ausdruck die bestmögliche Bezeichnung oder Formel für einen relativ unbekannten, jedoch als vorhanden erkannten oder geforderten Tatbestand sei.«[77]

Übergangsriten

Der Übergang von einem Lebensabschnitt in den anderen bringt mehr oder weniger schwer zu bewältigende Veränderungen mit sich, die durch sogenannte Übergangsriten hilfreich unterstützt und geordnet werden. Die wichtigsten Übergänge sind Geburt, Hochzeit, Tod und die verschiedenen Initiationen, z. B. in eine andere Altersklasse, in eine Berufsgattung oder einen Kultbund. Für die therapeutische Arbeit mit Kindern und Jugendlichen sind besonders die Initiationsriten wichtig, die den Übergang vom Kindes- zum Erwachsenenalter regeln. Diese Übergangsrituale haben immer dieselbe Struktur: Nach den Riten der Trennung, die das Individuum aus seinem früheren Lebensabschnitt herauslösen, erfolgt eine mehr oder weniger lange Übergangszeit. In dieser Zeit ist der Mensch besonders gefährdet, da er sozusagen »unbehaust« ist. Durch die Riten der Einfügung wird er dann in den neuen Lebensabschnitt integriert, der immer auch mit einer neuen sozialen Rolle verbunden ist.

Übertragung und Gegenübertragung

Das Phänomen der Übertragung entsteht, wenn der Analysand im Laufe der Behandlung seinen Analytiker oder seine Analytikerin als böse oder allzeit liebevolle Mutter, als strengen Vater oder allwissenden Halbgott u. a. m. erfährt. Auch der Analytiker kann seinen Analysanden im positiven oder negativen Sinne verkennen; dieses Phänomen nennt man die Gegenübertragung. Im Laufe der Analyse wird die Verwandlung von Übertragung und Gegenübertragung in eine realitätsbezogene, gegenseitige Beziehung angestrebt, in der jeder die eigenen und die Möglichkeiten und Grenzen des anderen erkennt.[78]

Vierheit

Die Vierheit oder Quaternität entspricht einem Prinzip der Ordnung und der Ganzheit. Man nennt die vier Himmelsrichtungen, um die Ganzheit des Horizontes zu bezeichnen oder sich auf der Erde zu orientieren. Eine Ganzheit drücken z. B. auch die vier Elemente aus, die vier Jahreszeiten, in der Analytischen Psychologie die vier psychologischen Funktionen: Empfindung, Denken, Fühlen und Intuition.

Anmerkungen und Literatur

1 Jung, C.G. (1958). *GW Bd. 16* (Kap. 4, §106, »Ziele der Psychotherapie«). Olten, Freiburg i. Br.: Walter.

2 Harding, G. (1972). *Spieldiagnostik.* Basel, Weinheim: Beltz.

3 Kalff, D.M. (1966). *Sandspiel.* Zürich, Stuttgart: Rascher.

4 Jung, C.G. (1971). Die Transzendente Funktion. In ders., *GW Bd. 8.* Olten, Freiburg i.Br.: Walter.

5 Jung, C.G. (1962). *Erinnerungen, Träume und Gedanken.* Zürich, Stuttgart: Rascher.

6 Asper, K. (1987). *Verlassenheit und Selbstentfremdung.* Olten, Freiburg i.Br.: Walter. Vgl. zu frühkindlichen und narzisstischen Störungen.

7 Jung (1962). *Erinnerungen, Träume und Gedanken* (S. 176ff.). A. a. O.

8 Blechschmidt, E. (1989). *Wie beginnt das menschliche Leben* (S. 147ff.). Stein am Rhein: Christiana-Verlag.

9 Ammann, R. (1979). *Eine Kinderanalyse anhand von Sandbildern.* Diplomthesis, C.G. Jung-Institut Zürich.

10 Weinrib, E. (1983). *Images of the self.* Boston/MA: Sigo Press.

11 Eccles, J.C. (1984). *Das Gehirn des Menschen.* München: Piper.

12 Achterberg, J. (1987). *Die heilende Kraft der Imagination.* München: Scherz. V. a. Kap. »Wissenschaft und Imagination«.

13 Ammann, R. (1987). *Traumbild Haus.* Olten, Freiburg i.Br.: Walter. V. a. Kap. »Die Wechselwirkung zwischen Mensch und Haus«.

14 van der Post, L. (1985). Die Wildnis im Garten der Seele. *Sphinx-Magazin, 32,* Juni/Juli.

15 Jung (1962). *Erinnerungen, Träume und Gedanken* (S. 209). A. a. O.

16 Jung, C.G. (1971). Mysterium conjunctionis. In ders., *GW Bd. 14/2* (S. 336). Olten, Freiburg i.Br.: Walter.

17 Jung, C.G. (1972). Psychologie und Alchemie. In ders., *GW Bd. 12* (S. 332). Olten, Freiburg i.Br.: Walter.

18 Maier, M. (1618). Tripus Aureus. In Jung (1972), *GW Bd. 12* (S. 334). A. a. O.

19 Ammann (1987). *Traumbild Haus.* A. a. O. V. a. Kap. 4: »Lebensräume – Lebensträume«.

20 Kalff (1966). *Sandspiel* (S. 15). A. a. O.

21 Jung (1971). Die transzendente Funktion. In ders., *GW Bd. 8* (S. 90ff.). A. a. O.

22 Jung, C.G. (1976). Zur Psychologie des Kindarchetypus. In ders., *GW Bd. 9/2* (S. 184). Olten, Freiburg i.Br.: Walter.

23 Jung (1960). *GW Bd. 8* (S. 477). A. a. O. Vgl. zu »Individuation«.
24 Jung (1972). Psychologie und Alchemie (S. 322ff.). A. a. O.
25 Markal, J. (1985). *Die Druiden*. München: Dianus-Trikont. V. a. Kap. 4: »Die geistige Welt der Druiden«.
26 Capra, F. (1983). *Wendezeit*. München: Scherz.
27 Franz, M.-L. von (1988). *Spiegelungen der Seele*. München: Kösel.
28 Bischof, M. (1985). *Unsere Seele kann fliegen*. Frauenfeld: Verlag im Waldgut. V. a. Kap.: »Druiden, keltisches Christentum und Geomantie«.
29 Achterberg (1987). *Die heilende Kraft der Imagination*. A. a. O. V. a. Kap. »Wissenschaft und Imagination«.
30 Jung, C. G. (1960). *GW Bd. 6 (S. 512)*. A. a. O. Vgl. zu »Selbst«.
31 Jung, C. G. (1976). *GW Bd. 9/1* (S. 381, 411ff.). Olten, Freiburg i.Br.: Walter.
32 Asper (1987). *Verlassenheit und Selbstentfremdung* (S. 68). A. a. O.
33 Tansley, D. V. (1985). *Energiekörper* (S. 78). München: Kösel.
34 Jung, C. G. (1978). Studien über alchemistische Vorstellungen. In ders., *GW Bd. 13* (S. 113). Olten, Freiburg i.Br.: Walter.
35 Jung (1972). Psychologie und Alchemie (S. 172). A. a. O. Vgl. zu »Schlange«.
36 Jung (1972). Psychologie und Alchemie (S. 105). A. a. O. Vgl. zu »Totenschädel«, »mortificatio«, »nigredo«.
37 Mircea, E. (1975). *Schamanismus und archaische Ekstasetechnik* (S. 45ff). Frankfurt a.M.: Suhrkamp. Vgl. zu »Zerstückelung«.
38 Jung, C. G. (1958). *GW Bd. 16* (S. 284ff.). Olten, Freiburg i.Br.: Walter. Vgl. zu »Todeserfahrung«.
39 Duerr, H. P. (1984). *Sedna*. Frankfurt a.M.: Suhrkamp. Vgl. zu »Spirale«. V. a. Kap. »Die Herrin des Labyrinths« (S. 142ff.).
40 Riedel, I. (1978). *Traumbild Fuchs*. Olten, Freiburg i.Br.: Walter.
41 Heinz-Mohr, G. (1983). *Lexikon der Symbole* (S. 280). München: Diederichs. Vgl. zu »Taube«.
42 Jung, C. G. (1977). *GW Bd. 5* (S. 242ff.). Olten, Freiburg i.Br.: Walter; Jung, C. G. (1976). *Kindertraumseminar W. IQ40-41* (S. 57ff.). Zürich: Schippert. Vgl. zu »Chidr«.
43 Jung (1976). *GW Bd. 9/1* (S. 184). A. a. O.
44 Jung (1972). *GW Bd. 12* (S. 225). A. a. O.; Jung, C. G. (1971). *GW Bd. 14/1* (S. 5ff.). Olten, Freiburg i.Br.: Walter. Vgl. zu »Vierheit«.
45 Heinz-Mohr, G. (1983). *Lexikon der Symbole* (S. 311). München: Diederichs; Götze, H. (1984). *Castel del Monte*. München: Prestel. Vgl. zu »Acht«.
46 Jung (1972). *GW Bd. 12* (S. 268f.). A. a. O.
47 Ausführlich beschriebene Kinderanalyse und Amplifikationen der Tiersymbolik siehe Ammann (1979). *Eine Kinderanalyse anhand von Sandbildern*. A. a. O.
48 Neumann, E. (1963). *Das Kind*. Zürich: Rhein. V. a. Kap. 2.
49 Eliade, M. (1957). *Das Heilige und das Profane* (S. 22ff). Reinbek: Rowohlt.
50 Eliade (1957). *Das Heilige und das Profane* (S. 108ff.). A. a. O.
51 Collodi, C. (1983). *Pinocchios Abenteuer*. Köln: Röderberg; Franz, M.-L. von (1980). *Die Erlösung des Weiblichen im Manne*. Frankfurt a.M.: Insel. Vgl. zu »Esel«.
52 Maus. In *Handwörterbuch des deutschen Aberglaubens* (Bd. 6). Berlin 1927–1942.

53 Neumann (1963). *Das Kind.* A.a.O. V.a. Kap. 3 (S. 89).

54 Itten, J. (1970). *Kunst der Farbe.* Ravensburg: Ravensburger Buchverlag; Riedel, I. (1983). *Farben.* Stuttgart: Kreuz. Vgl. zu »Farben«.

55 Jung (1958). Zur Psychologie der Übertragung. In ders., *GW Bd. 16* (S. 287). A.a.O.

56 Neumann (1963). *Das Kind.* A.a.O. V.a. Kap. 5: »Die Ich-Stufen der kindlichen Entwicklung« (S. 151). Vgl. zu »animalisches Leben« und »vegetatives Leben«.

57 Eliade, M. (1961). *Das Mysterium der Wiedergeburt.* Zürich, Stuttgart: Rascher.

58 Peterich, E. (1937). *Götter und Helden der Germanen* (S. 23). Olten, Freiburg i.Br.: Walter; Genzmer, F. (Übertr.). (1933). *Die Edda* (S. 44ff.). Düsseldorf: Diederichs.

59 Haube. In *Handwörterbuch des deutschen Aberglaubens.* A.a.O.

60 Endres, P.O. (1951). *Mystik und Magie der Zahlen.* Zürich, Stuttgart: Rascher. Vgl. zu »Fünf«.

61 Ammann, P. (1965). *Musik und Seele.* Diplomthesis, C.G. Jung-Institut Zürich.

62 Pferd. In *Handwörterbuch des deutschen Aberglaubens.* A.a.O.

63 Jung, C.G. (1976). Zur Psychologie der Tricksterfigur. In ders., *GW Bd. 9/1* (S. 283). A.a.O.

64 Jung (1978). *GW Bd. 13* (S. 254). A.a.O.

65 Riedel, I. (1983). *Zu Rot und anderen Farben.* Stuttgart: Kreuz.

66 2004 erschien mein Artikel »On Resonance« im Band *Sandplay Therapy: Treatment of Psychopathologies*, hrsg. v. E. Pattis Zoja. CH-Einsiedeln: Daimon. Mit der freundlichen Einwilligung des Verlags habe ich den Artikel für das vorliegende Buch ins Deutsche übersetzt, bearbeitet und mit Ergänzungen versehen.

67 Jung (1962). *Erinnerungen, Träume und Gedanken* (Kp. »Der Turm«). A.a.O.

68 Gottschalk, H. (1973). Orpheus. In *Lexikon der Mythologie* (S. 164ff.). Berlin: Safari.

69 Voltaire (1794). *Philosophisches Wörterbuch.* Vorrede.

70 Hannah, B. (1985). *Begegnungen mit der Seele.* München: Kösel; Kast, V. (1988). *Imagination als Raum der Freiheit.* Olten, Freiburg i.Br.: Walter. Vgl. zu »Aktive Imagination«.

71 Jung (1976). *GW Bd. 9/1* (S. 174). A.a.O.

72 Jung (1960). *GW Bd. 6* (S. 460). A.a.O.

73 Asper (1987). *Verlassenheit und Selbstentfremdung* (S. 15). A.a.O.

74 Jung, C.G. (1960). *GW Bd. 6* (S. 80). Olten, Freiburg i.Br.: Walter.

75 Jung (1976). *GW Bd. 9/1* (S. 75). A.a.O. Siehe auch Franz (1988). *Spiegelungen der Seele* (S. 9ff.). A.a.O.

76 Asper (1987). *Verlassenheit und Selbstentfremdung* (S. 16f.). A.a.O.

77 Jung (1960). *GW Bd. 6* (S. 515). A.a.O.

78 Jacoby, M. (1987). *Psychotherapeuten sind auch Menschen.* Olten, Freiburg i.Br.: Walter. Vgl. zu »Übertragung« und »Gegenübertragung«.

Thomas B. Kirsch

C.G. Jung und seine Nachfolger

Die internationale Entwicklung der Analytischen Psychologie

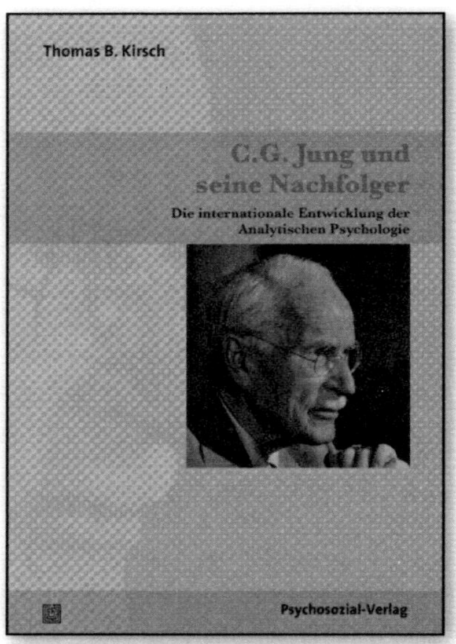

September 2016 · 386 Seiten · Broschur
ISBN 978-3-8379-2609-5

»Es ist die erste und bisher einzige umfassende Geschichte der Jungianischen Bewegung. Sie basiert auf Quellenstudium, Wissen aus erster Hand und tiefgehenden Interviews mit den meisten der wichtigen Persönlichkeiten auf diesem Gebiet. Die lebendigen Porträts der einzelnen Personen, die der Autor persönlich gekannt hat […] sind von unschätzbarem Wert. Dieses Buch gehört in das Bücherregal eines jeden ernsthaften Studenten der Analytischen Psychologie und der Psychoanalyse.«

Murray Stein (ehem. Präsident der International Association for Analytical Psychology)

C.G. Jung und seine Nachfolger zeichnet die Entwicklung der Analytischen Psychologie als Beruf von ihren Ursprüngen 1913 bis in die Gegenwart nach. Thomas Kirsch führt die LeserInnen kenntnisreich durch die Geschichte dieser »Bewegung« und dokumentiert ihr Wachstum in der ganzen Welt. In einzelnen Kapiteln geht er ausführlich auf verschiedene Länder – wie etwa Großbritannien, die USA und Australien – ein. Kirsch präsentiert auch neue Einsichten zur viel diskutierten Beziehung Jungs zum Nationalsozialismus und Judentum. Dieses Buch spricht nicht nur das berufliche Interesse der in der Analyse Tätigen an, sondern ist ein Muss für alle, die sich mit Jung beschäftigen.